医疗护理员

照·护·教·程

高 云 黄守勤 / 主编

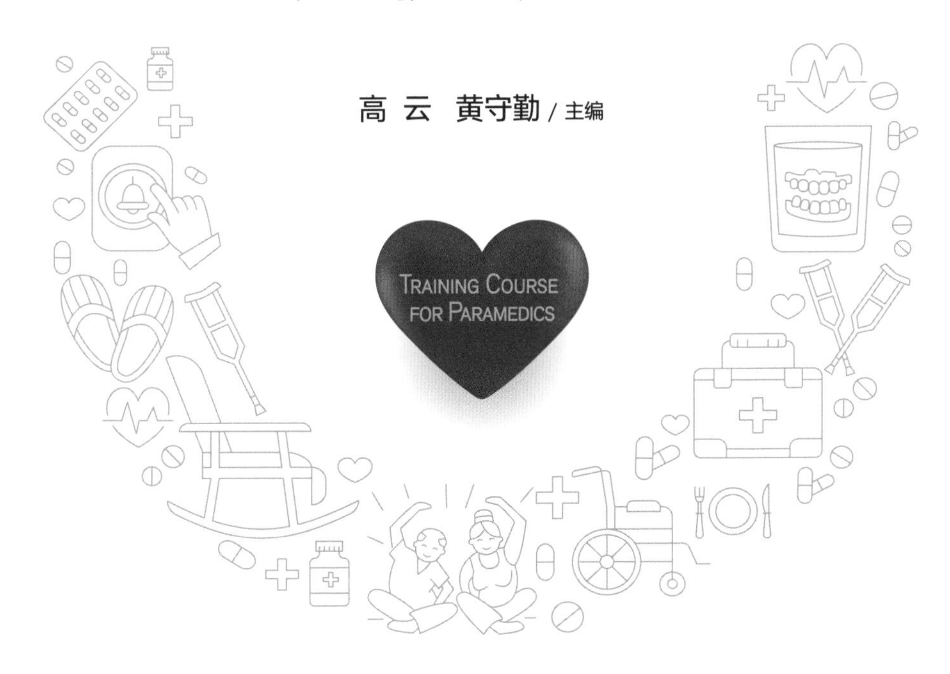

化学工业出版社
·北京·

内容简介

本书系根据国家《医疗护理员培训大纲（试行）》为指导进行编写的医疗护理员培训教材。全书共7章，主要阐述医疗护理员的职业认知、工作认知，重点突出患者生活照护、移动照护、安全防护、急救知识、感控常识及康复知识等内容。本书由临床一线的护理专家编写，由医疗护理员示范，以实际操作图为主，结合文字说明，力求一看就懂、一学就会；设置主要步骤的操作流程图，便于快速识记。本书可供高等医学院校、职业院校、行业学会、医疗机构、职业培训机构开展医疗护理员培训使用，也可用于普通人群居家养老护理时借鉴。

图书在版编目（CIP）数据

医疗护理员照护教程/高云，黄守勤主编．—北京：化学工业出版社，2020.11（2022.2重印）

ISBN 978-7-122-37791-3

Ⅰ.①医… Ⅱ.①高… ②黄… Ⅲ.①护理学-教材 Ⅳ.①R47

中国版本图书馆CIP数据核字（2020）第179439号

责任编辑：戴小玲　　文字编辑：林　丹　白华霞
责任校对：王素芹　　装帧设计：史利平

出版发行：化学工业出版社（北京市东城区青年湖南街13号　邮政编码100011）
印　　装：天津图文方嘉印刷有限公司
710mm×1000mm　1/16　印张$13^1/_2$　字数230千字　2022年2月北京第1版第2次印刷

购书咨询：010-64518888　　售后服务：010-64518899
网　　址：http://www.cip.com.cn
凡购买本书，如有缺损质量问题，本社销售中心负责调换。

定　　价：68.00元

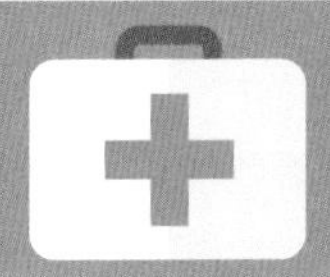

编写人员名单

主　　编　高　云　黄守勤

副 主 编　杨佳玲

编写人员（按姓名汉语拼音排序）

陈　清　高　云　黄守勤　李　静　李华萍

罗坤金　魏　文　徐　艳　徐玉钗　杨佳玲

郑小薇

摄　　影　陈文胜

主　　审　郑翠红

序

目前，我国 60 岁及以上人口数近 2.5 亿，失能老年人超过 4000 万，对专业的医疗护理服务呈现庞大而刚性的需求。就老年人长期照护而言，我们必须重视解决好“照护谁、谁照护、在哪照护、照护什么和谁出钱”等问题。医疗护理员是老年照护供给的重要一环，其服务能力、服务品质直接影响到老年人看病就医的获得感。

党中央、国务院高度重视积极应对人口老龄化和实施健康中国战略，对建立完善全方位全周期的卫生健康服务体系，加快推进健康老龄化，提高老年人健康水平提出明确要求。医院为患者提供连续、全程的护理服务，包括基础护理、病情观察、简单治疗、监督服药、沟通和健康指导等护理服务，不需要家属或雇请陪护，是国际上通行的做法。当下，针对护理外延和内涵的扩大，虽然护理服务尤其是专业护理服务由注册护士来提供，但更多照护需求需要通过大力发展医疗护理员队伍来解决，亟需加快建立健全现代护理员制度。

建立现代护理员制度是一项系统工程，需要在深化“三医联动”改革中统筹兼顾。一要改变护理工作模式，重新定义护理职责及工作内容，由医院对住院患者实施全程、全面的整体护理，从入院到出院，护理（包括目前由护工或患者家属承担的陪护、生活护理等）始终由医院负责；二要进一步改变护理分工方式，将护理员纳入医院护理体系管理，实行整体护理责任包干，建立责任护士负责制，公开护理服务项目，引入患者知情监督机制；三要完善护理人力资源管理，卫生健康、人力资源和社会保障、财政等部门要出台人事、薪酬、价格、支付等配套政策，鼓励医疗机构配齐、配足护理人力，建立垂直管理和工效挂钩的分配制度，实行对护理人员统筹调配、合理分工和岗位责任绩效考核，调动医院和护理人员积极性；四要改革护理职称评聘方式，按岗位需要合理配置护理人力资源，改革护理绩效分配，注重按岗位、业绩分配，淡化职称在临床一线护理绩效分配中的权重；五要尽快建立以个人缴费、政府补助和医保统筹基金结余划转相结合的多渠道资金筹集机制，扩大长期护理保险实施范围，解决护理员管理中的资金瓶颈等问题；六要加快推进护理员职业化建设，建立多层次的护理员培养、培训和管理制度，合理确定生活护理收费。

上述建议在十三届全国人大二次会议提出后，得到了社会各界的积极响应。我们欣喜地看到国家卫生健康委员会、财政部、人力资源和社会保障部、国家市场监督管理总局、国家中医药管理局随即印发《医疗护理员培训大纲（试行）》，对加强医疗护理员培训和规范管理作出一系列部署。这对推动健康服务业发展、积极应对人口老龄化和扩大社会就业、精准对接人民群众多样化、多层次的健康需要，都具有重要意义。

福建省级机关医院的老年医学特色突出，围绕“一测算、五统一、两公开”加强医疗护理员管理，形成了一整套行之有效的做法。他们在总结医疗护理员培训、管理经验教训的基础上，结合国家五部委《医疗护理员培训大纲（试行）》的最新要求，组织护理骨干编写了这本《医疗护理员照护教程》。本书是医院多年理论研究成果和丰富实践经验的总结与归纳，一线医疗护理员全程参与拍摄、示范，采取图文并茂的形式，文字力求简洁、通俗，医疗护理员只要有一定的文化层次，就能一看就懂、一用就会。

衷心希望，通过《医疗护理员照护教程》的出版，带动全社会更多人士关注和思考如何加强护理员管理，以加快推进护理制度改革，全面建立、健全现代护理员管理制度，真正让医生可以专心诊治、护士可以精心护理、患者可以安心住院、家属可以放心托付。

柳红

福建省卫生健康委主任

2020 年 10 月

前言

2018 年，国家卫生健康委员会、国家发展和改革委员会、教育部等 11 个部门联合印发《关于促进护理服务业改革与发展的指导意见》，明确要求加强护理员规范管理、加快辅助型护理人员培养培训。2019 年，国家五部委联合印发《关于加强医疗护理员培训和规范管理工作的通知》，同时发布《医疗护理员培训大纲（试行）》，指导各地加快培养医疗护理员。加强医疗护理员的培训和管理是加快发展护理服务业、增加护理服务供给的关键环节，有利于增加护理服务业人力资源供给，满足人民群众多样化、差异化的健康服务需求。《医疗护理员照护教程》正是在这样的背景下组织编写的。教程以培训大纲为指导，以患者为中心，紧密结合临床护理现状和需求，综合考虑医疗护理员的文化层次，在强调生活照护的基础上，注重医疗护理员对职业认知、工作认知、感控常识及患者安全意识的培养。

鉴于现阶段我国国情，医疗护理员多来自农村或下岗职工，文化层次较低，为便于阅读，采用以图片为主，结合简洁易懂的文字说明，力求使医疗护理员在使用过程中一看就懂，一学就会。在编写内容的选择上，以《医疗护理员培训大纲（试行）》为指导，突出患者生活照护、移动照护、安全防护、急救知识及感控常识，并注重未来职业化的发展趋势，强化医疗护理员对自身职业的认知，通过人文知识的培训，提升医疗护理员的综合素质。每章、节前的导言，重点说明该节在教程中的作用，在技能操作部分，设置主要步骤的操作流程图，便于快速识记。此外，每节末设置有

"照护误区"，帮助学习者梳理操作过程，避免常见的操作失误，提高学习效率、质量。

福建省级机关医院是一家以老年医学为主要特色的省级综合医院、高职医学院校附属医院，长期承担着高职院校护理专业护生的教学和临床带教工作。2013年以来，医院持续改进、优化护理员管理工作，积累了较为丰富的护理员培训经验。参与教程编写的11位编者既是临床一线的护理专家，又具备丰富的护理教育经验。为保证教程内容的实用、易懂、生动、贴近临床，使教材为更多的医疗护理员所接受，编者尽最大努力，进行了多番探讨修改，并邀请一线医疗护理员全程参与教程设计，模拟拍摄。

《医疗护理员照护教程》完稿出版之际，感谢《深化医改的公众沟通技术与形象修复策略研究——基于西方修辞学视角》课题项目给予的出版资助，感谢编者所在医院、学校领导的支持，以及基础护理教研室护理教师们的无私帮助。还要特别感谢全程参与教程设计、模拟拍摄的临床一线医疗护理员，他们是杨宗吾、杨茂合、王加芳、刘长梅、龙妍、陈东、陈小玲、卢昕，每张图片的背后都有他们辛勤的付出与汗水。图片展示的是护理员一线工作的实践操作，朴实无华，却又如此的真实、美丽。

本书可供高等医学院校、职业院校、行业学会、医疗机构、职业培训机构开展医疗护理员培训使用，也可作为普通人群居家养老护理时借鉴。书中部分内容参考了国内相关教材，谨在此一并表示诚挚的谢意！由于时间和水平所限，教程中的不足之处在所难免，在此恳请广大读者批评指正。

编　者
2020年8月

目录

第一章
职业认知

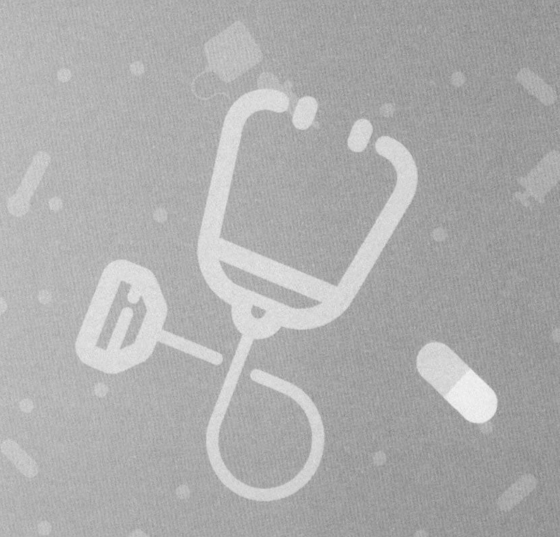

第一节 护理员管理概述

一、医疗护理员

1. 医疗护理员定义

根据《中华人民共和国职业分类大典》（2015 年版），医疗护理员是医疗辅助服务人员之一，主要从事辅助护理等工作。具体来说，医疗护理员是指经过医疗护理员职业技能培训合格的护理辅助服务人员，在医疗机构内，在医务人员指导下提供除专业护理服务外的生活照护、辅助活动等服务；在社会和家庭中提供生活照护等服务。

据此定义，医疗护理员有如下特点：

（1）是一种职业形态，其工作有别于患者住院时家属及亲朋好友基于亲情而给予的照顾；

（2）属于医疗机构内或社会和家庭中的辅助型护理人员；

（3）不属于医疗机构卫生专业技术人员；

（4）需根据《医疗护理员培训大纲（试行）》要求，接受职业技能培训并考核合格；

（5）严禁护理员从事医疗护理专业技术性工作。

2. 医疗护理员的基本条件

年龄在 18 周岁及以上，身体健康，品行良好，有责任心，尊重关心爱护服务对象，具有一定的文化程度和沟通能力。积极支持农村转移劳动力、城镇登记失业人员、贫困劳动力等人群参加医疗护理员培训。医疗机构应当使用培训合格的医疗护理员从事相应工作，合法、规范用工。

3. 医疗护理员分类

医疗护理员有别于养老护理员。根据人力资源和社会保障部、民政部联合颁布的《养老护理员国家职业技能标准》（2019 年版），养老护理员是从事老年人生活照料、护理服务的人员，经职业技能鉴定可分为五个等级，分别为：五级 / 初级工、

四级 / 中级工、三级 / 高级工、二级 / 技师、一级 / 高级技师。养老护理员主要在养老机构、社区家庭内从事生活照料服务，医疗护理员主要在医疗机构内提供辅助护理服务。二者没有明确的界限，但就业前应接受的职业技能培训要求各有侧重。

《医疗护理员培训大纲（试行）》根据护理员主要服务对象的不同，相应提出了不同的培训方式、时间、目标、内容要求，并将医疗护理员分为三类，即以普通患者为主要服务对象的医疗护理员、以老年患者为主要服务对象的医疗护理员、以孕产妇和新生儿患者为主要服务对象的医疗护理员。针对普通患者的是相当于护理员培训的基础性、普遍性要求，而针对老年、孕产妇和新生儿患者的医疗护理员，其培训要求较前者有所提高，对服务对象身心特点的照护要求更具体、更有针对性。

4. 医疗护理员与护工、陪护的区别

护工、陪护是护理员的俗称。近年来，为使照护岗位与临床护理工作有机结合，较好地体现其劳动价值，增强从业人员的荣誉感、责任感和职业认同感，卫生行政部门、医疗卫生机构已将“护工”“陪护”岗位统一称为护理员岗位，从业人员一律称为护理员。岗位名称规范后，区别于那些没有经相应技能、职业道德培训，没有纳入机构管理的“散护工”，区别于拉帮结派、采用暴力手段垄断市场、哄抬价格的“黑护工”，从而避免护理员职业的“污名化”。

二、医疗护理员管理

1. 护理员职业演化

护理是基于人类的需要而产生、存在的。早期的护理活动主要是对老幼和患者的家庭式照顾。19 世纪中叶，英国护士弗洛伦斯•南丁格尔作为护理专业的创始人，促进了护理专业的科学化发展。世界上许多国家（如美国、英国、澳大利亚、加拿大等），从 20 世纪 50 年代开始实行护士岗位管理，按护理人员的等级分配护理职责，如英国护士分级是从 A 级到 H 级，每个级别的护士都被赋予了相应的能力和工作内容，从而有效地使用护士人力资源。

国外住院期间的医疗护理大多由护士负责。一些发达国家进入老龄化社会后，对养老护理的需求迅速增长，澳大利亚、日本、美国、德国、新西兰等国家都重视养老护理员的准入、培训与管理。以日本为例，进入 20 世纪 70 年代后不仅在医疗机构、养老机构，在社区服务中，均出现了专门从事老年护理的人员，即相当于国内养老护理员的介护士。介护士必须经过国家或地方专门部门提供 2 年左右的介护士专业知识和技能培训，并经临床实践，通过认证资格考试，获得资格。日本的养老护理员拥有比较高的社会地位，这是由其良好的职业素养决定的。在美国，规定

从事养老护理员的职业者必须具备学士以上学历；在德国，从事养老护理的人员与其他普通社会成员一样，都是“体面而快乐的上班族”，工资收入可达到中等偏上水平。

改革开放前，住院患者的生活护理主要由护士或陪护（患者家属或其聘请的保姆、钟点工）负责，病房里配置有“工友”，承担病区清洁、运送以及为患者打开水、送饭等服务。改革开放初期，为调动医院、医务人员积极性，允许医院通过提供医疗服务获得的部分收入用于医院建设发展和职业的收入分配，医院人力资源管理更加细化，加之护士严重不足，部分医院的“工友”为了增加经济收入开始兼职承担患者的生活护理，一些进入城市的务工人员以“保姆”“钟点工”的身份进入医院照顾患者。这些在医院里，受雇佣于患者或患者家属方，协助护士对患者进行日常护理和陪护帮助的从业人员，逐步发展成为“护工”群体。随着社会的发展及人口结构的改变，以及护理人力资源不足，“护工”作为护理服务链的必要补充，其需求日渐增多，各级政府加大了管理力度，将“护工”“陪护”统称为“护理员”，并对岗位职责、岗位要求、服务规范、收费价格等作出了规范。2019 年人力资源和社会保障部办公厅、民政部办公厅颁布《养老护理员国家职业技能标准》，“养老护理员”列入国家职业技能标准目录（职业编码 4-10-01-05）；同年，国家卫生健康委员会等五部委发布《医疗护理员培训大纲（试行）》，明确了医疗护理员定义、职责、条件、培训、聘用等相关管理规定，医疗护理员成为与“养老护理员”既有交叉又有所区别的另一种职业形态。

2. 国内护理员管理

“护工”来自全国各地，生活习惯不同，文化水平低，职业保障少，整体素质差，在医院中产生种种乱象，他们在护理患者的同时，自身也成为一个严重的社会问题。我国各级政府陆续出台相关政策以促进护工管理更为科学化、制度化。1997 年卫生部颁布《关于进一步加强护理管理工作的通知》，对于护工持证上岗、护工聘用、护工管理相关事宜做了初步的规定。2000 年后，随着国家推行优质护理服务，有些地方尝试创建“无陪护”医院，北京、上海、福建等地先后在护工公司的管理、护工社会保险、行业协会管理等方面建立了相应的规制。2013 年 7 月，福建省卫生厅、福建省人力资源和社会保障厅、福建省物价局发布《关于开展规范医院护工管理试点工作的意见》，从规范岗位名称和职责、明确准入条件、建立护理员管理机构、规范护理员收费行为、加强护理员队伍管理等五个方面加强管理。这些政策对护工的规范化管理、护工行业的有序发展起到了积极的促进作用，但是由于相关规定的约束力较弱，在部分地区的执行力度有待加强。

管理案例

福建省级机关医院是一家以老年医学为主要特色的省级综合医院，2013年11月引入第三方管理公司，率先启动整体生活护理服务模式，经过6年多来的持续改进、优化，逐步形成了一套以“一测算、五统一、两公开”为主要内容的护理员管理制度。护理员在经过“阵痛期”后，逐渐接受并珍惜现有的长期而稳定的工作机会，较之原有的散兵游勇、朝不保夕的状态，他们更享受现有的归属感和职业成就感。目前，该院护理员连续从业5年以上的超过90%。

一测算：科学测算护理员人力资源，并按工作量动态调整。护理员数量应以基本满足病人生活服务为标准，重症监护单元（包括ICU、CCU、NCU等）床位与护理员之比以1∶（0.3～0.5）为宜，普通病区床位与护理员之比以1∶（0.1～0.2）为宜。

五统一：护理员管理统一调配、统一着装、统一标识、统一收费标准、统一归口管理。

两公开：公开收费标准、公开服务内容。

具体的实际操作，可以归纳为“三个三”：

（1）实行三大模式。实行分级护理模式，根据患者的自理能力等级评估及需求确定陪护级别和价格；实行整体生活护理服务模式，在各科室设定相对固定人数，开展小组护理；实行12小时轮班服务模式。

（2）落实三个规范。规范制度，制定一系列护理员标准、排班、调配、奖惩等配套制度；规范培训，建立以书面、示范、视频教学为主的护理员培训考核体系；规范管理，严格实行“一测算、五统一、两公开”，护理员不直接收费，其收入由第三方服务公司根据工作量、满意度发放。

（3）采取“三方评价”。一是项目管理员根据《护理员质量考评标准》每日检查；二是护理部督查，将护理员服务质量纳入护士长每日早、晚查房检查，每月优质护理质控小组专项检查；三是患者家属的满意度调查。三方检查情况每月汇总，并在护理员月度例会上分析反馈，落实整改措施，持续改进质量。

2018年6月，国家卫生健康委员会、国家发展和改革委员会、教育部、民政部、财政部、人力资源和社会保障部、国家市场监督管理总局、中国银行保险监督管理委员会、国家中医药管理局、中国残疾人联合会、中央军委后勤保障部印发《促进护理服务业改革与发展指导意见》，明确要求加快辅助型护理人员培养培训，加强护理员规范管理，完善护理员培训和就业政策，逐步建立护理员管理制度，进一步规范护理员服务行为。2019年8月，国家卫生健康委员会、财政部、人力资源和社会保障部、国家市场监督管理总局、国家中医药管理局等五部门联合发布《关于加强医疗护理员培训和规范管理工作的通知》，同期发布了《医疗护理员培训大纲（试行）》，指导各地加快培养医疗护理员，提升从业技能，提高服务质量，扩大社会就业岗位。据此，医疗护理员的管理步入了规范化的轨道，赋予了医疗机构作为医疗护理员管理主体的责任，强调医疗护理员必须在医务人员的指导下，对服务对象提供生活照护服务，严禁护理员从事医疗护理专业技术性工作。有资质的劳务派遣机构、家政服务机构等要建立健全护理员管理和派遣制度，对护理员进行定期培训，保证服务质量；应当依法缴纳社会保险费，保障护理员工资福利待遇等合法权益。

三、医疗护理员培训

鉴于现阶段我国国情，护理员多来自农村或下岗职工，文化层次较低，上岗前多未接受过护理的专业培训，主要通过老乡带老乡的方式接受部分照护经验、技巧的指导，或是在照护的过程中边摸索边学习，这就造成护理员职业能力和素质的良莠不齐。当前，急需从专业、科学的角度建立起护理员教育培训体系，编写通俗易懂的护理员培训教材，鼓励有条件的院校、行业学会、职业技能培训机构、医疗卫生机构等，积极开展护理员培训，提高其病患、老年人、残疾人、母婴生活照护从业技能，扩大护理服务业人员队伍，拓宽社会就业渠道，整体提升护理员的职业技能和素质，满足临床医疗护理需求。

以以患者为主要服务对象的医疗护理员培训为例，要求相关培训机构采用理论和实践相结合的方式，对拟从事或正在从事医疗护理员工作的人员进行培训，规定培训总时间不少于120学时，其中理论培训不少于40学时，实践培训不少于80学时。

培训目标包括：①了解相关法律法规、规章制度；②具备良好的职业道德、协作意识和人文关怀素养；③熟悉医疗机构规章制度和护理员岗位职责；④掌握生活照护的基本知识和技能；⑤掌握消毒隔离的基本知识和技术；⑥掌握沟通的基本技巧和方法；⑦具备安全意识，掌握安全防护、急救的基本知识和技术；⑧掌握中药等常用药物服用的基本知识和方法；⑨掌握体温、脉搏、呼吸、血压等生命体征正常值。

培训内容包括理论与实践两部分。其中理论培训内容包括相关法律法规、规章制度、职业道德、工作规范、生活照护、消毒隔离、沟通、安全与急救、基本康复锻炼、安宁疗护、中药服用基本知识以及中药饮片的煎煮方法、注意事项等；实践培训内容包括饮食照护、清洁照护、睡眠照护、排痰照护、排泄照护、移动照护、消毒隔离、沟通技巧、安全与急救，以及协助身体活动、协助功能位摆放、协助肢体被动活动等。

四、医疗护理员发展趋势

党中央、国务院高度重视积极应对人口老龄化和实施健康中国战略，对建立完善全方位全周期的卫生健康服务体系，加快推进健康老龄化，提高老年人健康水平提出明确要求。目前，我国60岁及以上人口近2.5亿人，失能老年人超过4000万，对专业的医疗护理服务呈现庞大而刚性的需求。人口老龄化是我国未来发展的一个趋势，由于我国多年以来“四二一”家庭结构的出现，通过家人来照顾老年人的方式已经无法适应老年人口快速增长的现状。人口老龄化导致慢性病患者增加，我国现有的护理人力资源无法满足老年人口长期照护的需求。在这样的情况下，护理员就成为老年人长期照护的补充力量。

护理工作服务于人的生老病死全过程，在患者疾病急性期、慢性期以及临终关怀期的各个阶段发挥重要作用。加快推进护理服务业改革与发展，增加护理服务供给，有利于精准对接新时代人民群众多样化、差异化的健康需求。而一项工作发展成为一门职业并在社会中广泛存在的时候，社会也相应赋予这个职业一定的要求和期望。

未来，医疗护理员将向专业化、规范化、多元化、智能化发展，当全社会护士培养足够多时，通过更加细分的护士岗位管理，医疗护理员终将为职业化的护士所取代。当前，加快建立护理员制度，完善护理员培训，探索长期护理保险制度，则是实事求是的可选之策。随着医疗生活照护服务需求的不断增长及这项工作的发展，国家的职业认证制度必将不断完善，医疗护理员的职业门槛也将随之相应提高，其社会地位必定得到提升。

第二节 护理员礼仪规范

礼仪是在人际交往中约定俗成的行为规范与准则，护理员服务的对象是有生理和心理疾患的人，良好的礼仪素养对提高护理质量起着举足轻重的作用。本节主要介绍护理员的仪容、仪态、沟通、交接班礼仪及服务礼仪误区。

一、仪容礼仪

服饰应体现护理员的精神面貌，要整洁合体，美观大方，方便工作。自然大方的妆饰，能使护理对象感到亲切、和蔼、可信。着装要求、头发要求、妆容要求分别见图 1-1 ～图 1-3。

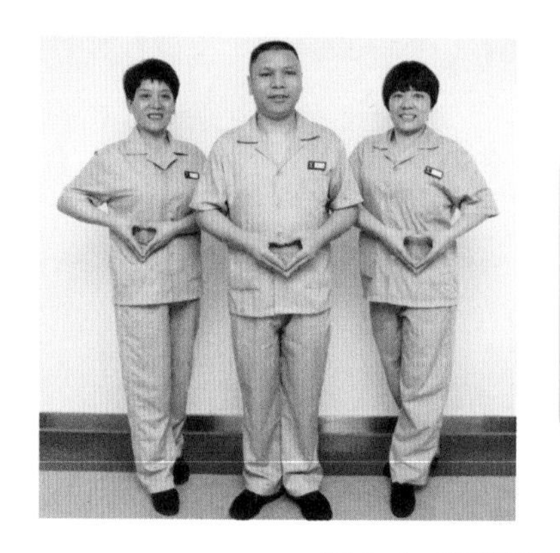

着装要求

◆ 干净整齐
◆ 色彩淡雅
◆ 协调得体
◆ 鞋袜轻便

图 1-1　着装要求

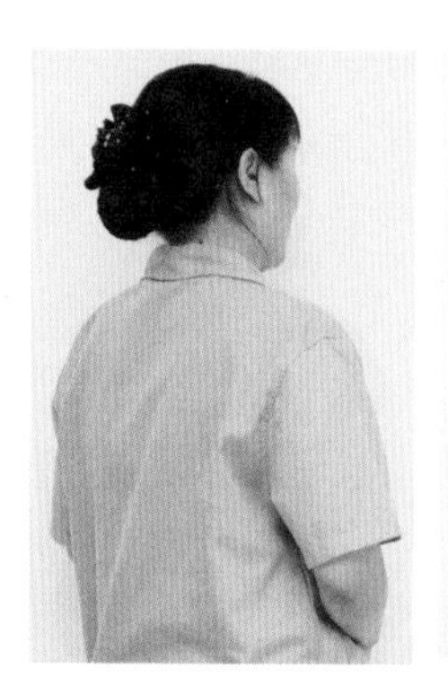

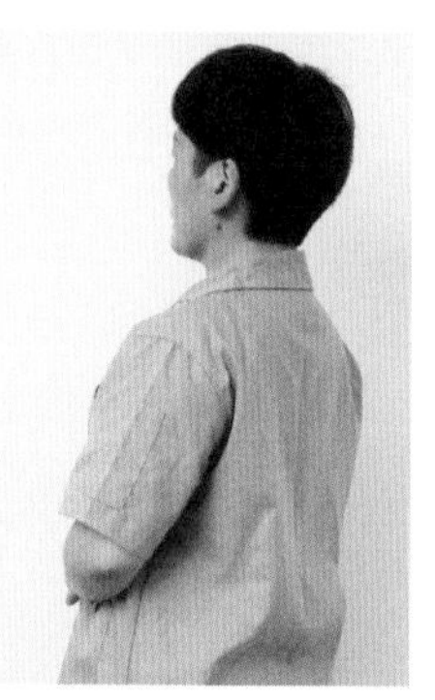

头发要求

◆ 保持头发整洁
◆ 长发套于发网内
◆ 短发不能过肩

图 1-2　头发要求

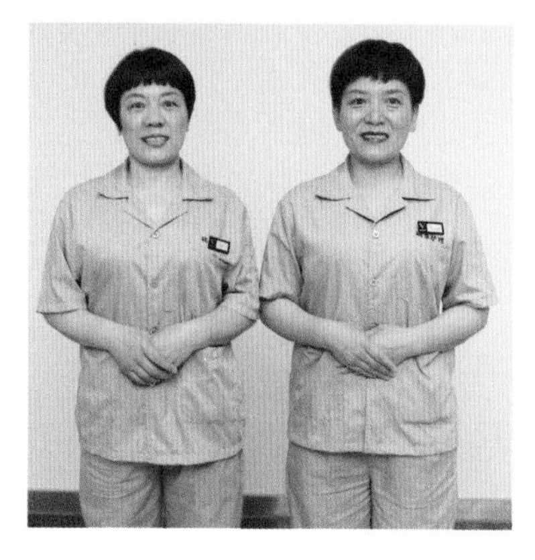

妆容要求

可淡妆上岗，不得佩戴过长首饰和戒指

图 1-3　妆容要求

二、仪态礼仪

护理员的举止是展示个人文化修养的外在形态，恰当的举止能够赢得人们的称赞、好感。肢体语言、站姿要求、坐姿要求、走姿要求、端物要求分别见图 1-4 ～图 1-8。

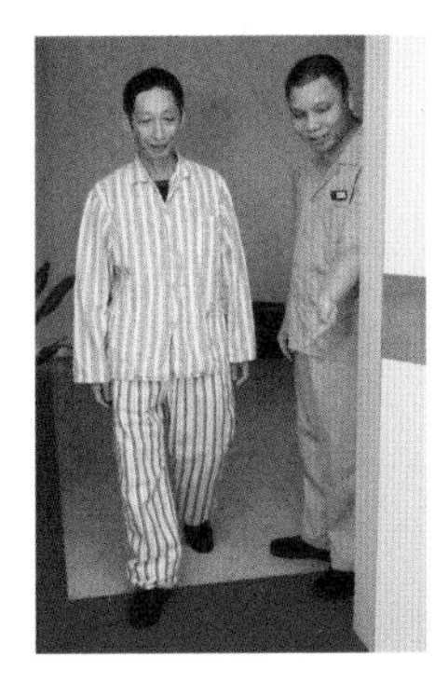

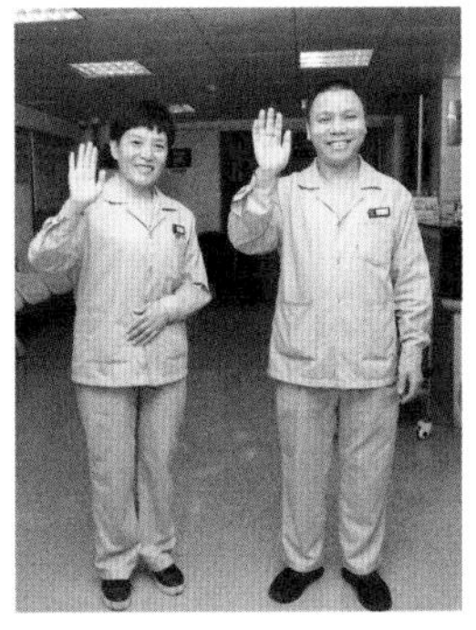

正确使用肢体语言

如微笑、鞠躬、握手、招手、鼓掌、右行礼让、起立回答问题

图 1-4　肢体语言

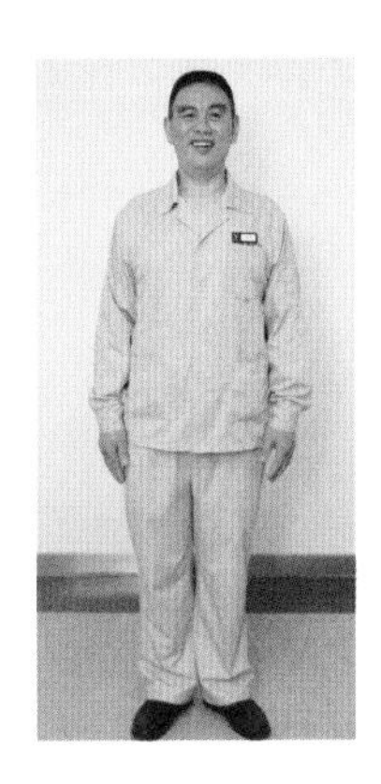

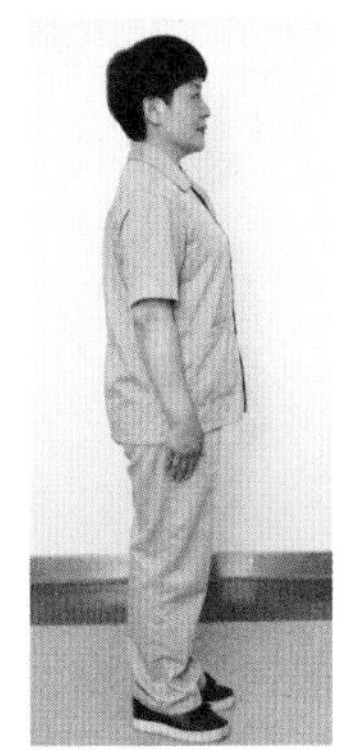

站姿要求

头正，颈直，双眼平视，面带微笑，挺胸收腹，双手自然下垂或于小腹前交叉，两腿直立稍微分开

图 1-5　站姿要求

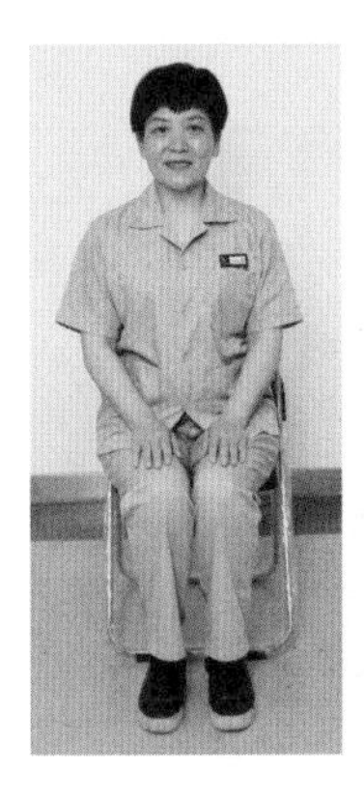

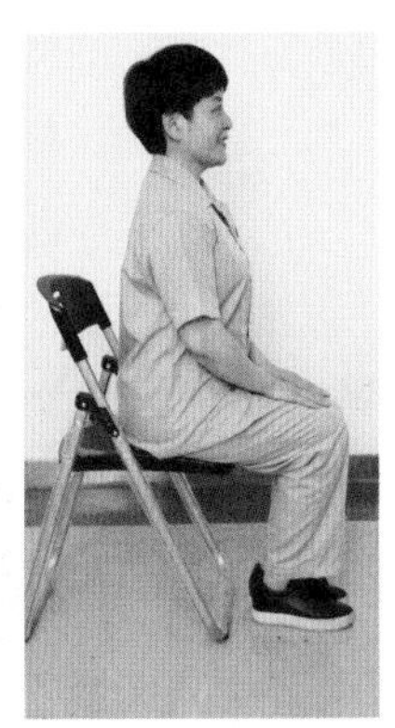

坐姿要求

上身挺直，两臂自然弯曲放在腿上，两腿轻微靠拢，坐于椅面 1/2 或 2/3 处

图 1-6　坐姿要求

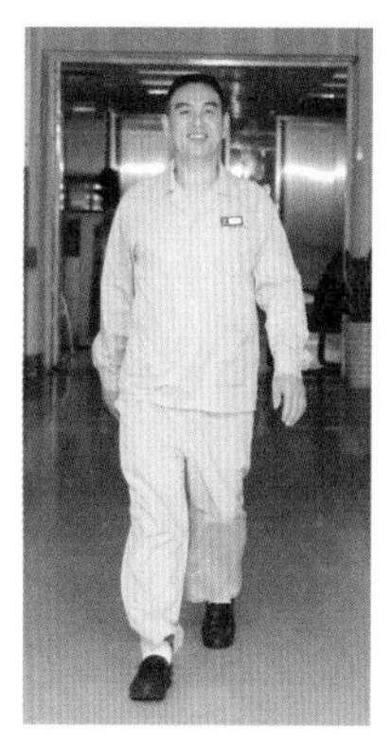
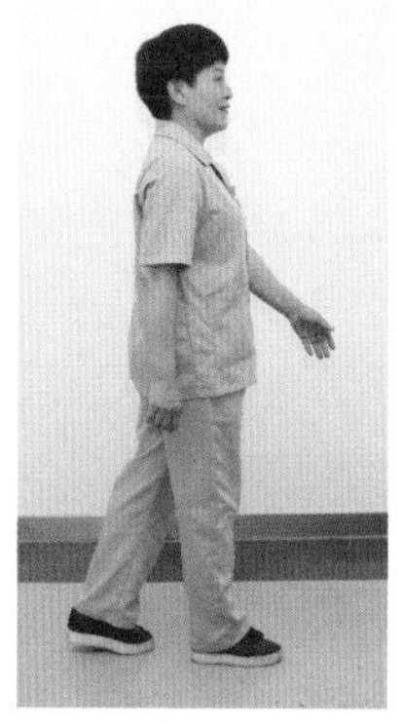

走姿要求

◆轻而稳，胸要挺，头要抬，肩放松，两眼平视，面带微笑，自然摆臂

◆遇到紧急情况，可以小步快走

图 1-7　走姿要求

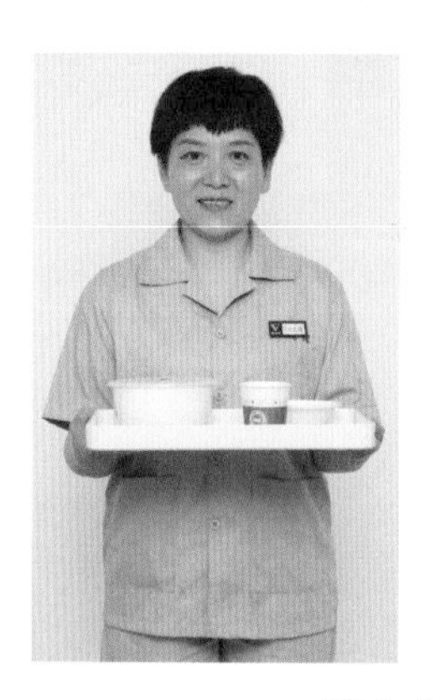

端物要求

◆端物时要曲肘，双手将物品平端在胸前稳步前行

图 1-8　端物要求

三、沟通礼仪

作为一名护理员，与患者交谈时要礼貌、诚恳、自然，语气要平和、亲切，表达要清晰、得体、通俗易懂。迎送礼仪、服务态度、礼貌用语、文明服务用语分别见图 1-9 ～图 1-12。

叔叔您好，您慢点，我扶您。

迎送礼仪

◆迎接要面带微笑，热情相迎

◆出院送至电梯口，挥手道别

杨老，再见！回家注意休息。

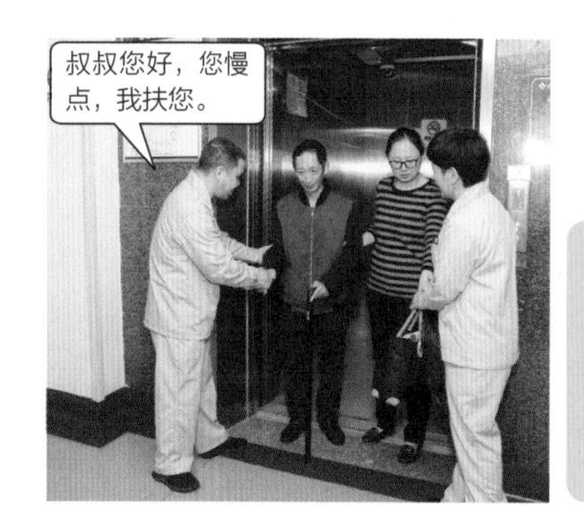

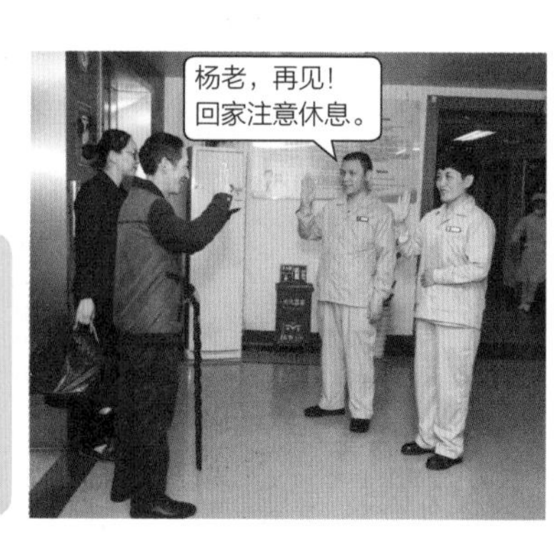

图 1-9　迎送礼仪

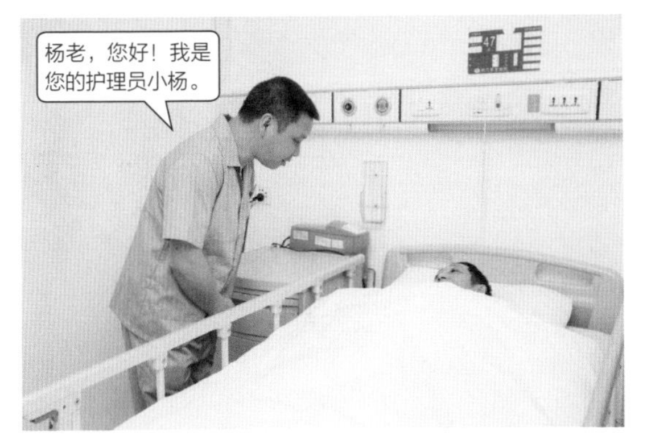

服务态度应做到

- ◆ 主动热情
- ◆ 耐心周到
- ◆ 文明礼貌
- ◆ 尊重他人

图 1-10　服务态度

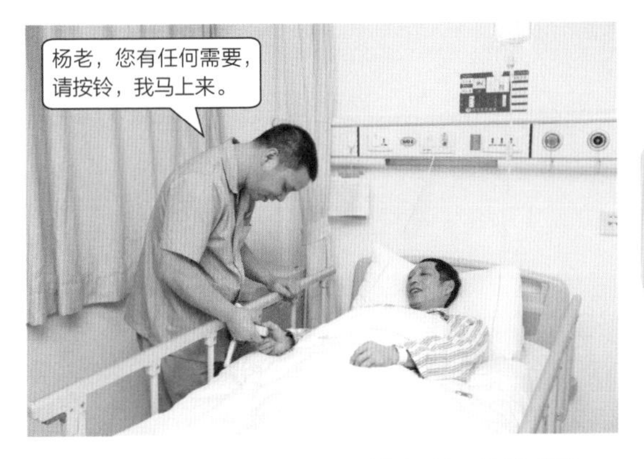

正确使用礼貌用语

如“请”“您好”“谢谢”“对不起”“再见”等

图 1-11　礼貌用语

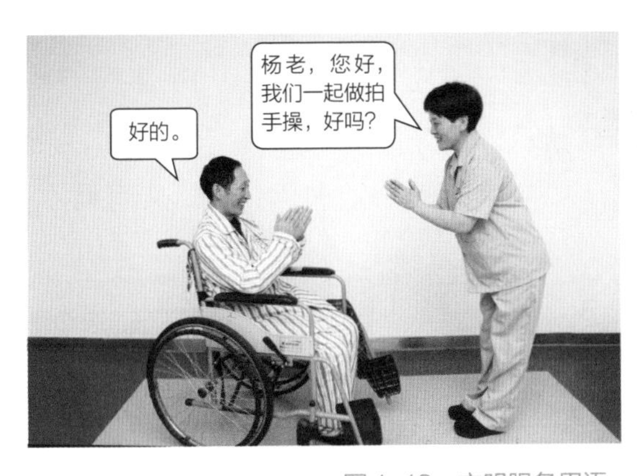

使用文明服务用语

- ◆ 您好，请问您需要什么帮助吗
- ◆ 对不起，请您再说一遍好吗
- ◆ 请问您哪儿不舒服
- ◆ 别着急，您慢慢说
- ◆ 您今天感觉好些了吗

图 1-12　文明服务用语

四、人文关怀

人文关怀能让患者感受到被关心、照顾，真正满足患者的需求，使护患关系更为融洽，让患者对护理员工作更放心，见图 1-13。

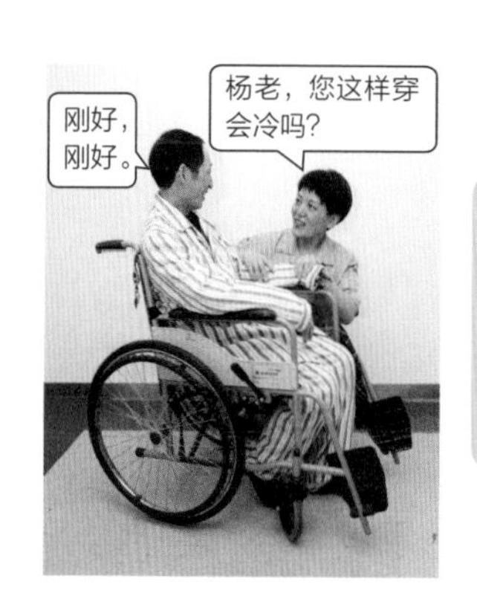

海底捞式服务

- ◆ 无微不至
- ◆ 嘘寒问暖
- ◆ 察言观色
- ◆ 换位思考

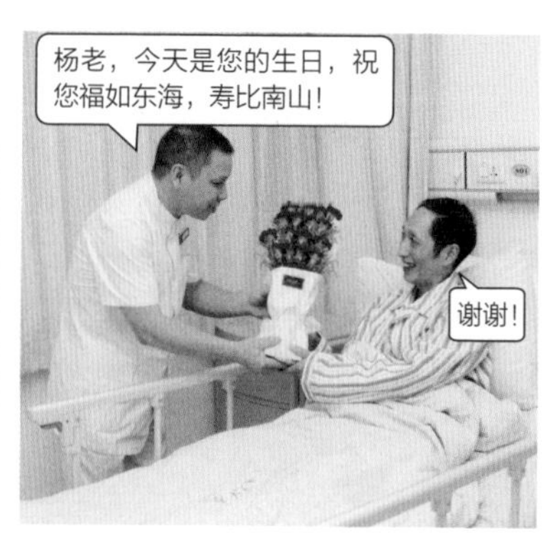

图 1-13　人文关怀

五、交接班礼仪

交接班包含交班、接班两个部分，是患者获得连续性护理员服务、确保护理员服务质量的重要保证。

交接班时间：白班 06:30，晚班 17:30（具体时间由各医院自行规定），接班护理员提前 15 分钟到岗。

交接班内容：生命体征、皮肤（全身）情况、卫生情况、进（喂）食情况、翻身拍背情况、管道（插管）情况、口服药服用情况、出入量（含大、小便）情况、睡眠情况、整理床单位、功能康复锻炼、其他特殊情况。床头交接班、交接班要求、交接班十项不交不接分别见图 1-14 ～图 1-16。

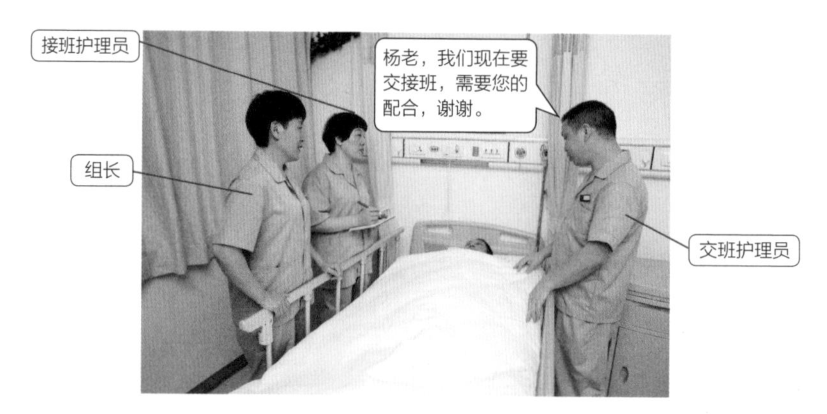

图 1-14　床头交接班

六、服务礼仪误区

人的形体姿态与动作，可以表达人的思想与感情。站姿切不可有叉腰、耸肩、弓背、无精打采等不良习惯；坐姿不能弯腰斜坐、跷二郎腿或不停抖动；步姿不能

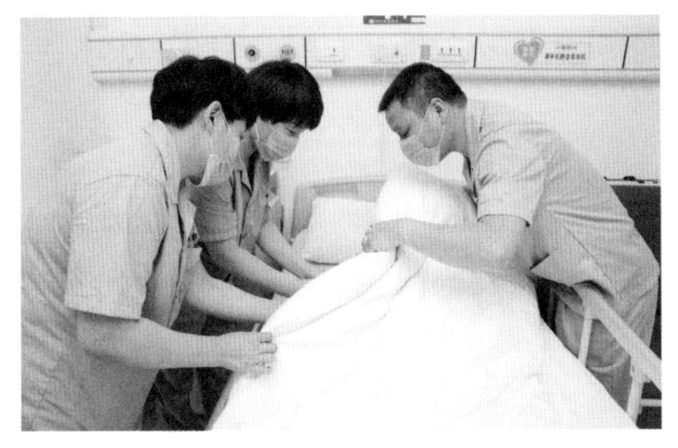

交接班要求

◆由组长带队进行床旁交接

◆参加交接班人员着装整齐

◆填写交接患者情况记录表

图 1-15　交接班要求

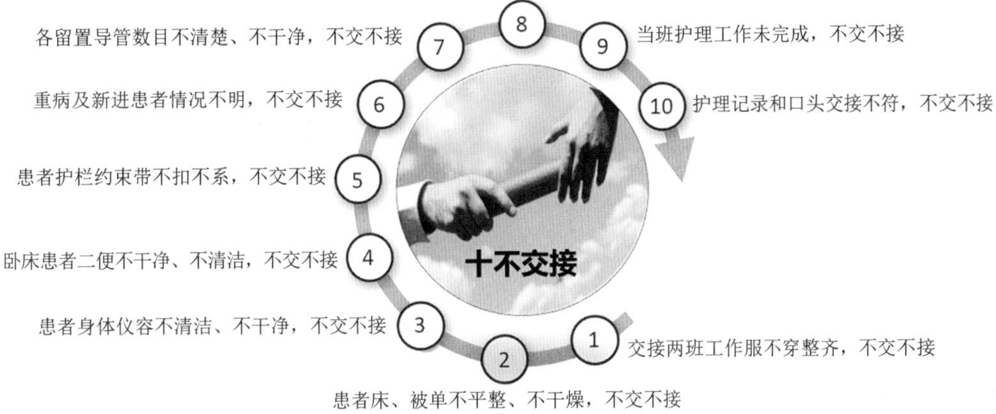

图 1-16　交接班十项不交不接

随意拖沓、无精打采、摇头晃脑等；为患者服务时手势不宜过多，要使双方彼此都能理解；说话要讲究分寸，如有情绪一定要自我控制，调整心态，并尊重患者，否则会使患者感到很不安且失去对护理员的信任感。服务忌语、不规范行为分别见图 1-17、图 1-18。

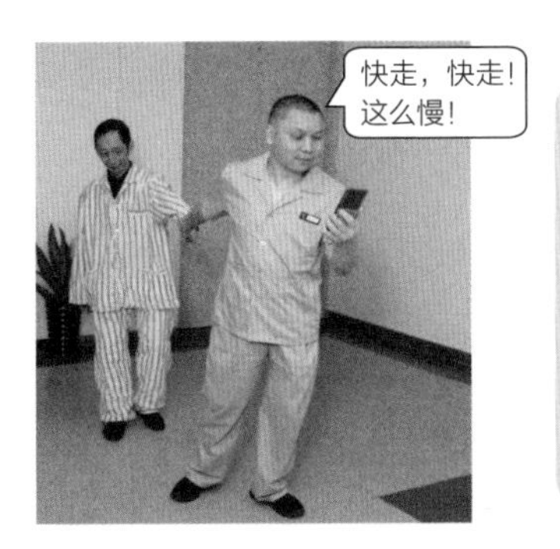

服务忌语

◆我没有负责你

◆我不知道，你问护士

◆你不要吵了，真烦人

◆好了，好了，知道了

◆喊什么喊，打针都是痛的

◆这是医院，不是你家

图 1-17　服务忌语

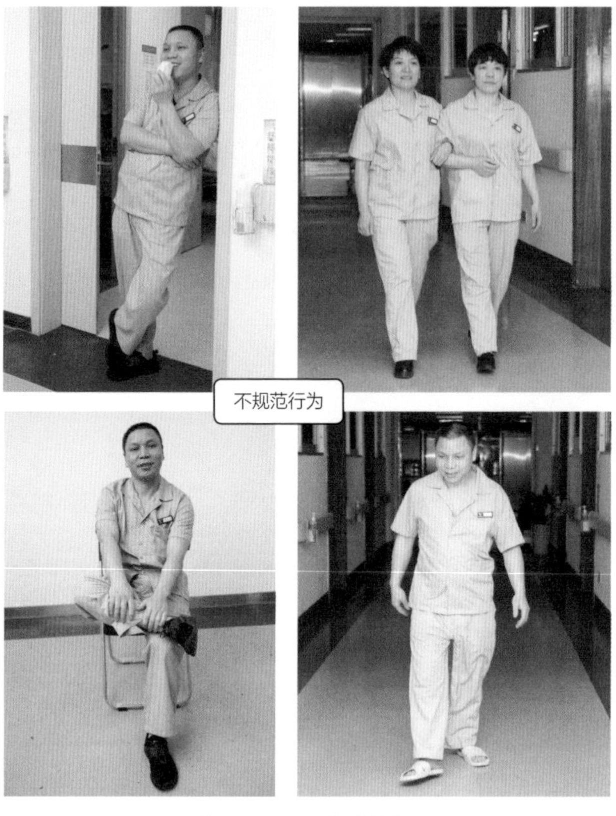

图 1-18　不规范行为

（黄守勤　高　云　郑小薇　魏　文）

第二章 工作认知

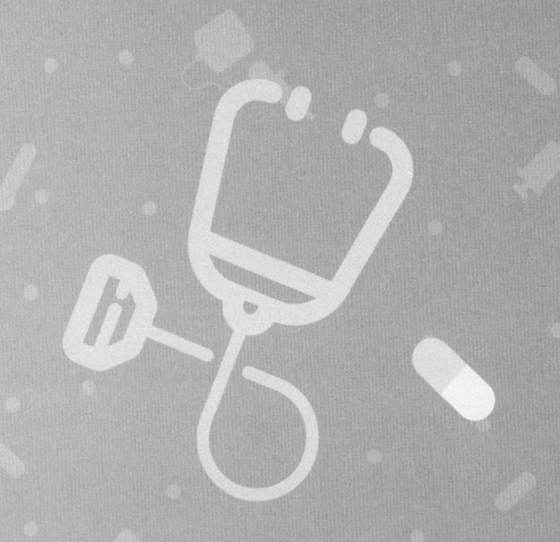

第一节 熟悉医院环境

医院是为患者提供医学检查、治疗、护理、康复、保健的服务场所，综合性医院通常由急诊、门诊、住院、医技、行政后勤等部门组成，有的医院还包括教学、科研、实验室等部门。医院是医疗护理员日常工作的场所，熟悉医院环境的布局、管理以及安全标识，有利于尽快进入工作状态，为患者提供安全、舒适、专业的服务，确保各项任务的顺利完成。

一、门急诊环境

门急诊是住院患者入院前接受诊断治疗的场所。门诊、住院一般设有服务中心，可以进行预约、咨询，办理出入院手续、病案复印、医保审核、疾病证明、费用查询等事项。移动互联网时代，医院信息化建设是必然的趋势，自助机是现代医院常见的信息化设备，可以实现预约、挂号、缴费、结算、查询及打印各种检查报告单等多项功能，患者日常拍的胸片、CT、磁共振等影像报告及胶片都可以通过自助设备打印，非常方便。有的医院还可以预约专家、预约检查等。各项医技检查也属于门急诊范围，医技科室为患者进行医疗技术检查，包括大家熟知的心电图、脑电图、心脏彩超、B 超、CT、MRI、抽血检验、胃肠镜、喉镜、支气管镜、肺功能等，陪伴患者来这些科室检查也是医疗护理员的一项工作。

二、安全标识

安全标识是指用以表达特定安全信息的标识，分为禁止标识、警告标识、指令标识及提示标识。医院是一个特殊的环境，长期工作在医院环境中，了解各种标识，既有利于遵守医院的规章，又规范了自己的行为，工作起来更加得心应手。禁止标识、警告标识、指令标识、提示标识及医院常见标识分别见图 2-1 ～图 2-9。

禁止通行

禁止吸烟

禁止饮食

禁止明火

图 2-1　禁止标识

（1）禁止标识　是禁止人们不安全行为的图形标志。

（2）警告标识　提醒人们对周围环境引起注意，以避免可能发生的危险。

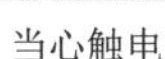

当心触电　当心锐器　当心紫外线　当心电离辐射　生物危害

图 2-2　警告标识

（3）指令标识　是强调人们必须作出某种动作或采用防范措施的图形标志。

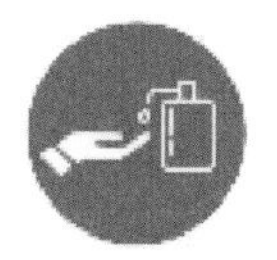
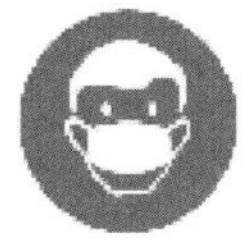
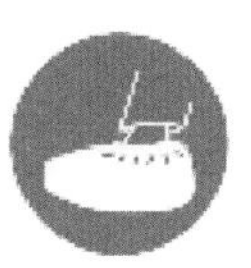

必须洗手　必须手消毒　必须戴一次性口罩　必须穿鞋套

图 2-3　指令标识

（4）提示标识　是向人们提供某种信息的图形标志。

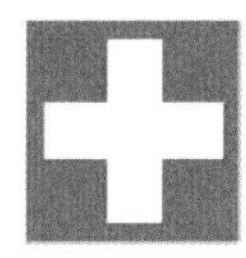
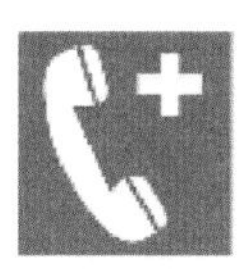
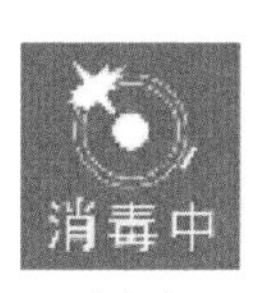

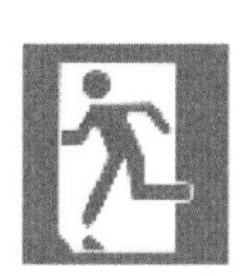

急救点　应急电话　消毒中　紧急出口

图 2-4　提示标识

（5）医院中常见的警告标识　以上标识中黄色的警告标识是医院中经常接触到的，看到它们，记得离远一些，保护好自己。

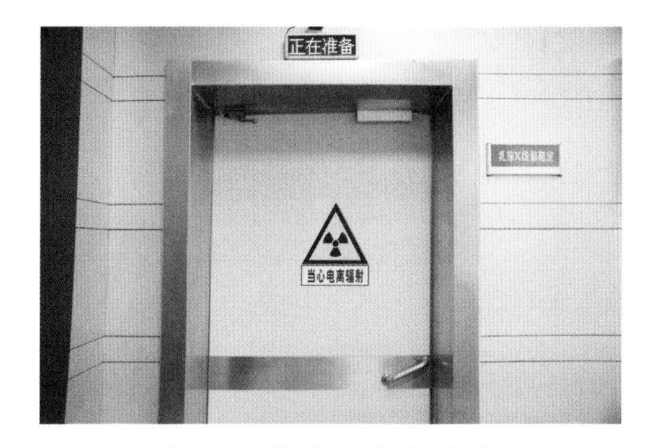

图 2-5　放射科电离辐射标识

放射科的电离辐射标识，提醒大家看到它时，一定要远离。

胸片、钼钯、CT 等放射检查均可产生电离辐射，电离辐射可引起皮肤损伤，过量照射可致癌。因此在陪伴患者进行放射检查时，帮助患者摆好体位后，陪检人员需穿好铅帽、铅围脖、铅衣、铅裙，做好防护。无需陪检时，请离开检查室，注意检查室门是否关紧，并且不要在靠近机房的门口等待。

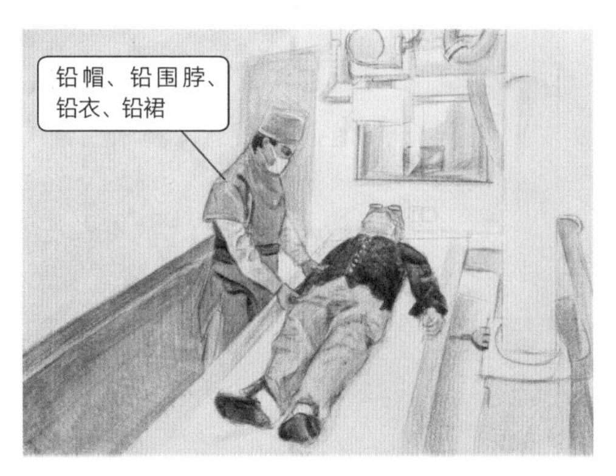

图 2-6　穿好铅服陪检

磁共振检查是没有电离辐射的，因此不用担心辐射危险，但是内有强磁场，检查或陪伴进入时，切勿携带金属进入。要注意：

① 进检查室前必须取下患者身上所有的金属物品，如手机、假牙、项链、手表、眼镜等；

② 如果陪伴进入，自己身上所有的金属物品也要取下；

③ 不可以穿带有金属的内衣（如有钢丝的文胸）；

④ 千万不能推轮椅、平车进去，即使是在检查待机状态也不可以。

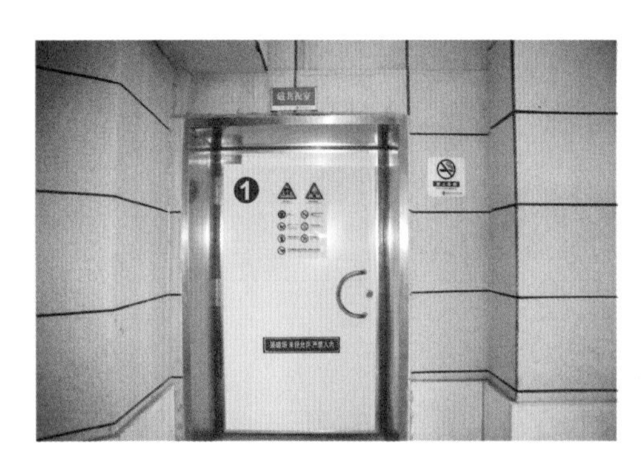

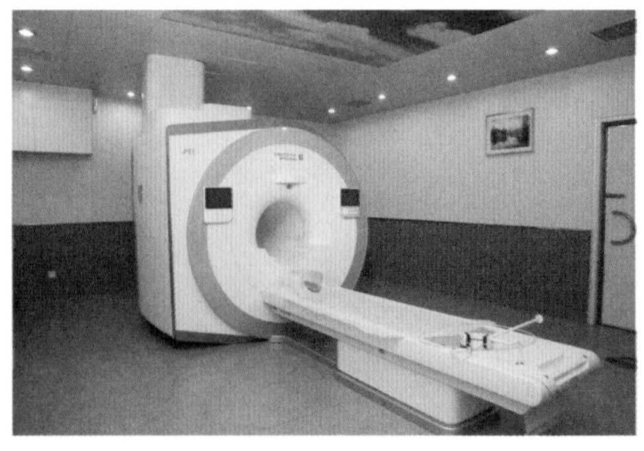

图 2-7　磁共振室

检验科二级实验室以上入口的生物危害标识，提醒存在病原微生物泄露的危险，看到它，请不要逗留。

医疗废物是医院在医疗、预防、保健及相关活动中产生的具有直接或间接感染性、毒性以及其他危害的废物，医院需有医疗废物暂时贮存的场所。

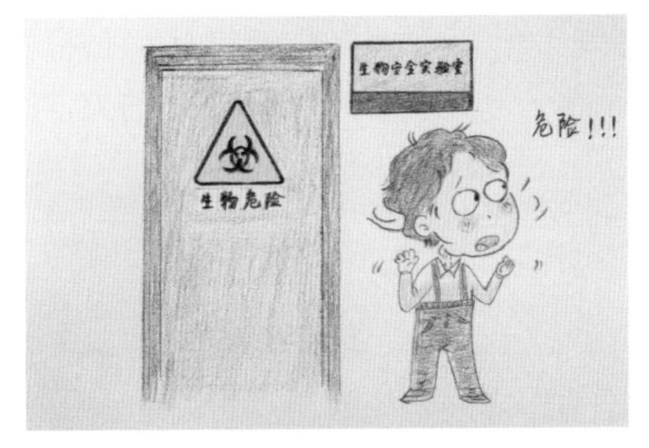

图 2-8　生物安全实验室

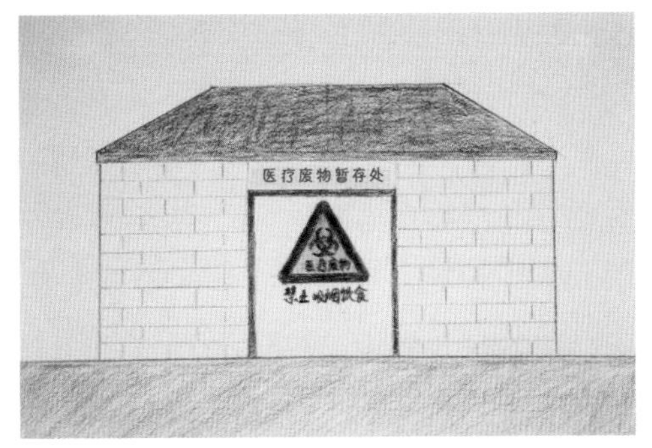

图 2-9　医疗废物暂存处

三、住院环境

住院部主要是由住院病区构成，是收治住院患者并实施治疗照护及康复的场所。一般按病区（护理单元）设置，每个病区通常设置有护理站、医护办公室、病房、抢救室、治疗室、处置室、污物室、更衣室、值班室、卫生间、库房等，有的医院还设有示教室、谈话间等。

病区为住院患者诊疗、生活场所，也是医护人员及护理员日常工作的地方，包括清洁区、潜在污染区及污染区三部分。

清洁区包括医护值班室、更衣室、仓库、示教室等。

医生办公室为病区医生日常工作场所，医生在这里开立医嘱，查验报告单，有时也接待患者及家属，当患者出现异常状况时，可先来这里找医生。

护士站（图 2-10）为护士处理各项护理工作的地方，医疗护理员的工作要在护士的指导下进行，所以和护士的联系最多。

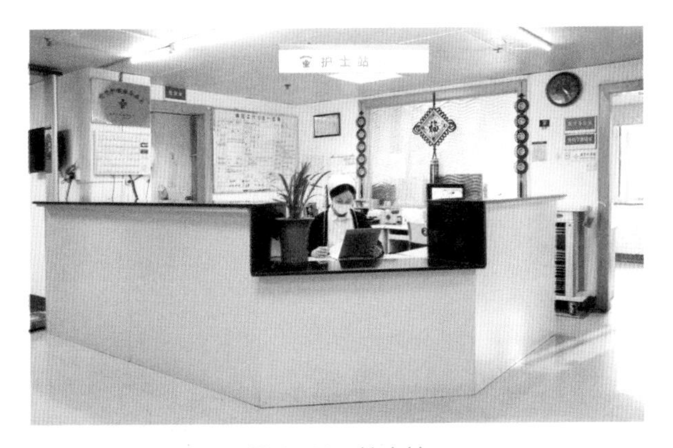

图 2-10　护士站

护士站、医生办公室、治疗室都属于潜在污染区。

病区内走廊属于潜在污染区。内走廊的扶手是病区安全设施之一，为行动不便的患者提供身体支撑，避免滑倒，患者可以依靠扶手进行适当锻炼。

四、病房设施

病房是患者住的房间，住院期间患者在这里完成大部分的治疗、护理及日常生活。病房也是医疗护理员日常工作的场所，了解病房里设备带的功能、病床的结构以及患者身份识别的措施，能更好地胜任工作。病房白天的噪声控制在 55 分贝，夜间控制在 45 分贝，适宜的温度为 18 ～ 22℃，适宜的湿度为 50% ～ 60%，每日要定时开窗通风，保持空气流通。采光采用自然光和人工光两种，推荐照度在 100 ～ 200 勒克斯，对于直射的日光要懂得用窗帘遮挡。病房、床单位、设备带、病床结构与功能、移动护理 PDA 分别见图 2-11 ～图 2-17。

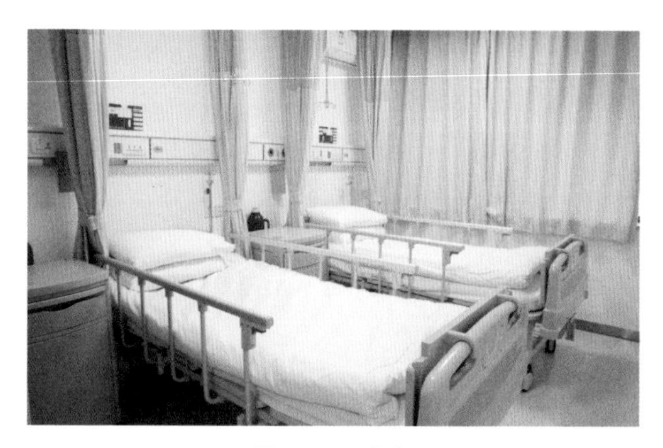

图 2-11　病房

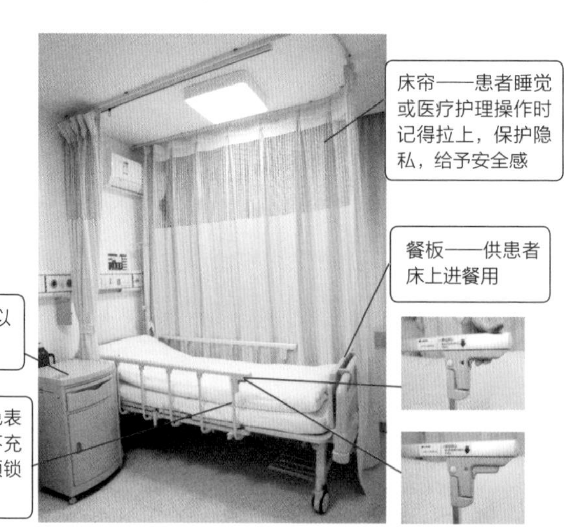

图 2-12　床单位介绍

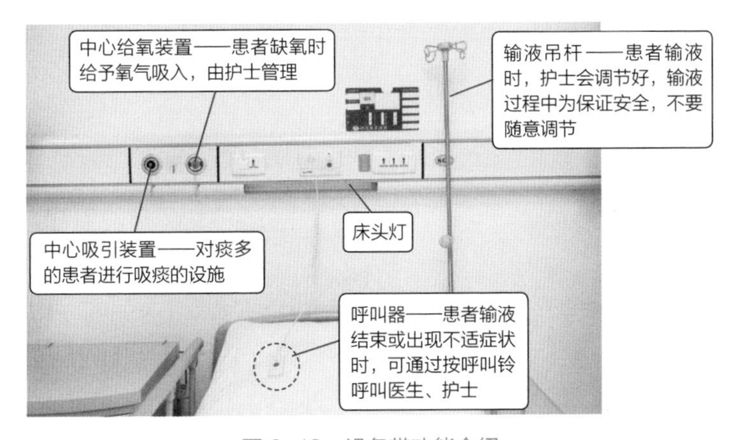

图 2-13　设备带功能介绍

除了呼叫器和床头灯外，其余的请勿触碰

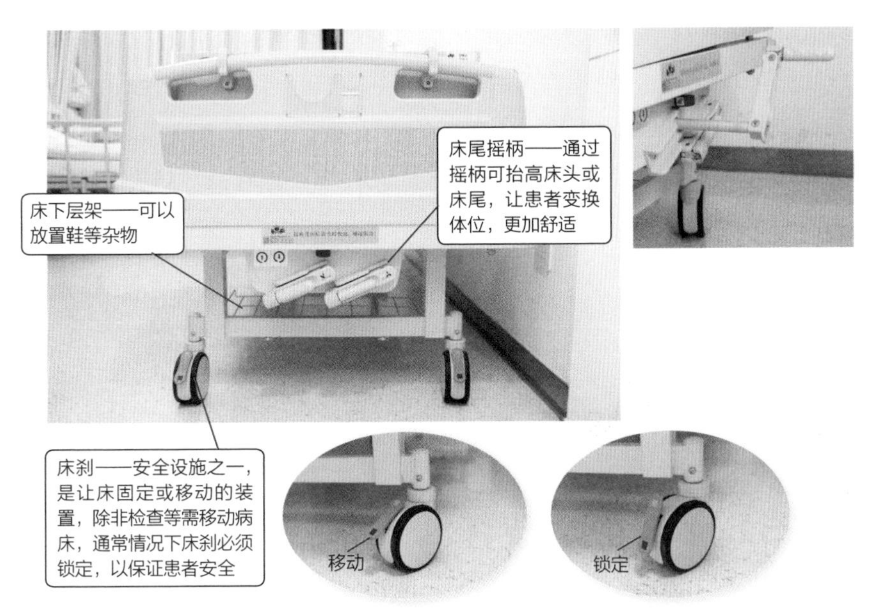

图 2-14　病床结构与功能

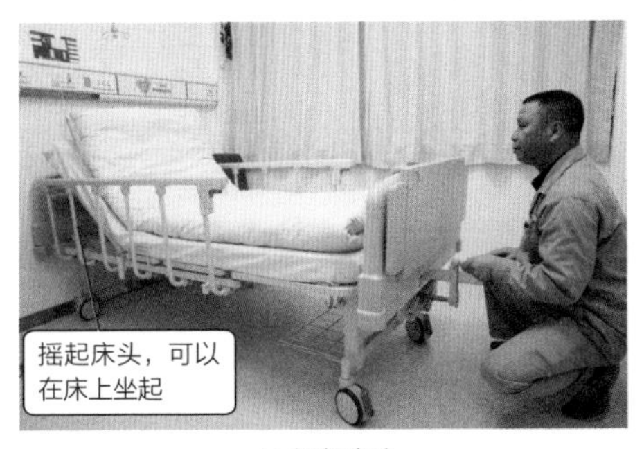

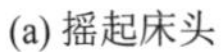
(a) 摇起床头

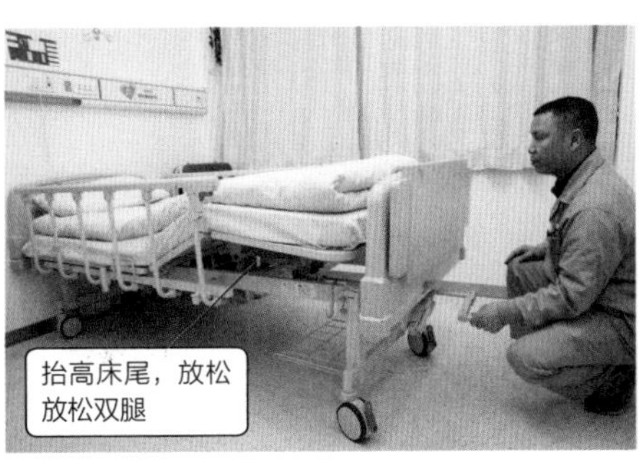

(b) 抬高床尾

图 2-15　抬高床头或床尾

病床平时保持锁定状态，除非检查和治疗需要移动病床，否则不要让病床处于滑动状态，以免患者坠床。

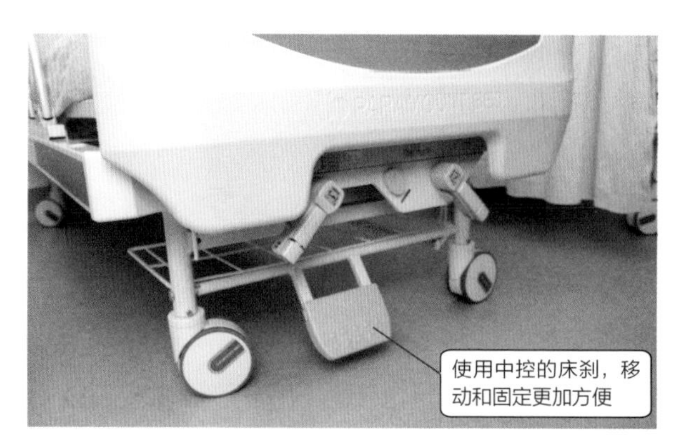

图 2-16　床刹

PDA 移动护理系统。护士为患者进行治疗、护理时使用 PDA 扫描患者手腕带及药品条码，可以帮助护士准确确认患者信息，避免差错。每个住院患者均须佩戴手腕带，手腕带是其住院期间身份识别的重要手段，各种治疗检查均须扫码确认，不可以随意脱下。

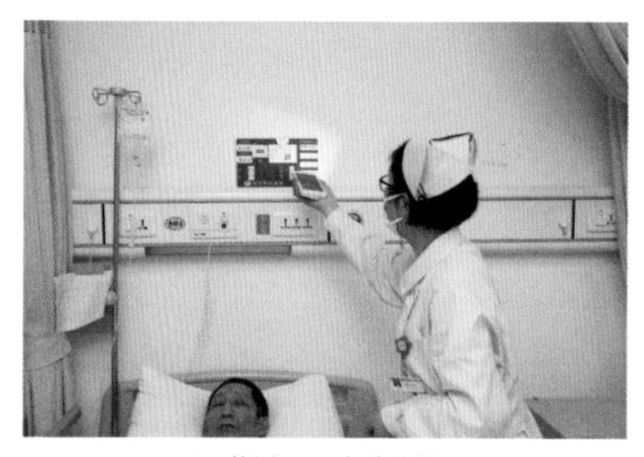

(a) 使用 PDA 扫床头码

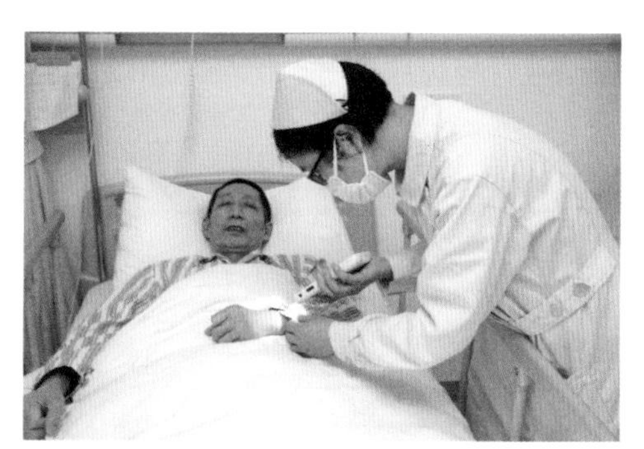

(b) 使用 PDA 扫手腕带

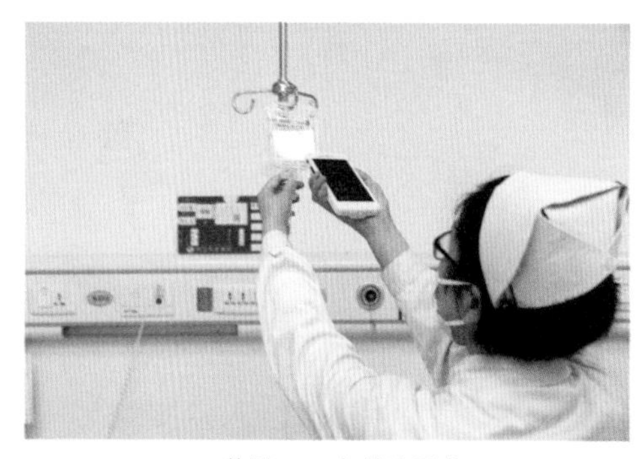

(c) 使用 PDA 扫输液用药

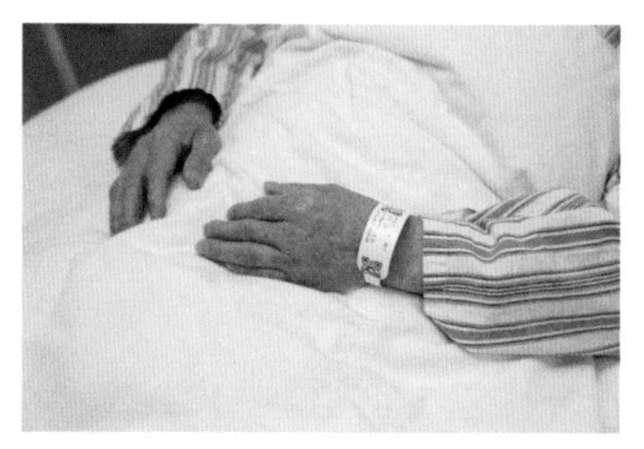

(d) 患者手腕带

图 2-17　PDA 移动护理系统的使用

第二节 了解服务对象

患者是医疗护理员的服务对象，其中又以老年患者为主，此外还包括孕产妇、新生儿以及各类手术、有创检查的患者，他们的共同特点是身心正受到疾病的伤害，了解服务对象的身心特点能更好地帮助他们。本节主要介绍老年患者的身体变化、心理变化、家属的需求以及如何进行心理疏导。

一、了解老年人的身体

随着年龄的增长，老年患者身体各系统功能也随之减退，容易患上呼吸道感染、慢性支气管炎、骨质疏松、阿尔茨海默病（又称老年性痴呆）、脑卒中（中风）、帕金森病、糖尿病等各种疾病，身体上也会出现诸多变化，比如毛发变白、皮肤干燥松弛、牙齿脱落等。老年患者身体变化示意见图 2-18、图 2-19。

我也老了，看我这满脸褶子
老了老了，我这头发一天比一天少，都快掉光了

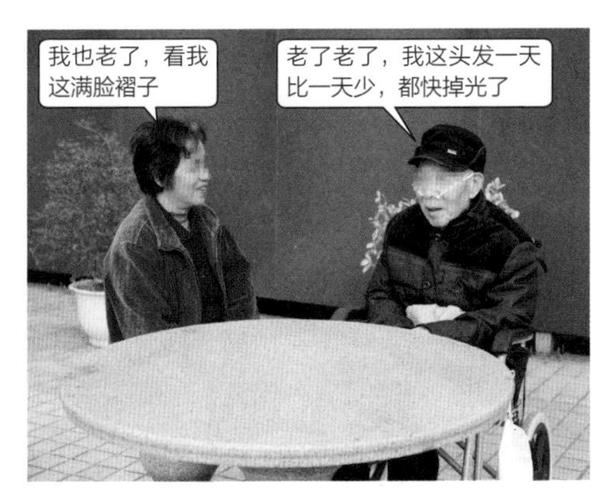

图 2-18　老年患者

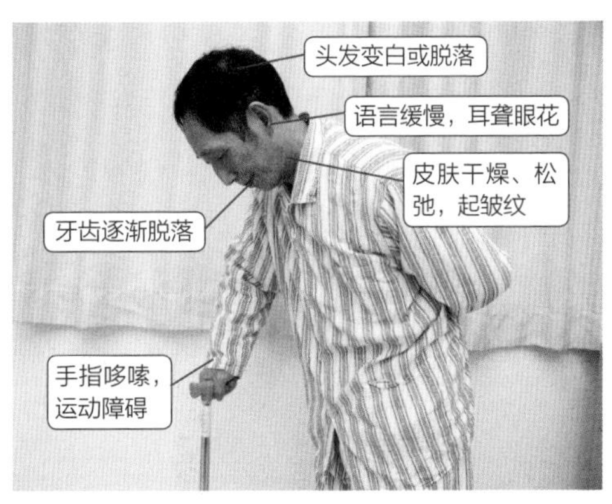

图 2-19　老年患者身体变化

二、了解老年人的心理

（1）老年人的正常心理变化包括记忆力变化、智力变化、情绪变化及人格变化等，其中人格类型可归纳为防御型、被动依赖型、整合不良型和整合良好型四种，示意见图 2-20。

这么重，让我帮您吧！
小看谁呢？不用你帮

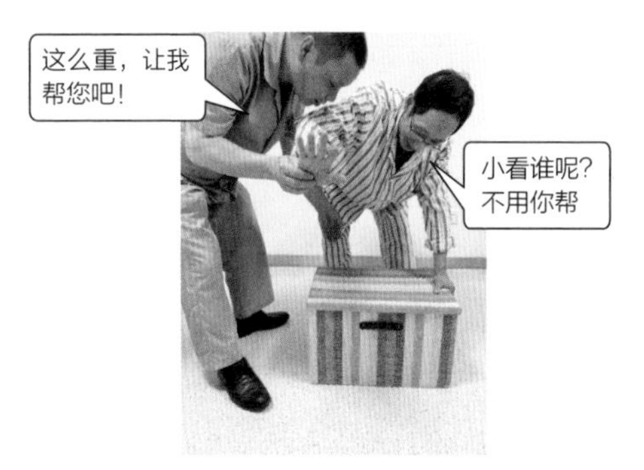

(a) 防御型：否认衰老，刻意追求过高目标

儿子忙工作，老伴带孙子，都没人理我

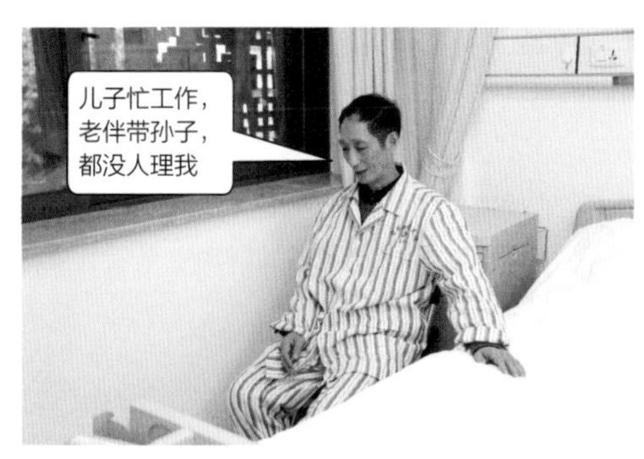

(b) 被动依赖型：惧怕衰老，强烈依赖别人的照顾，盼望得到别人的关怀，或对外界缺乏兴趣

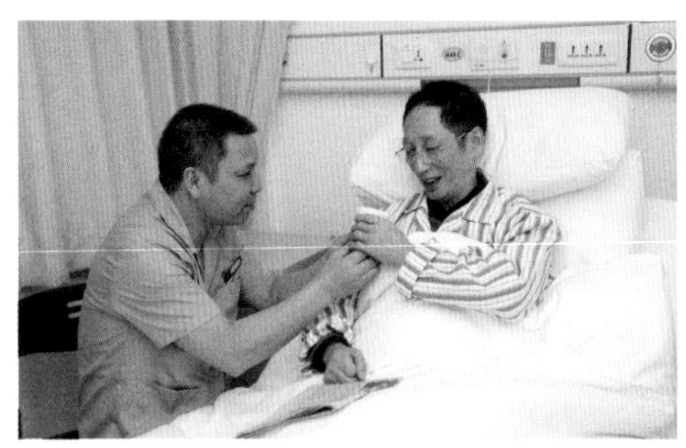

(c) 整合不良型：无法适应新的生活，出现明显的心理问题，需要在家庭照料和组织帮助下才能生活

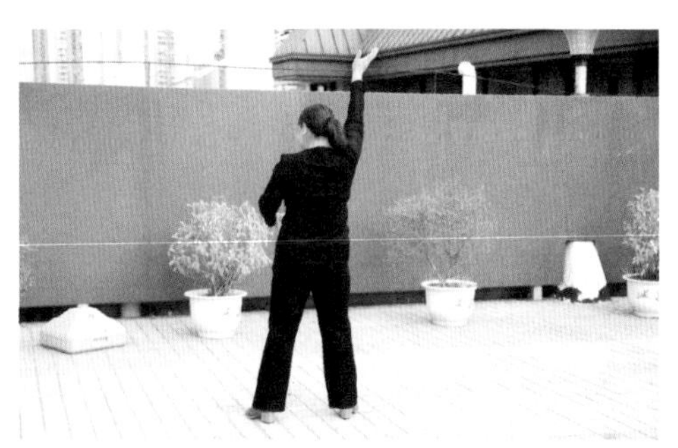

(d) 整合良好型：能正视衰老，能适应新的生活，生活满意度高

图 2-20　老年患者的四种人格类型

（2）有的老年人会出现一些异常的心理变化，如老年抑郁、离退休综合征以及老年痴呆等。老年抑郁表现为情绪低落、思维迟缓，意志活动减退，甚至出现自杀观念、行为，示意见图 2-21；而离退休综合征往往表现为接受不了自己已经退休的事实，示意见图 2-22。老年痴呆则是以记忆障碍、失认、失用、失语、执行功能障碍及性格改变等全面性痴呆表现为特征，示意见图 2-23。

不想吃饭，不爱动，情绪低落

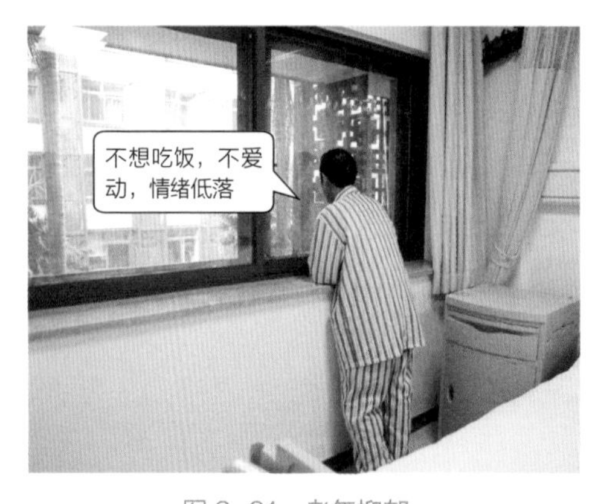

图 2-21　老年抑郁

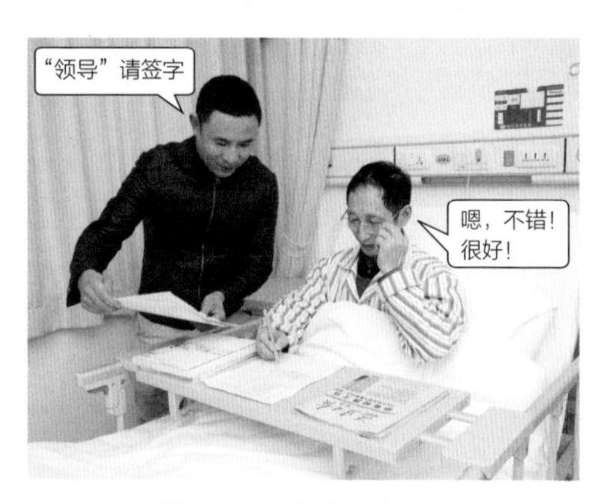

图 2-22　离退休综合征

我刚才吃的啥

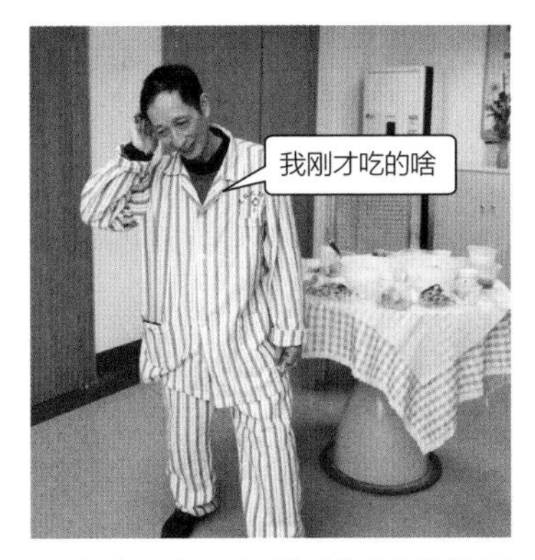

(a) 记忆力下降：刚刚做过什么很快就忘记

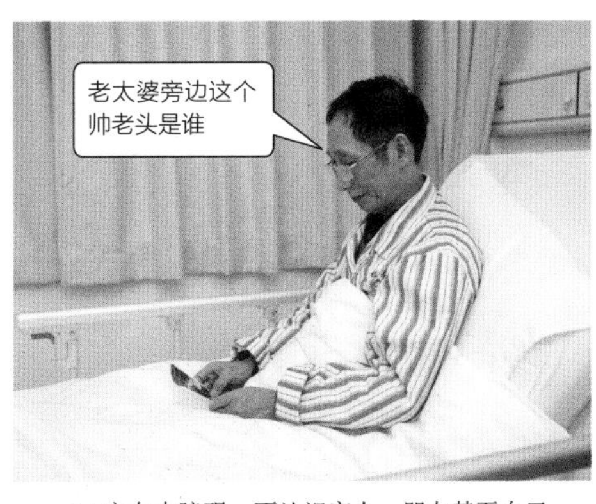

(b) 定向力障碍：不认识家人、朋友甚至自己

奇怪，这衣服怎
么穿不上了

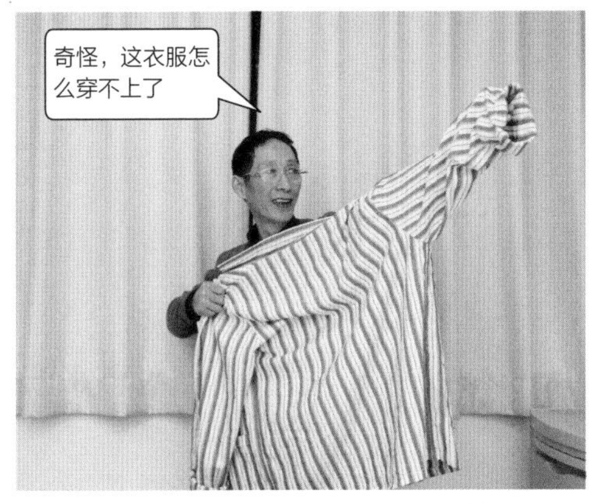

(c) 连自己以前最熟悉的动作也不能完成

小李，看见我
那个……手上
的钟

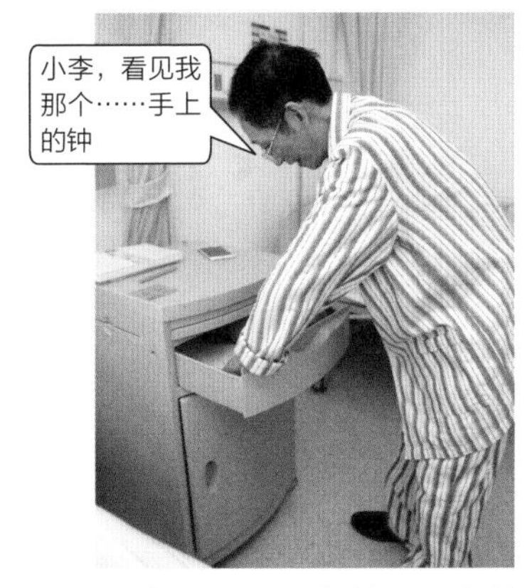

(d) 语言能力受损：出现说话忘词、叫不出常用物品名称的症状

衣服整理好

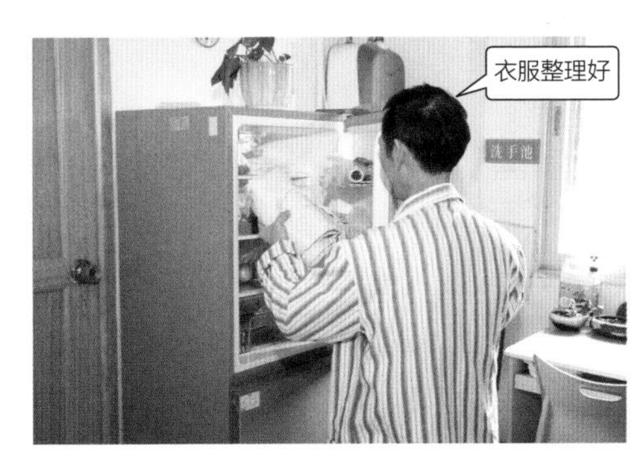

(e) 藏东西、“收破烂”，无目的地处理物品

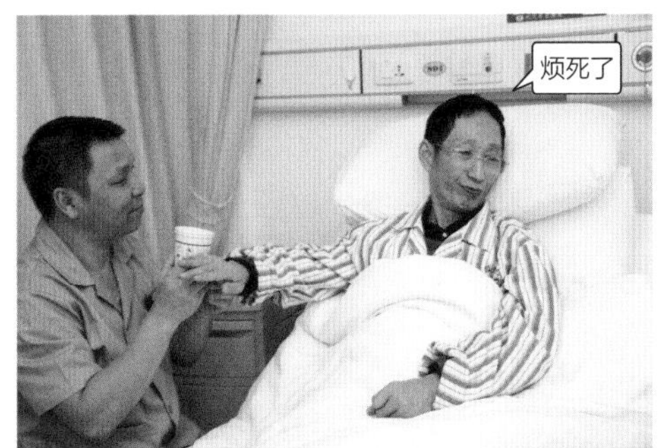

(f) 出现性格改变，情绪易波动，动不动发脾气

图 2-23　老年痴呆

三、患者家属需求

护理员不仅要了解服务对象的身心特点，对家属的需求及心态的把握也很重要，这有利于构建良好的服务关系，有效提高照护质量，示意见图 2-24。

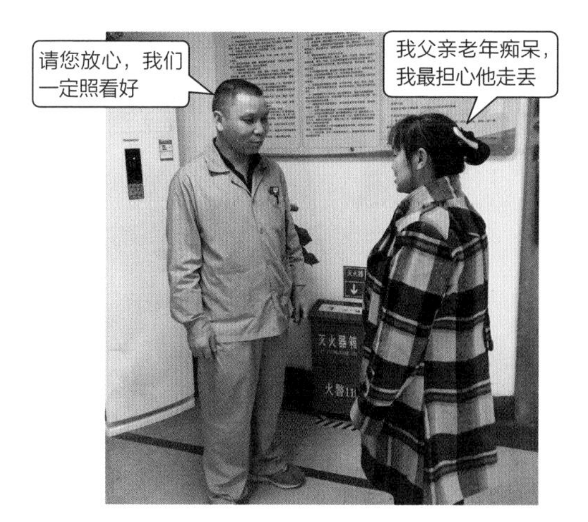

图 2-24　了解患者家属需求

温馨提醒

对特殊的服务对象，照护上要有侧重点，例如长期卧床者应注意皮肤护理；对老年痴呆者要注意防止走失；对女性患者尽量安排女性护理员；对烦躁、偏瘫、神志不清的患者要注意防跌倒、防坠床等

四、心理疏导

老年患者心理状态的好坏会间接影响身体状况，医疗护理员应予以重视，并采取行之有效的心理护理措施，可以通过语言沟通及非语言疏导等来帮助老年人树立生活信心。语言沟通技巧及非语言疏导技巧示意见图 2-25、图 2-26。

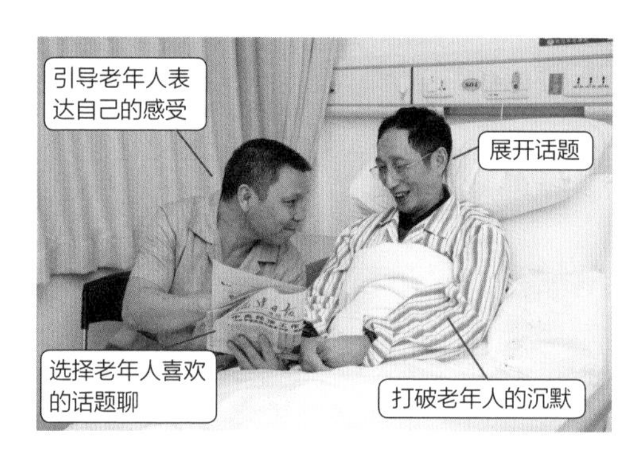

图 2-25　语言沟通技巧

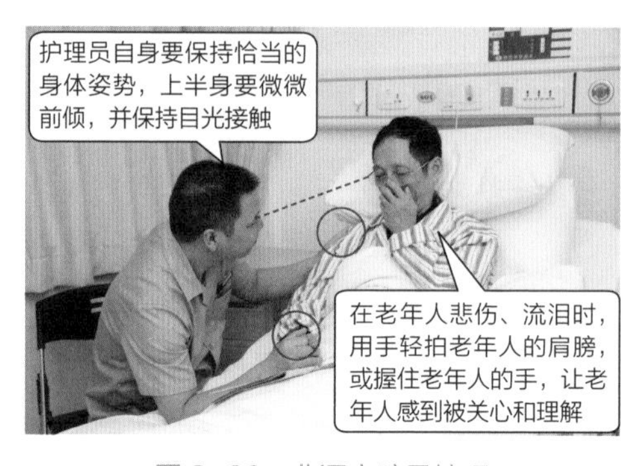

图 2-26　非语言疏导技巧

五、照护误区

和老年患者交谈过程中不可突然改变话题，注意要避免使用令人反感的语句，如命令式、说教式、争辩式、批评式、责问式的句子。示意见图 2-27。

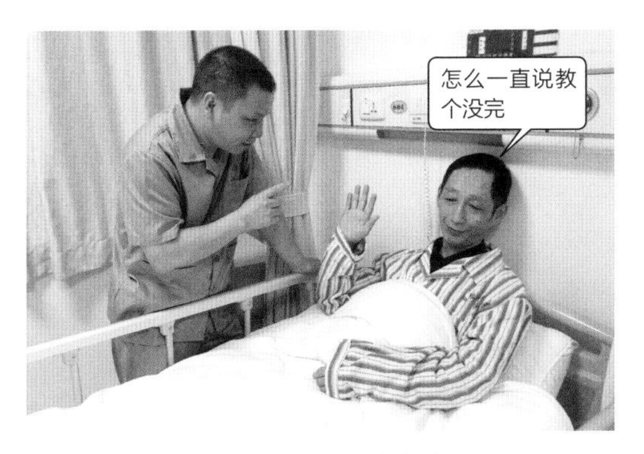

图 2-27 说教式交谈

第三节 掌握护理用品

护理用品种类较多，根据不同服务对象的身体状况、医疗护理要求选择合适的用品，不仅能让护理员省力不少，而且照护的安全系数也会大大提升。本节主要介绍床及床上用品、协助行走用品、清洁卫生设备、排泄类用品。

一、床及床上用品

床及床上用品是使患者在治疗或者休息时更舒适、安全的一类用品，常见的有电动多功能床、手摇床、气垫床、翻身枕等。床及床上用品示意见图 2-28。

二、协助行走用品

行走不便的患者可选择辅助或替代行走的用品，以保持平衡、保障安全，更多协助行走工具详见第四章第五节协助行走，这里主要介绍手杖、腋下拐、协步器及轮椅。协助行走用品示意见图 2-29。

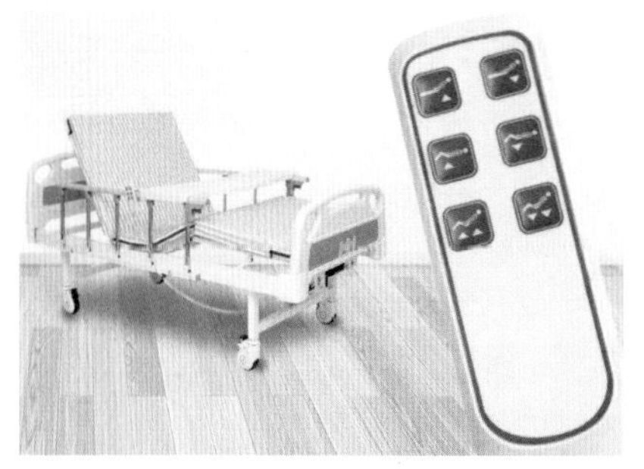

(a) 电动多功能床

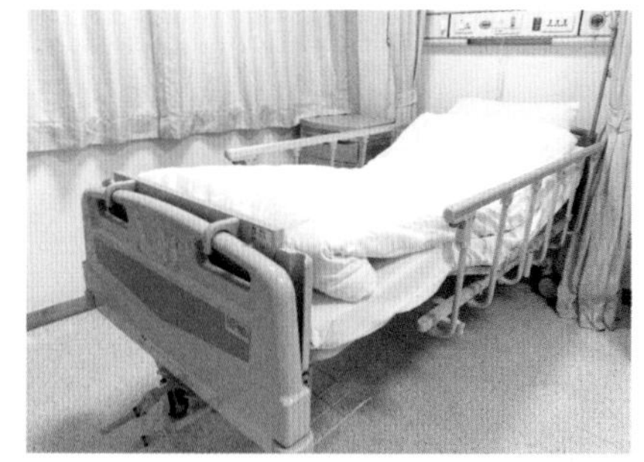

(b) 手摇床

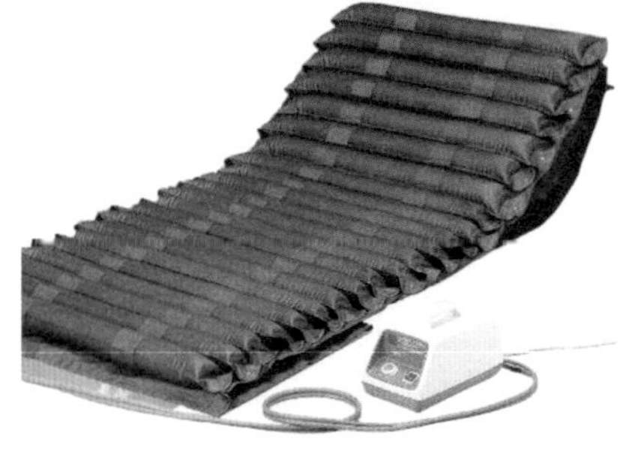

(c) 气垫床

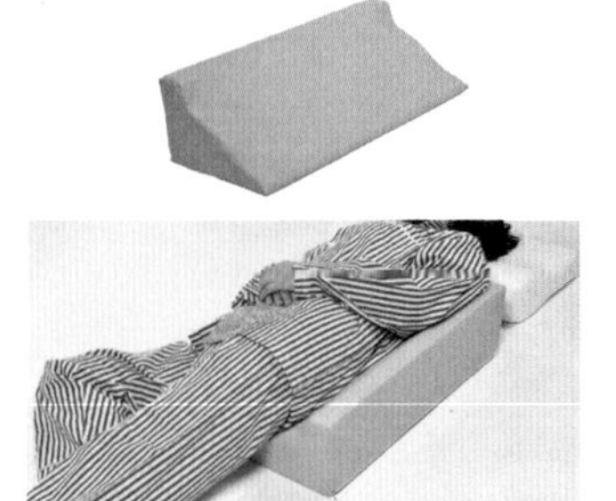

(d) 翻身枕

图 2-28　床及床上用品

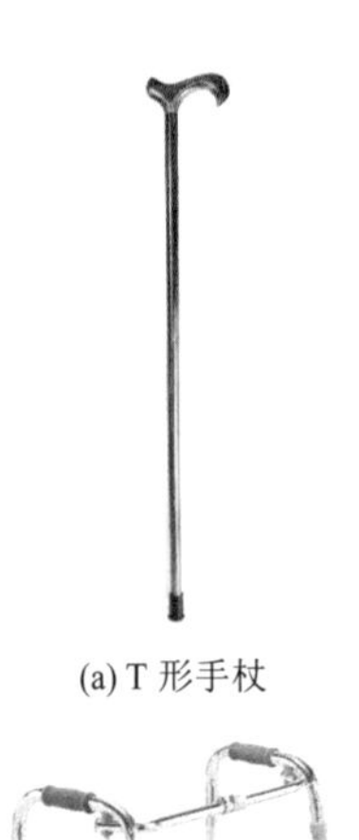

(a) T 形手杖

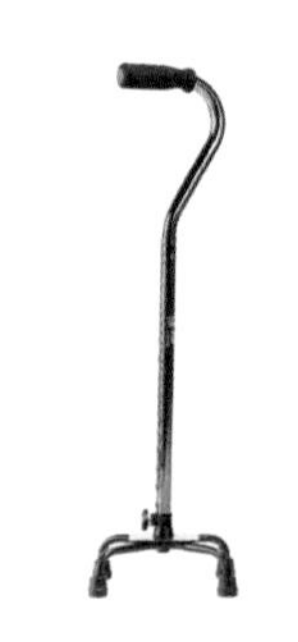

(b) 四脚型手杖

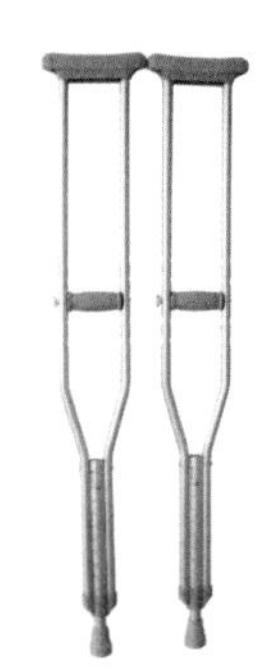

(c) 腋下拐

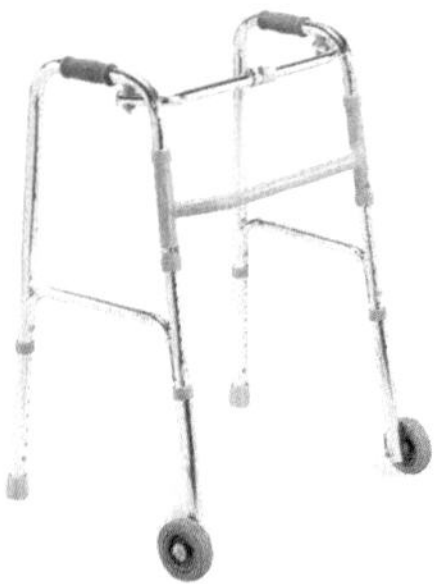

(d) 前轮型协步器

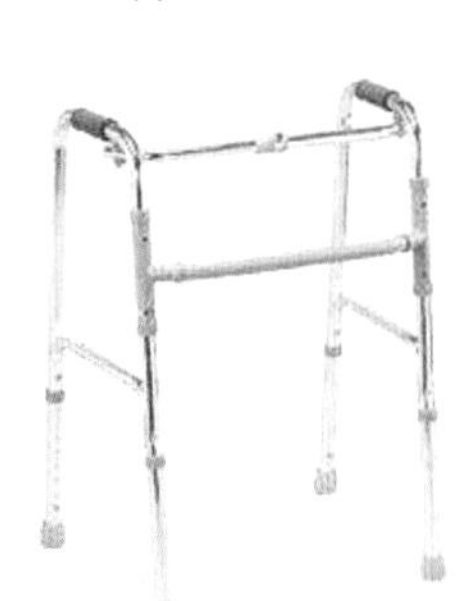

(e) 前四脚型协步器

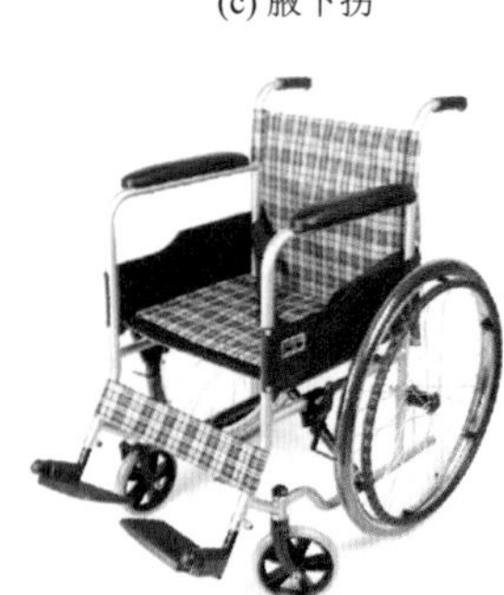

(f) 轮椅

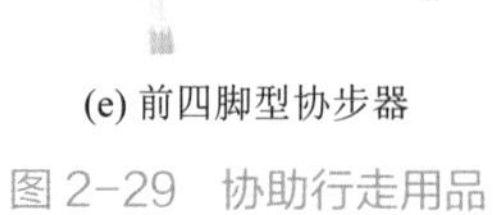

图 2-29　协助行走用品

三、清洁卫生设备

清洁卫生设备（如沐浴凳、洗头车、洗头盆等）主要用于沐浴、洗头，保持皮肤清洁，能增进舒适度，预防感染，维护患者自尊。清洁卫生设备示意见图 2-30。

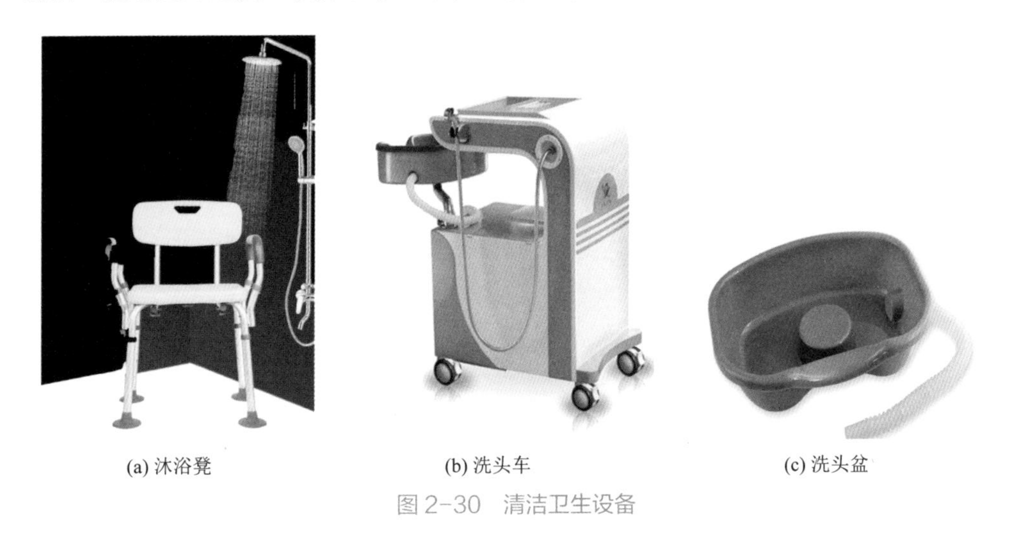

(a) 沐浴凳　(b) 洗头车　(c) 洗头盆

图 2-30　清洁卫生设备

四、排泄类用品

此类护理用品主要用于协助活动不便或卧床患者排便排尿，满足排泄需求，保持床单位清洁干燥，增加舒适度。常见的有坐便器、坐便凳、尿壶、接尿器、护理垫及成人纸尿裤等，见图 2-31。

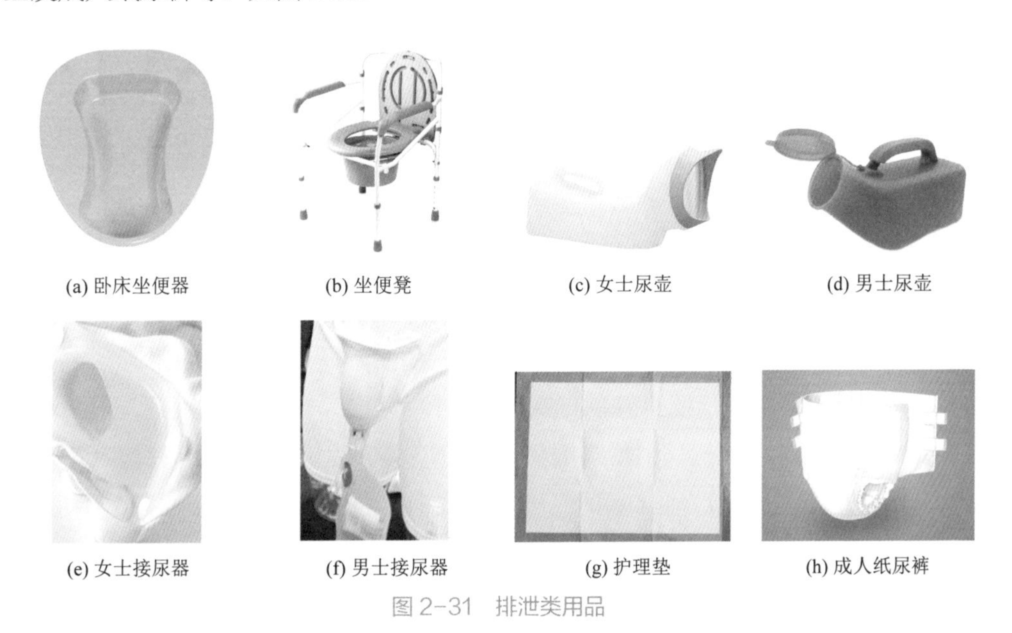

(a) 卧床坐便器　(b) 坐便凳　(c) 女士尿壶　(d) 男士尿壶

(e) 女士接尿器　(f) 男士接尿器　(g) 护理垫　(h) 成人纸尿裤

图 2-31　排泄类用品

温馨提醒

对于不适应在床上排泄的患者要耐心劝导，同时注意保护服务对象的隐私及做好保暖工作。

五、照护误区

护理用品要根据患者实际情况，选择最适合患者的用品。例如手杖应选择长短适宜的，手杖选择过长，容易出现重心不稳，导致跌倒；手杖选择过短，则会使重心偏倚在手杖上，背部向手杖一侧弯曲，久而久之出现弯腰弓背的情况，如图 2-32 所示。

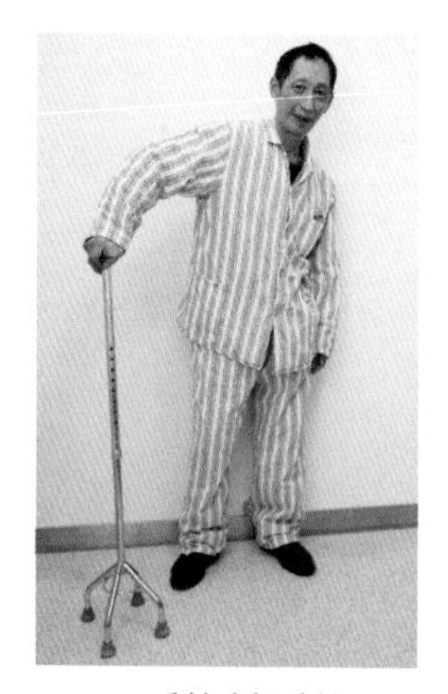

(a) 手杖选择过长

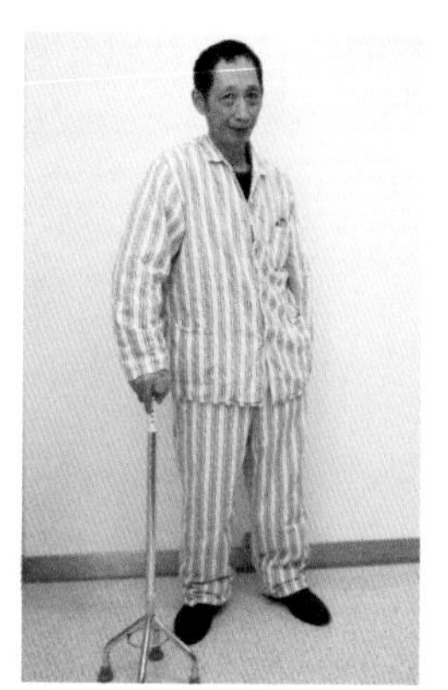

(b) 手杖选择过短

图 2-32　手杖选择错误

第四节 感控常识

护理员是患者的生活照料者，与患者密切接触最多，有的护理员还同时护理不同的患者，医疗感控知识培训得当的护理员可以很大程度上减少医院感染的发生，保证患者安全的同时，也能降低护理员自身被感染的风险。本节主要涵盖手卫生、戴 / 脱口罩、穿 / 脱隔离衣、戴 / 脱手套、戴一次性工作帽、环境物表清洁与消毒、垃圾分类与管理及隔离标识等内容。

一、手卫生

（一）什么是手卫生

手卫生是指护理员在照护患者活动过程中的洗手和卫生手消毒。提倡有条件的尽量用流动水洗手，附近没有洗手设施的且手部无肉眼可见脏污时，可用卫生手消毒。

（二）什么时候应执行手卫生

手卫生的“五大时机”简称“两前三后”：接触患者前、后，执行消毒或无菌操作技术前，接触患者体液后，接触患者周围环境后。洗手时机见图 2-33。①接触传染病患者的血液、体液、分泌物以及被传染性病原微生物污染的物品后，应先流动水洗手，再进行卫生手消毒；②直接为传染病患者进行检查、治疗、护理或处理感染患者污物之后，应先流动水洗手，再进行卫生手消毒。

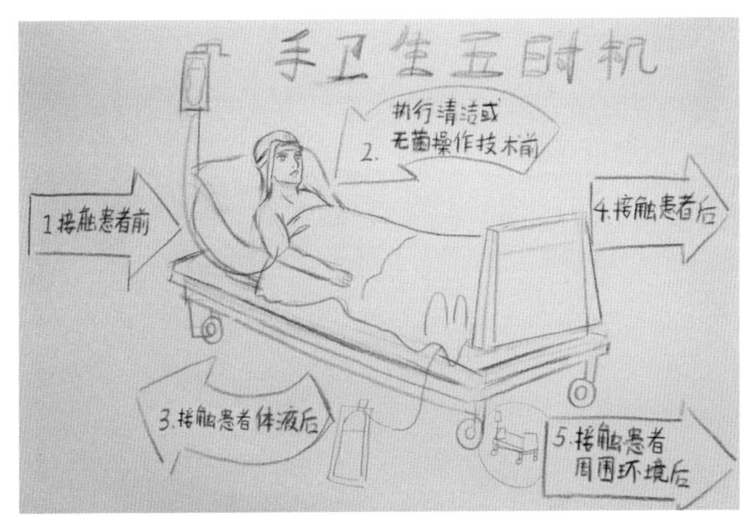

图 2-33　洗手时机

（三）洗手

1. 洗手

洗手指用流动水和洗手液（肥皂）揉搓冲洗双手，去除手部皮肤污垢、碎屑和部分微生物的过程。手部有血液或其他体液等肉眼可见的污物时，应用肥皂（或皂液）和流动水洗手。

2. 洗手流程

洗手操作时应做好洗手环境准备（如洗手设施准备、洗手前准备），再按照洗手步骤执行洗手操作。

（1）洗手设施　洗手池应清洁，水龙头应为感应式或脚踏式，洗手液应在有效期内，见图 2-34。

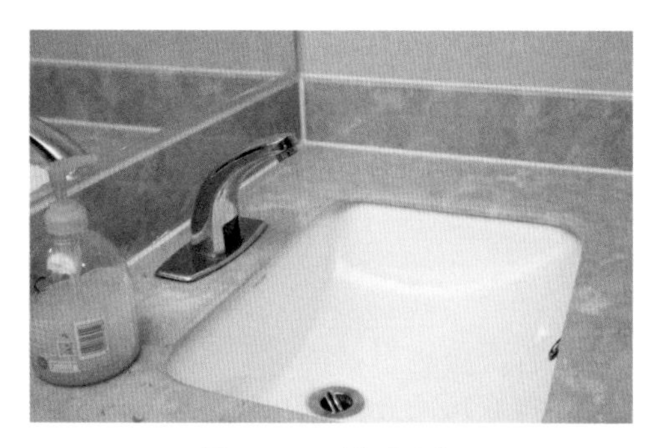

图 2-34　洗手设施

（2）洗手前准备　留有指甲或手上戴戒指或手镯均不符合要求，应修剪指甲，取下首饰，见图 2-35。

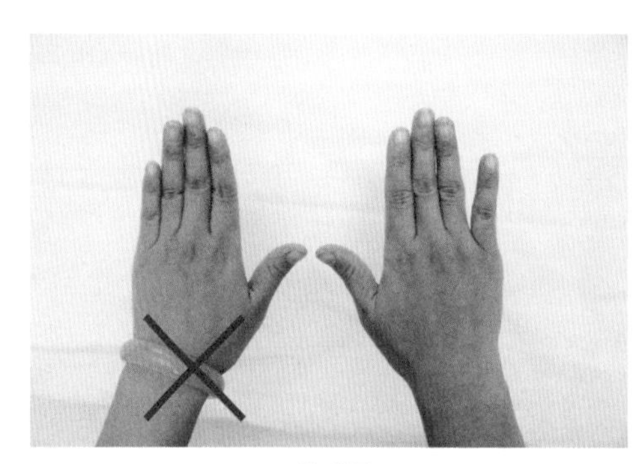

(a) 戴手镯

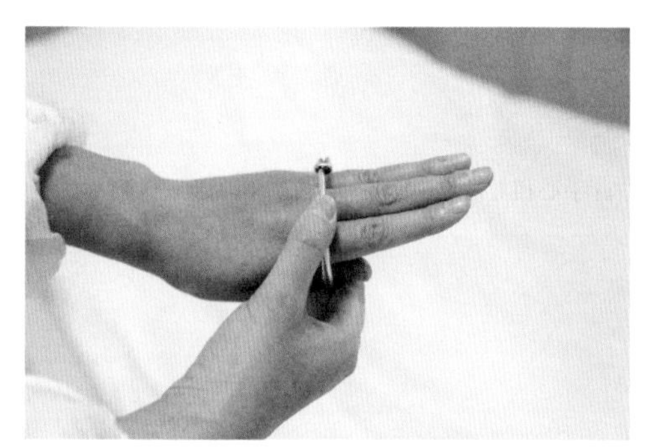

(b) 修剪指甲，取下首饰

图 2-35　洗手前准备

（3）洗手步骤　先湿手；取液；揉搓 15 秒，顺序“内、外、夹、弓、大、立、腕”；冲净；干手。见图 2-36。

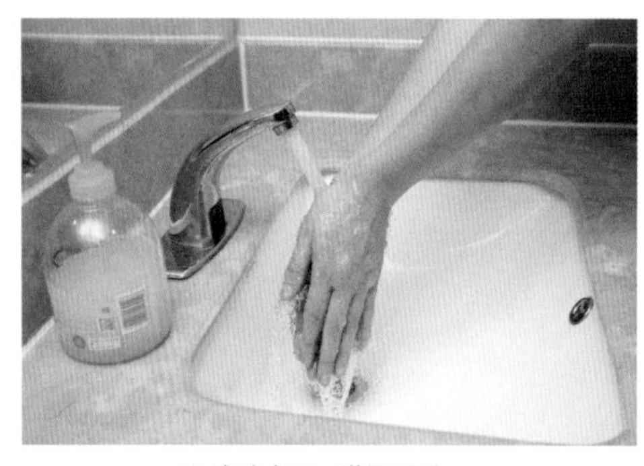

(a) 流动水下，淋湿双手

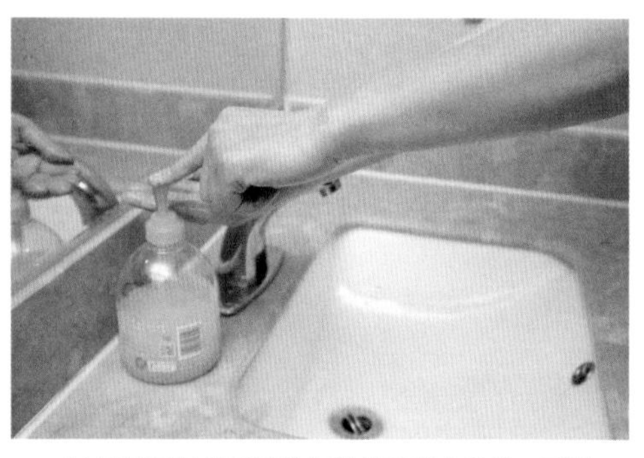

(b) 取用适量洗手液均匀涂抹至整个手掌、手背、手指和指缝，均匀涂抹双手

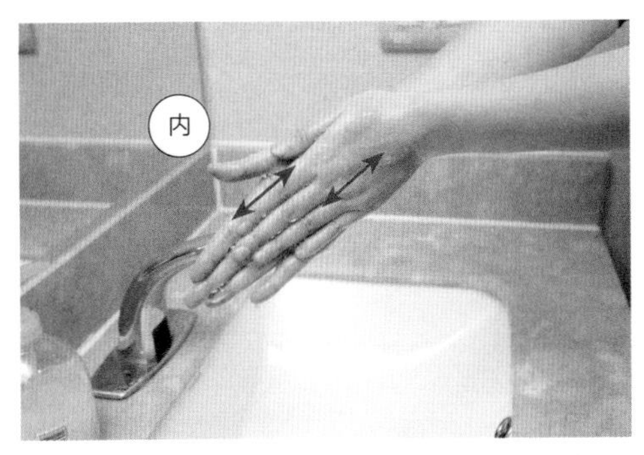

(c) 掌心相对，手指并拢，沿着手臂轴线方向上下揉搓

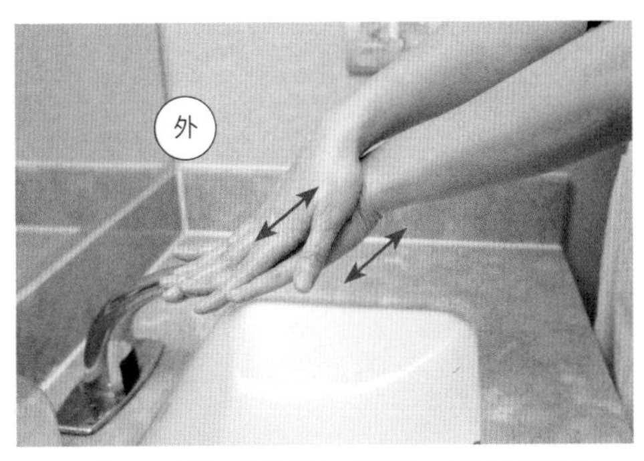

(d) 手心对手背，沿指缝相互揉搓，双手交替进行

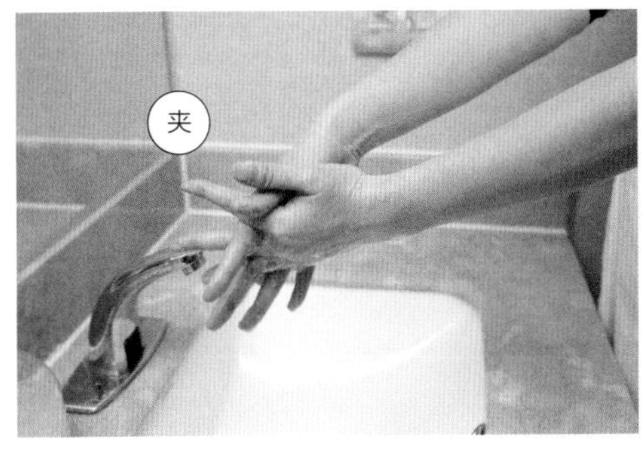

(e) 手心相对，双手交叉，沿指缝相互揉搓，交替进行

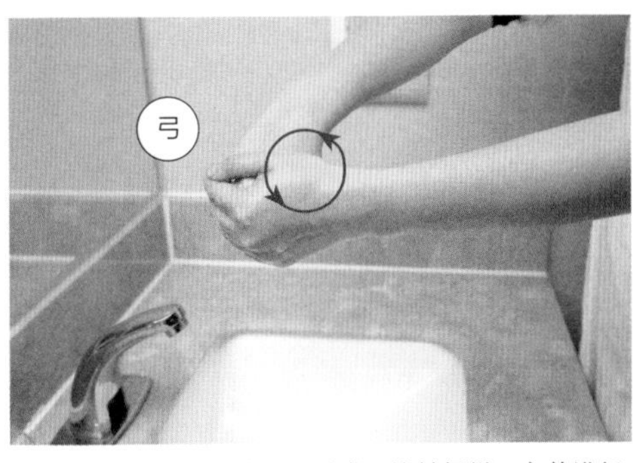

(f) 弯曲各指关节，放于一手掌心旋转揉搓，交替进行

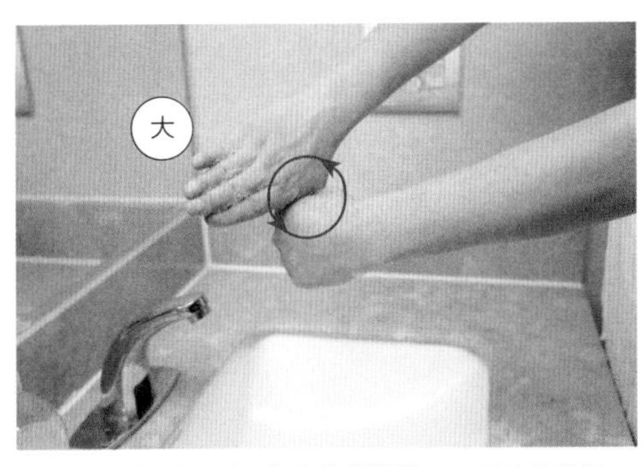

(g) 一手握另一手大拇指旋转揉搓，双手交替进行

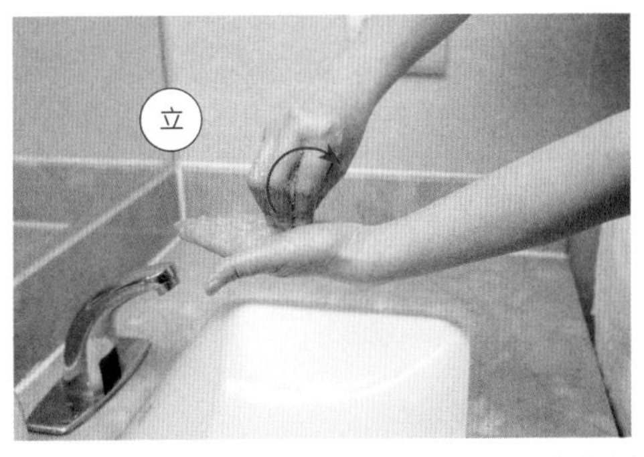

(h) 将五个手指尖并拢放在另一手掌心旋转揉搓，交替进行

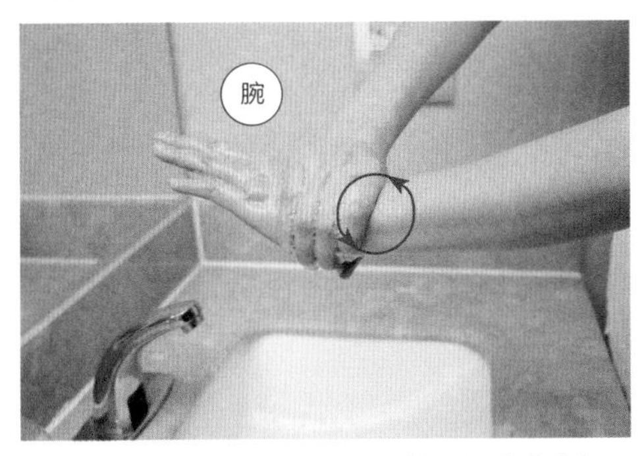

(i) 将一手掌环住另一手手腕旋转揉搓，交替进行

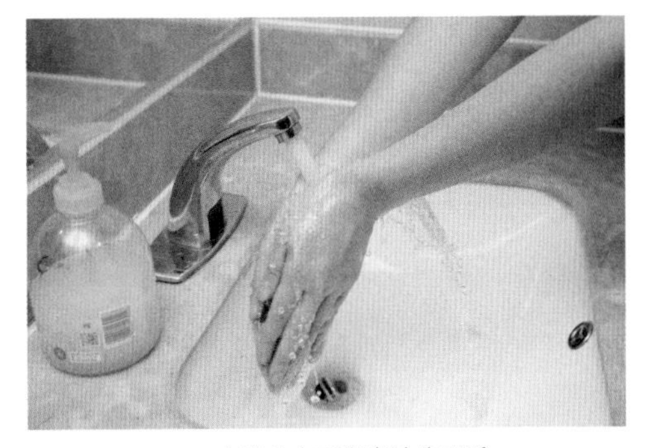

(j) 在流动水下彻底冲净双手

图 2-36

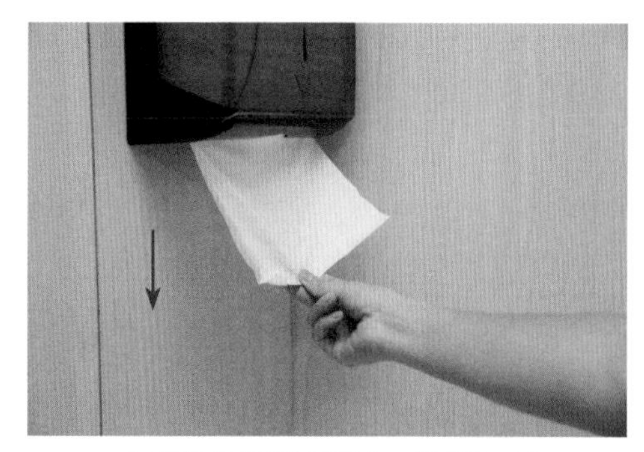

(k) 洗净的手抓取干纸巾一角下拉取纸

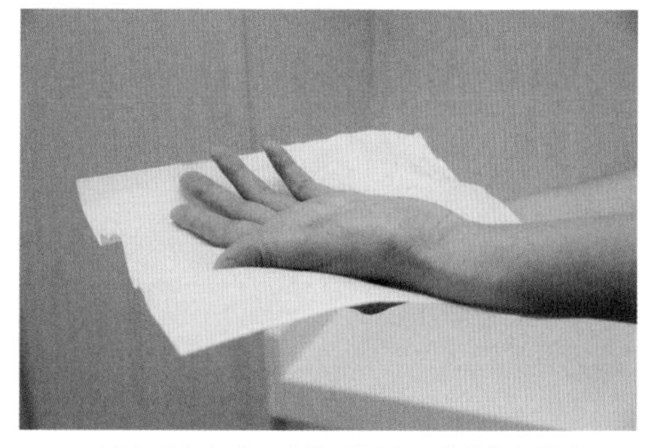

(l) 拭去手上水分，将擦手纸弃于其他垃圾桶中

图 2-36　洗手步骤

（四）卫生手消毒

当手部没有肉眼可见污染物时，可使用手消毒剂揉搓双手代替洗手，见图 2-37。卫生手消毒时应注意：①手消毒剂在有效期内；②用相对清洁的手侧或手背按压取用适量手消毒剂于掌心；③按照流动水洗手步骤“内、外、夹、弓、大、立、腕”揉搓双手≥ 15 秒，整个洗手时间约 1 分钟。

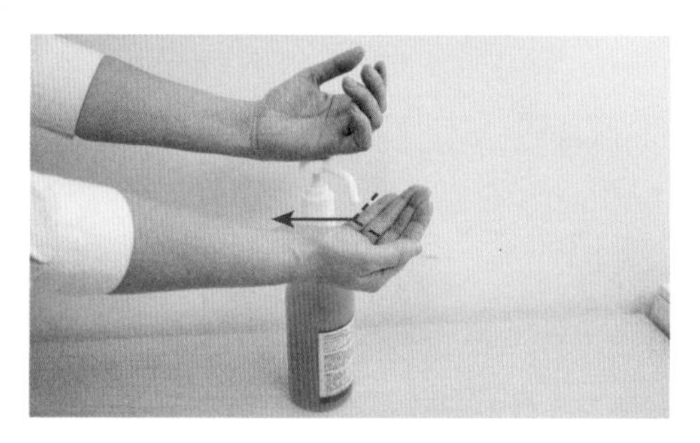

图 2-37　卫生手消毒

二、戴 / 脱口罩

（一）为什么要戴口罩

医用口罩具有对非油性颗粒物的过滤作用，正确的口罩选择及佩戴方式能有效阻断空气及飞沫传播疾病。戴口罩前需洗手。

（二）口罩分类

根据口罩的佩戴形式，常见的有挂耳式口罩和系带式口罩两种（见图 2-38）。

（三）口罩构造

口罩包括外层防水层、内层吸水层、中间过滤层、鼻夹、耳挂或系带，见图2-39。

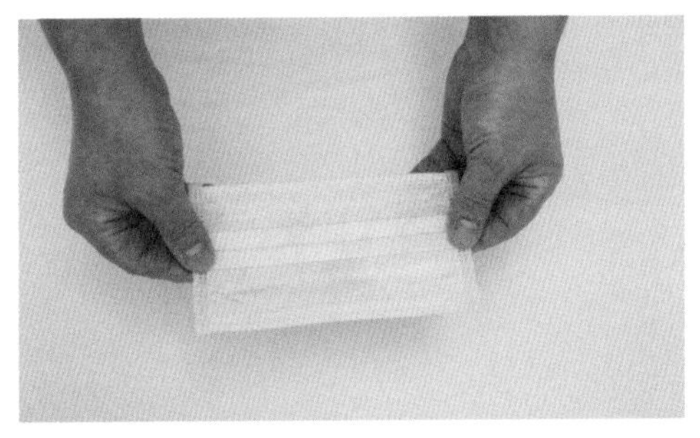

(a) 挂耳式口罩

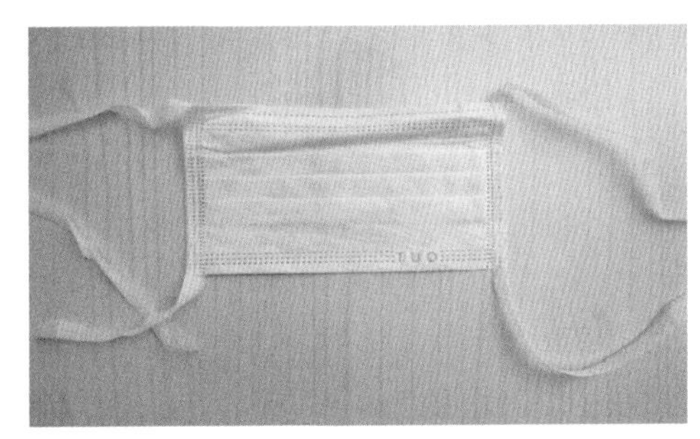

(b) 系带式口罩

图 2-38　口罩分类

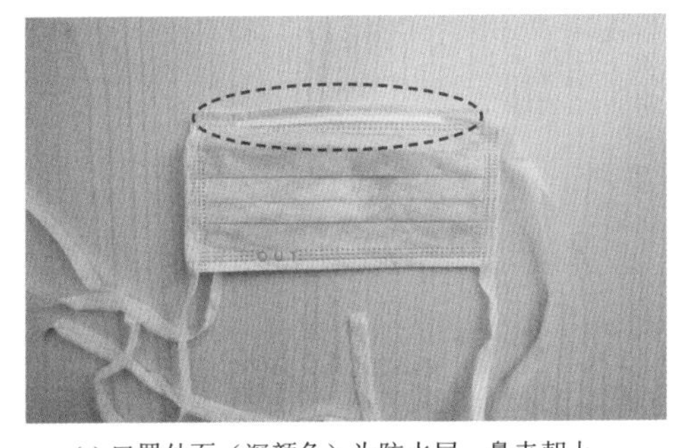

(a) 口罩外面（深颜色）为防水层，鼻夹朝上

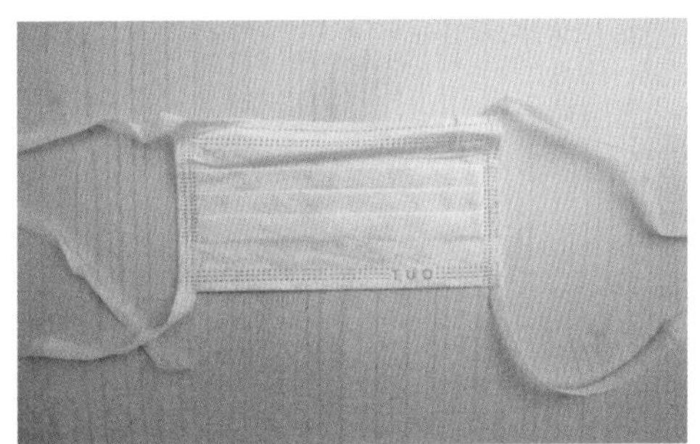

(b) 口罩内面（浅颜色）为吸水层

图 2-39　口罩构造

（四）口罩佩戴方法

1. 挂耳式口罩佩戴步骤及方法

见图 2-40、图 2-41。

查效期
取口罩
辨上下
辨内外
拉皱褶
挂耳后
塑鼻夹

图 2-40　挂耳式口罩佩戴步骤

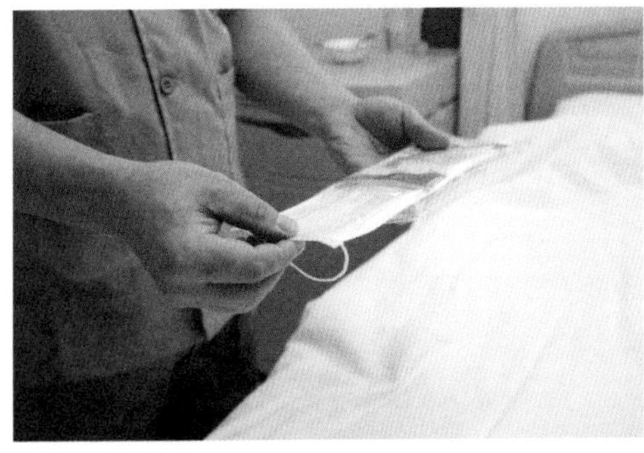

(a) 口罩应在有效期内，并符合相应标准，手持口罩边缘，取出口罩

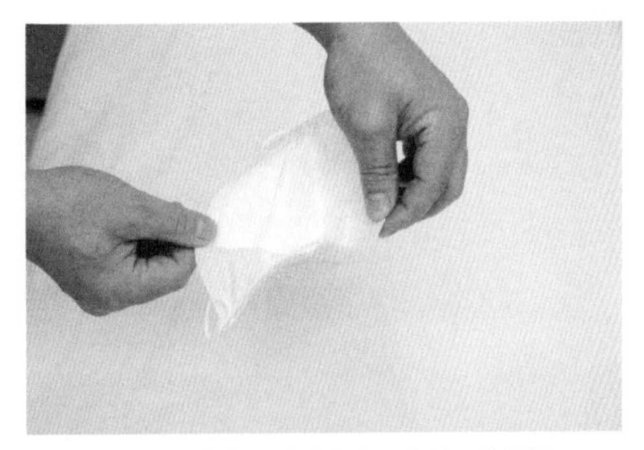

(b) 吸水层朝内，鼻夹朝上，拉开口罩皱褶

图 2-41

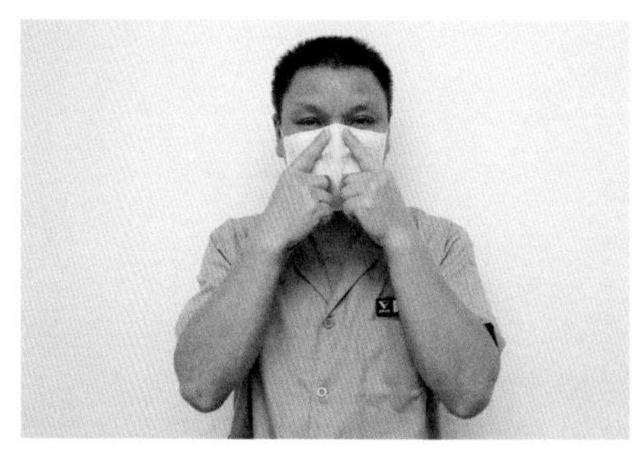

(c) 将口罩挂于两耳，罩住口鼻、下巴，压鼻夹塑形

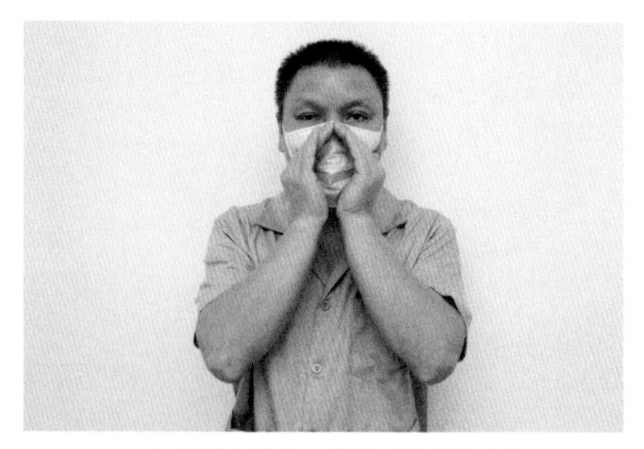

(d) 如所戴为防护口罩则应检查闭合性

图 2-41　挂耳式口罩佩戴方法

2. 系带式口罩佩戴步骤及方法

口罩需在有效期内，取口罩，口罩内外、上下的辨别同挂耳式。佩戴步骤及方法见图 2-42、图 2-43。

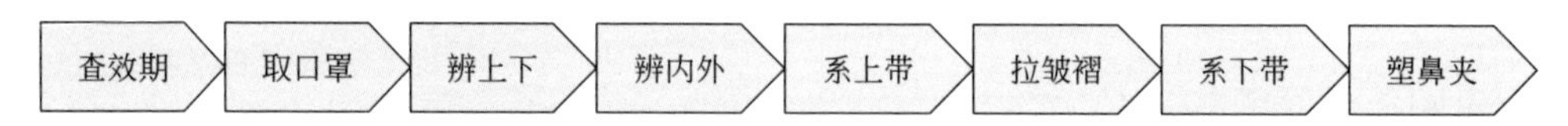

图 2-42　系带式口罩佩戴步骤

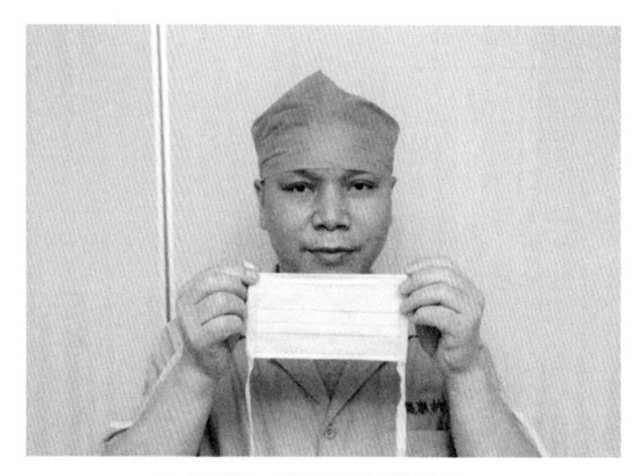

(a) 双手持口罩上两条带子头

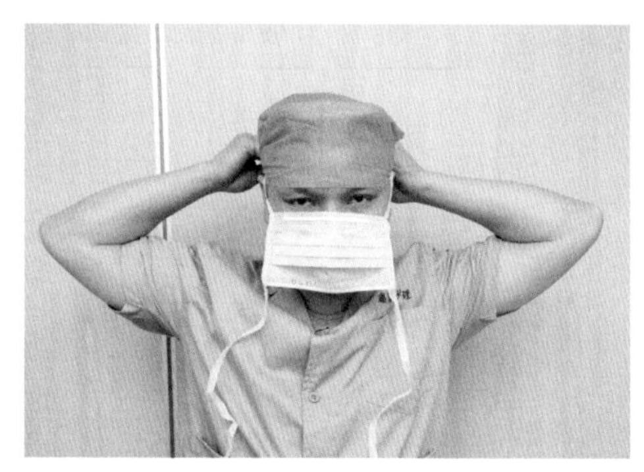

(b) 将口罩上系带系于头顶

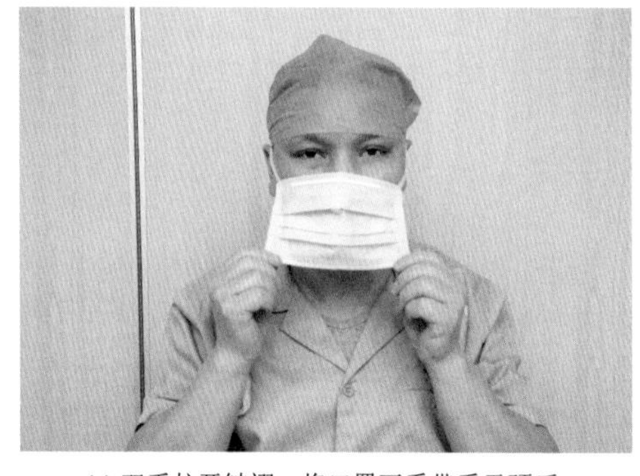

(c) 双手拉开皱褶，将口罩下系带系于颈后

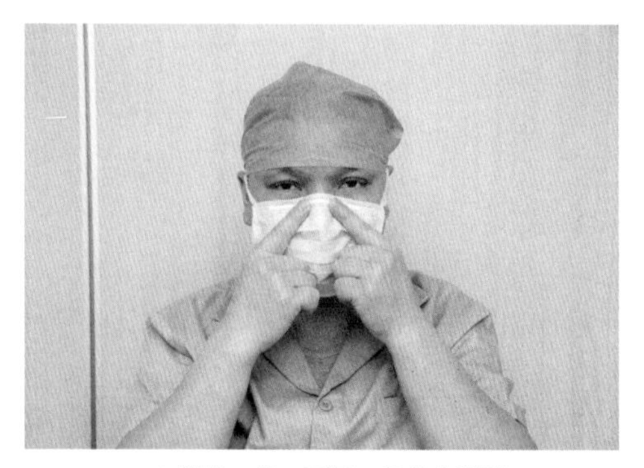

(d) 罩住口鼻、下巴，压鼻夹塑形

图 2-43　系带式口罩佩戴方法

3. 口罩正确佩戴要点

鼻夹朝上，吸水层在内，防水层在外，罩住口、鼻、下巴，如图 2-44 所示。

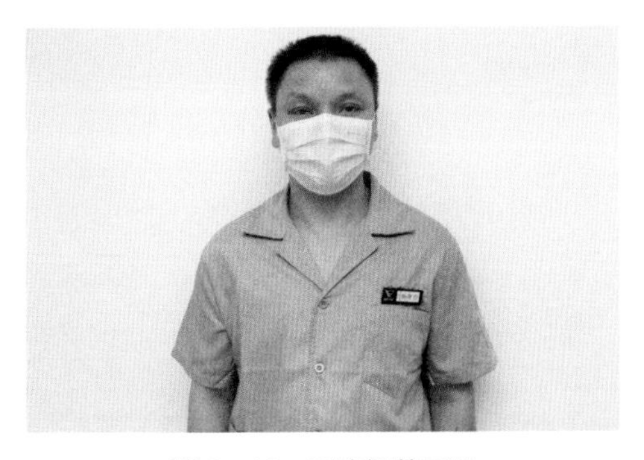

图 2-44　正确佩戴口罩

（五）脱口罩方法

1. 脱挂耳式口罩步骤及方法

见图 2-45、图 2-46。

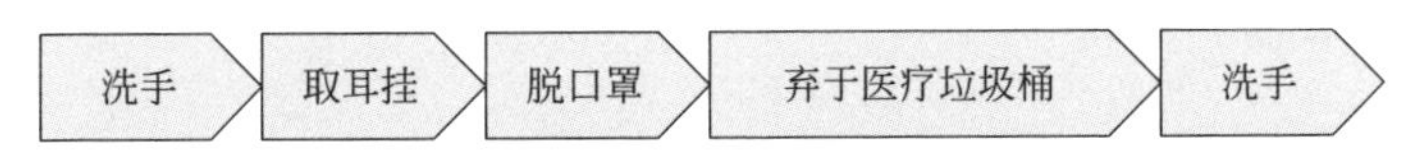

图 2-45　脱挂耳式口罩步骤

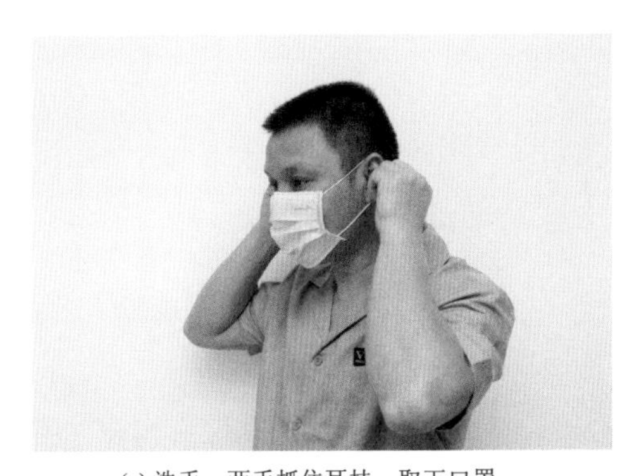

(a) 洗手，两手抓住耳挂，取下口罩

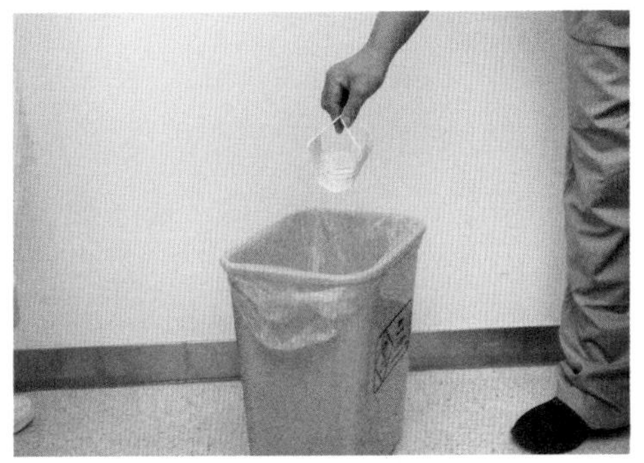

(b) 口罩取下后弃于医疗垃圾桶内，洗手

图 2-46　脱挂耳式口罩方法

2. 脱系带式口罩步骤及方法

见图 2-47、图 2-48。

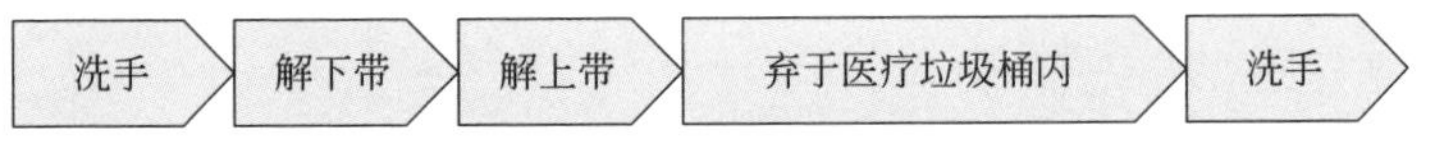

图 2-47　脱系带式口罩步骤

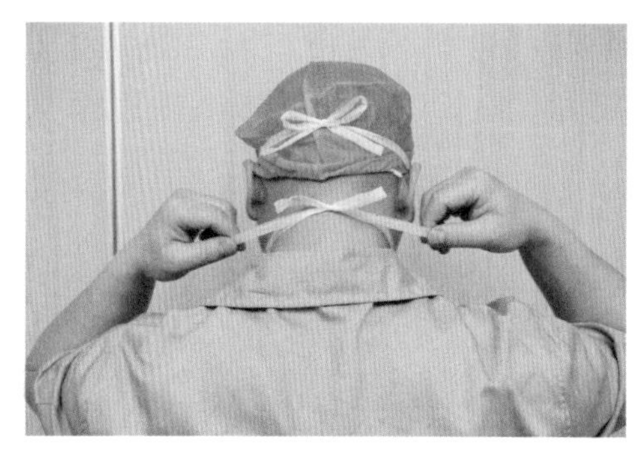

(a) 洗手，解开下系带

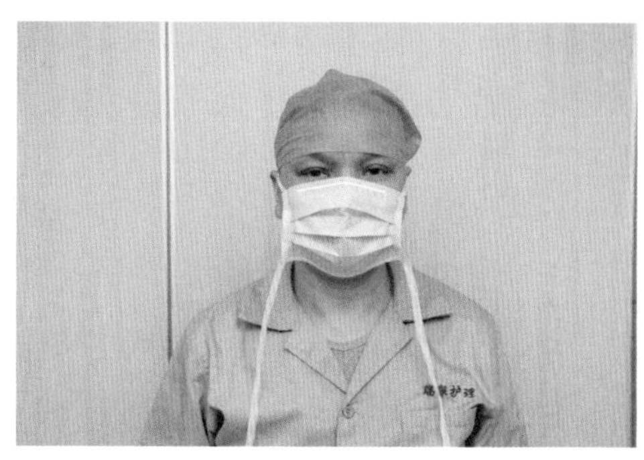

(b) 解下系带后

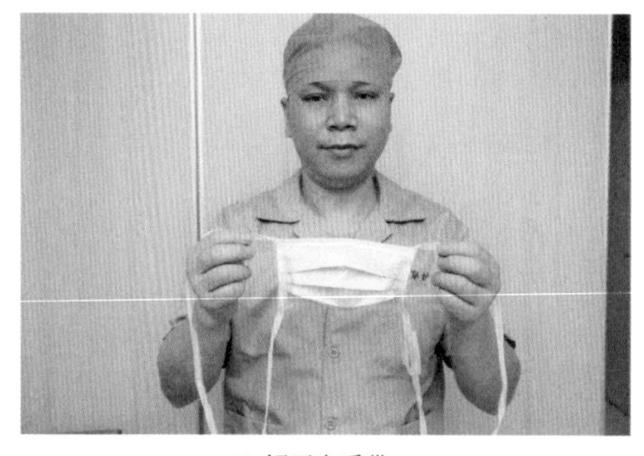

(c) 解开上系带

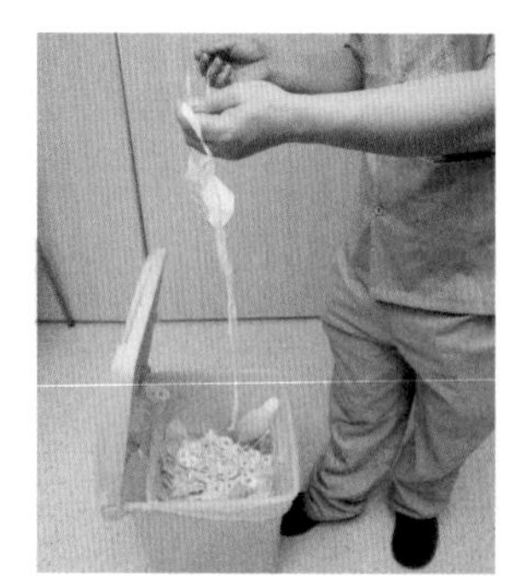

(d) 手抓上系带，弃于医疗垃圾桶内，洗手

图 2-48　脱系带式口罩方法

(六) 戴 / 脱口罩误区

（1）常见的戴口罩误区　有：内外层戴反，上下戴反，未罩住鼻子，未罩住口鼻，见图 2-49。

（2）常见的脱口罩误区　有：直接抓取口罩污面，口罩对折后二次使用及将使用后的口罩置于生活垃圾桶内，见图 2-50。

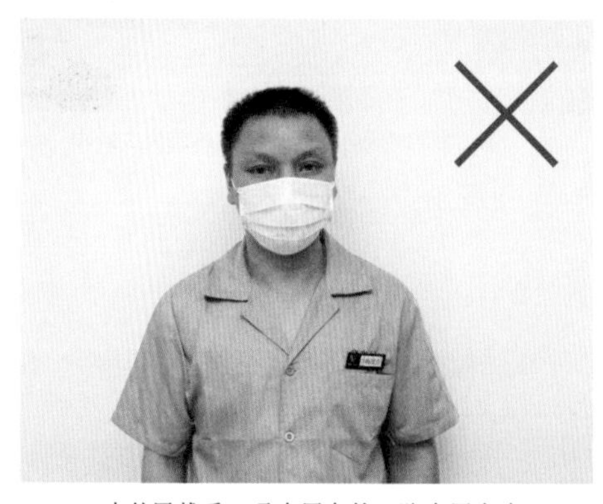

(a) 内外层戴反（吸水层在外，防水层在内）

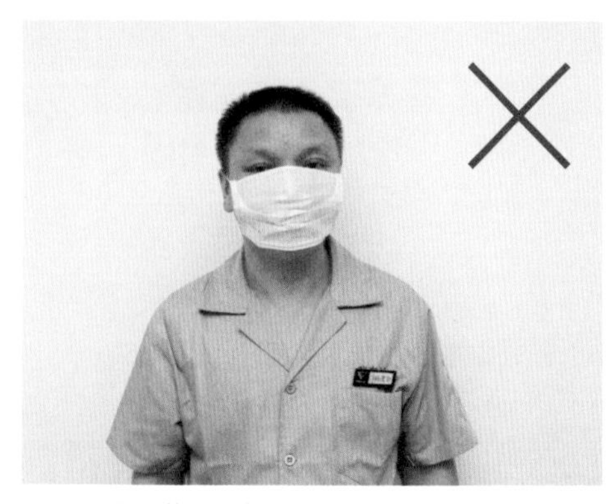

(b) 上下戴反（鼻夹未在鼻子上，而在下巴上）

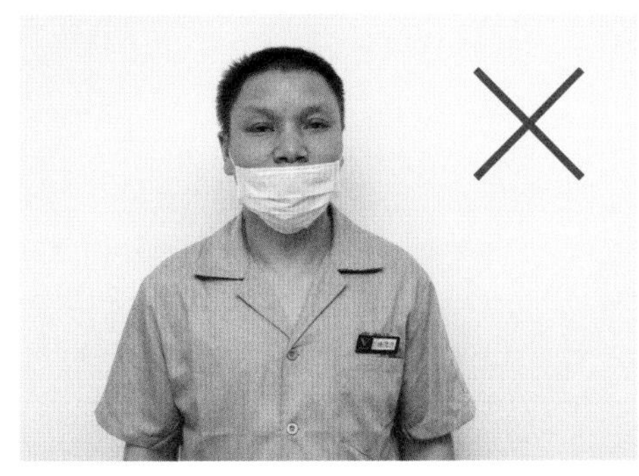

(c) 未罩住鼻子

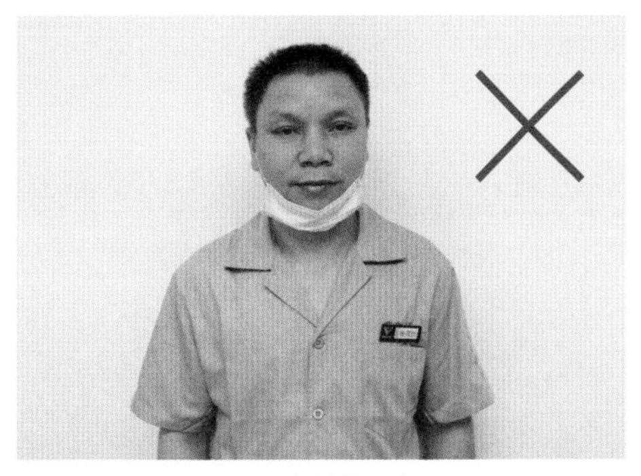

(d) 未罩住口鼻

图 2-49　戴口罩误区

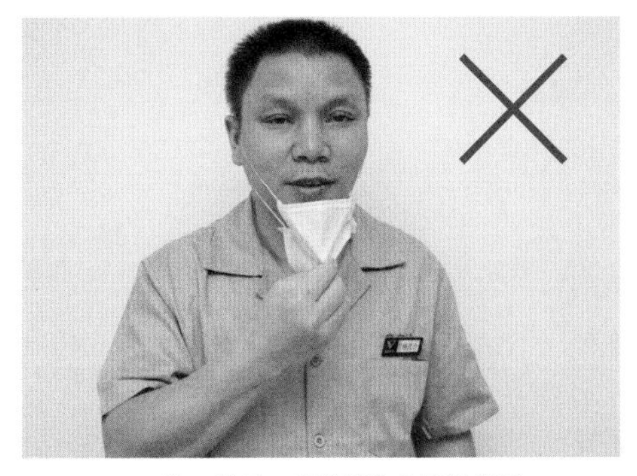

(a) 脱口罩时，直接抓取外层污染面

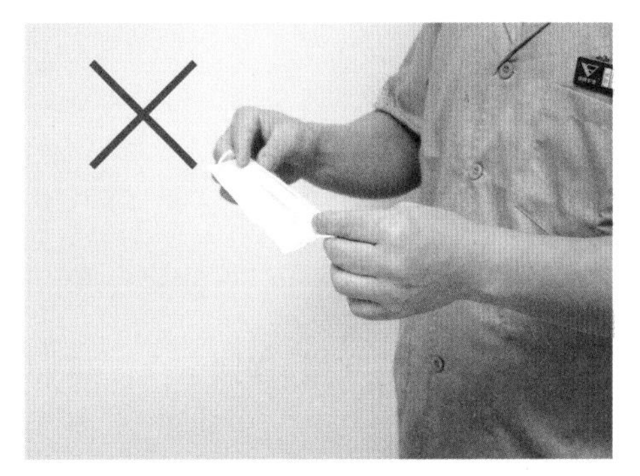

(b) 将用过的口罩取下后对折，二次使用

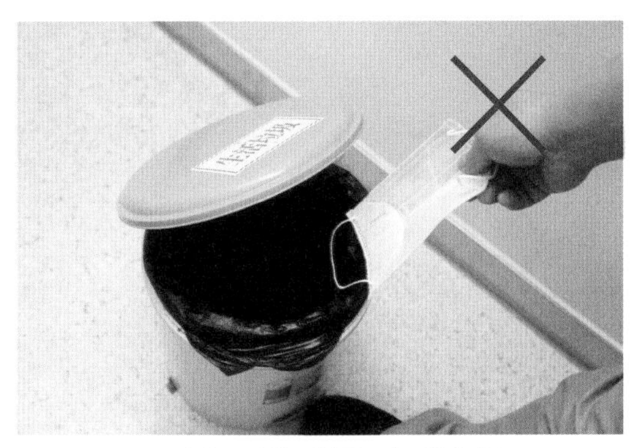

(c) 将使用过的口罩置于生活垃圾桶

图 2-50　脱口罩误区

三、穿 / 脱隔离衣

（一）穿隔离衣

隔离衣可保护护理员避免受到血液、体液和其他感染性物质污染，有时也用于保护患者避免被感染。穿隔离衣的步骤及方法见图 2-51、图 2-52。

戴好帽子口罩 → 查效期 → 取衣 → 穿一袖 → 穿另一袖 → 系颈带 → 对衣襟 → 系腰带

图 2-51　穿隔离衣的步骤

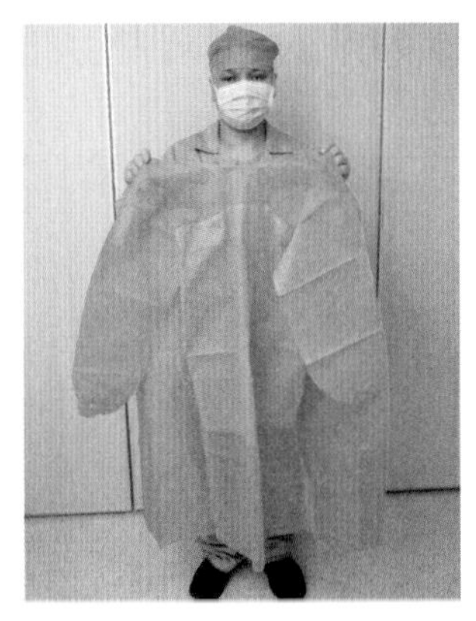

(a) 戴好口罩帽子，选择有效期内、合适大小、无破损的隔离衣，双手持衣领

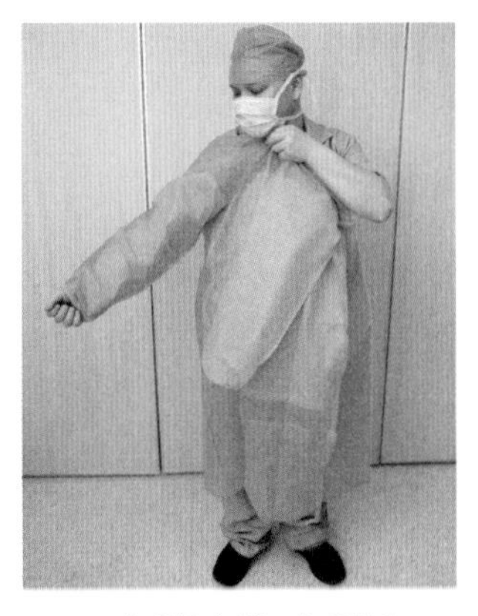

(b) 左手持衣领，右手伸入袖内

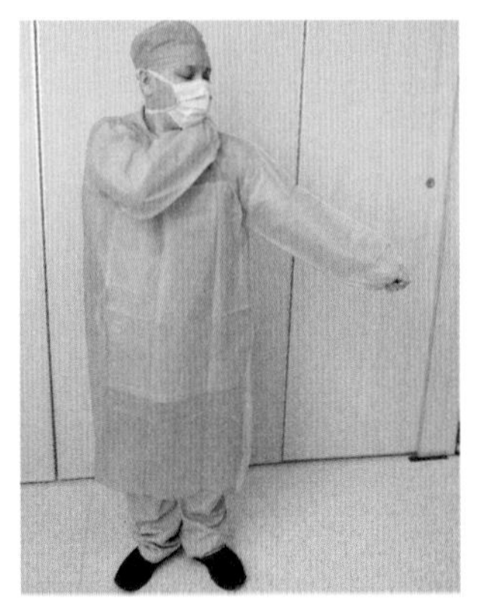

(c) 右手持衣领，左手伸入袖内

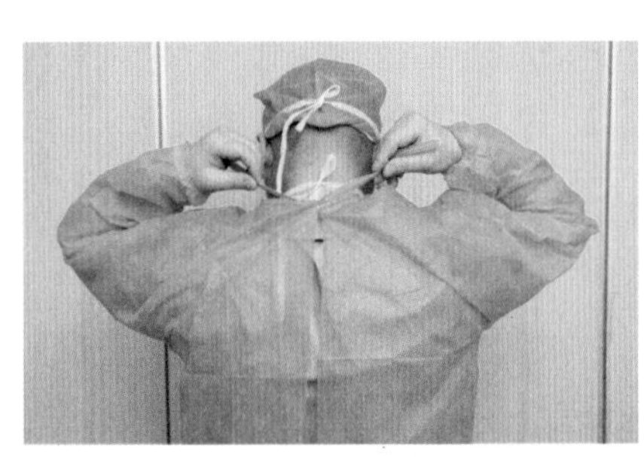

(d) 两手持衣领，顺着边缘向后系好颈带

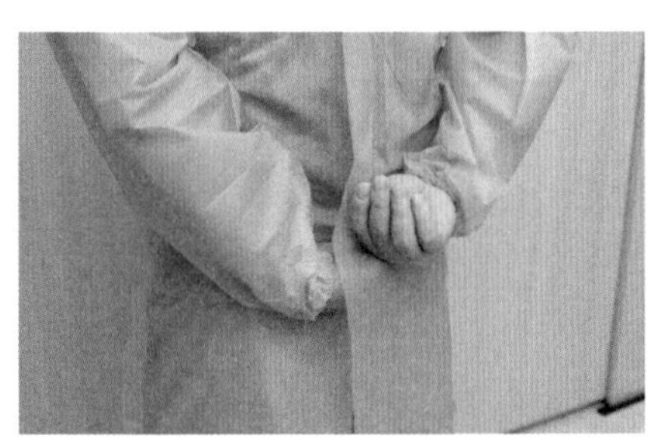

(e) 将隔离衣的两侧对齐或重叠，将工作服完全包裹于隔离衣内

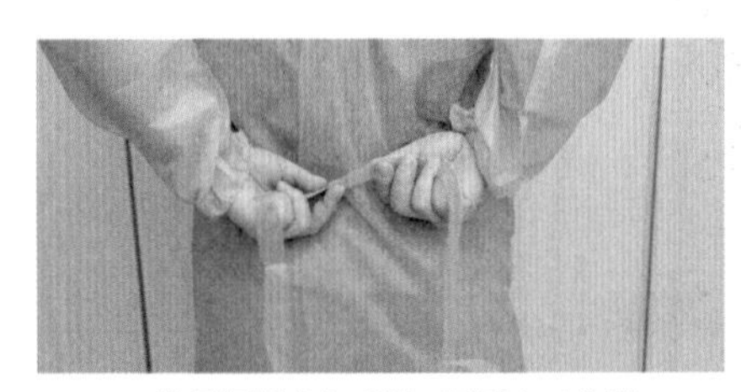

(f) 整理好隔离衣后部，不露出工作服

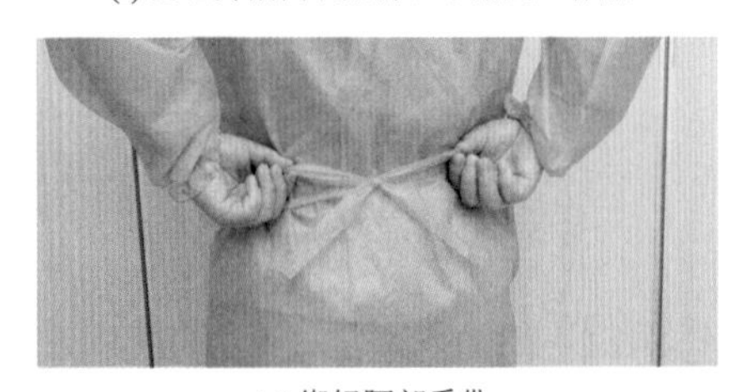

(g) 绑好腰部系带

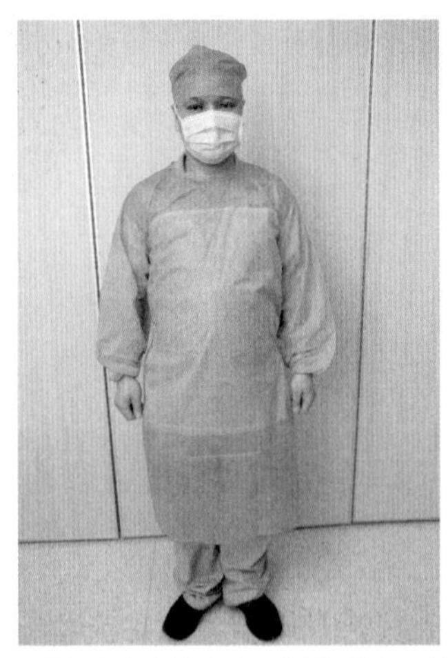

(h) 隔离衣应完全遮盖工作服下摆、后背

图 2-52　穿隔离衣方法

（二）脱隔离衣

脱隔离衣的步骤及方法见图2-53、图2-54。应先脱隔离衣，再脱帽子，最后脱口罩。脱隔离衣时，手不可触碰到隔离衣内面。

解腰带 → 脱手套 → 洗手 → 解颈带 → 拉袖口 → 退双手 → 污面在内卷衣 → 弃于医疗垃圾桶内

图2-53 脱隔离衣的步骤

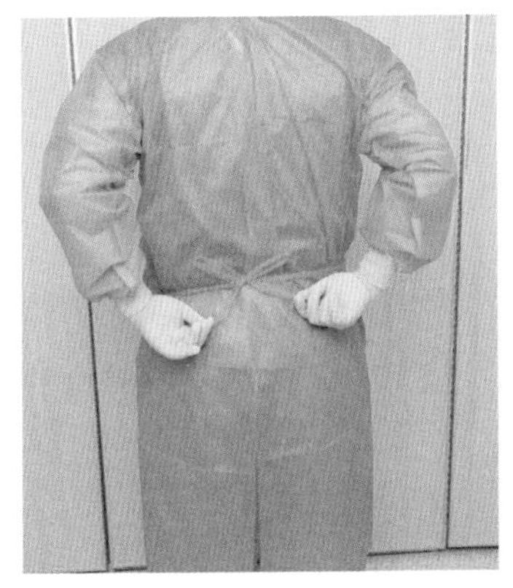

(a) 解开腰部系带

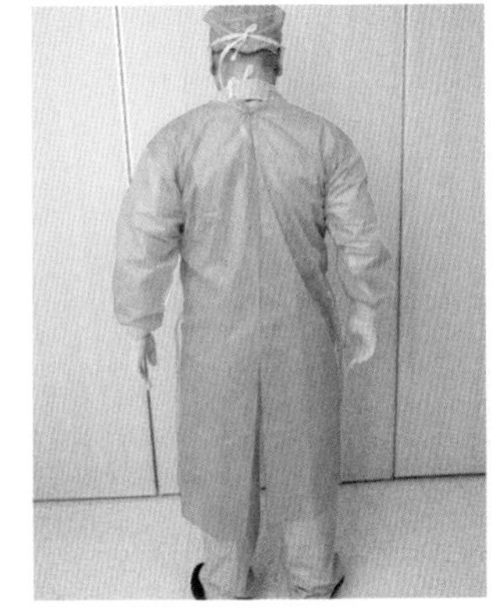

(b) 解开腰带后

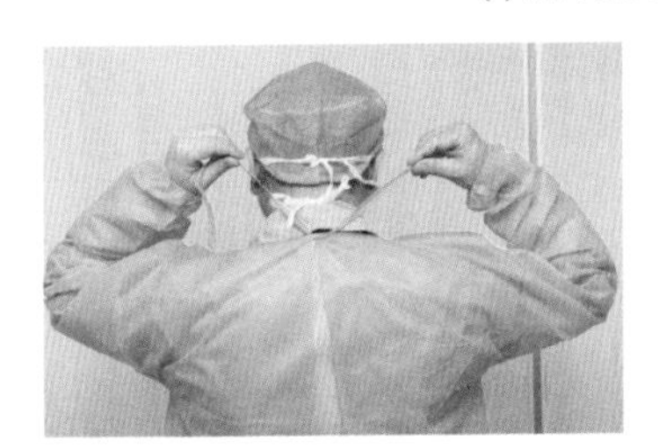

(c) 洗手后解开颈部系带，隔离衣的袖子不要触碰到脸部

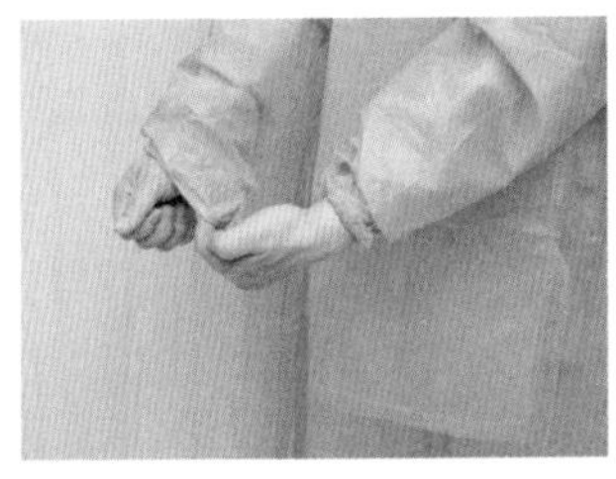

(d) 左手伸入右手腕部袖内，将衣袖往下拉

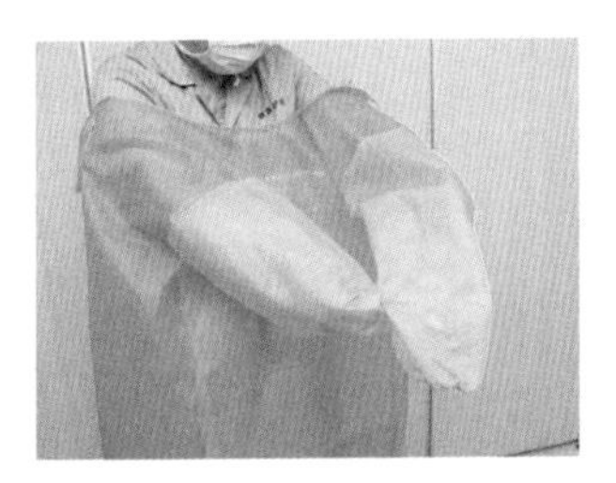

(e) 用遮盖着的右手拉着左手隔离衣的外面，隔离衣外面不要触碰到手部

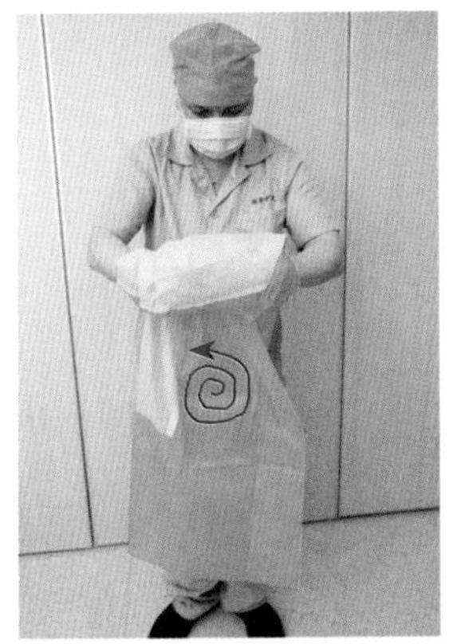

(f) 双手逐渐退出，并将隔离衣向外翻转，外面朝内卷起

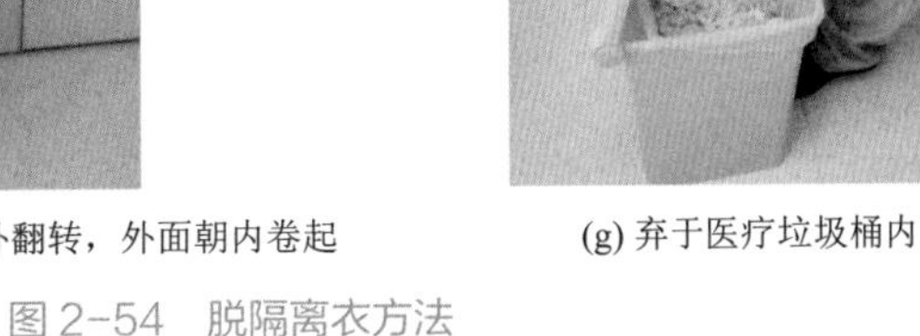

(g) 弃于医疗垃圾桶内

图2-54 脱隔离衣方法

温馨提示

① 如为重复使用，穿隔离衣时外面不可触碰脸部；

② 若为重复使用的，则拎着领子将隔离衣挂好，在污染区污染面朝外，反之则清洁面朝外。

四、戴/脱手套

（一）戴手套

戴手套的步骤及方法见图 2-55、图 2-56。

洗手 → 选手套 → 查效期 → 去包装 → 取手套 → 戴一手 → 戴另一手 → 交叉整理使无皱褶

图 2-55 戴手套的步骤

(a) 查效期，选择大小合适的手套

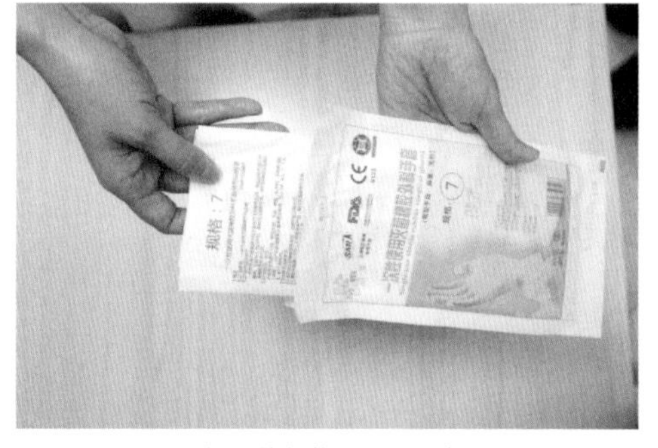

(b) 打开外包装，取出手套

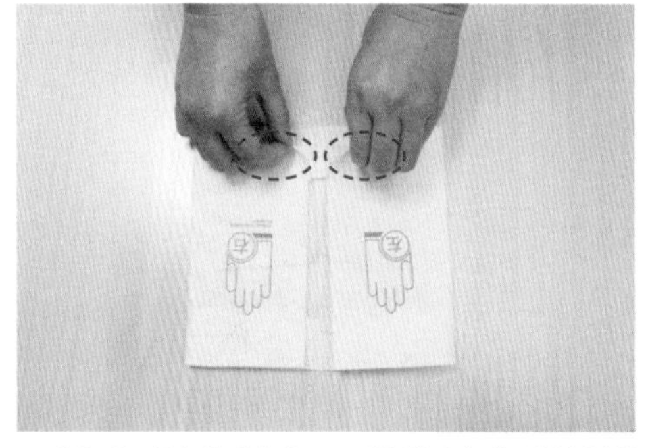

(c) 手套开口朝向戴手套者，双手抓住内包装两外侧边缘

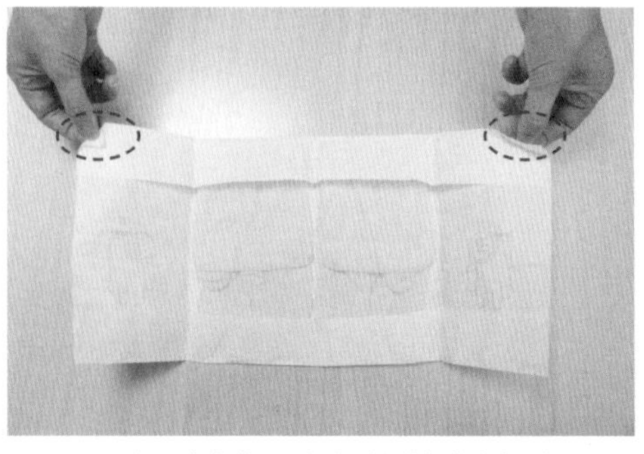

(d) 打开内包装，手不可触碰包装内侧面

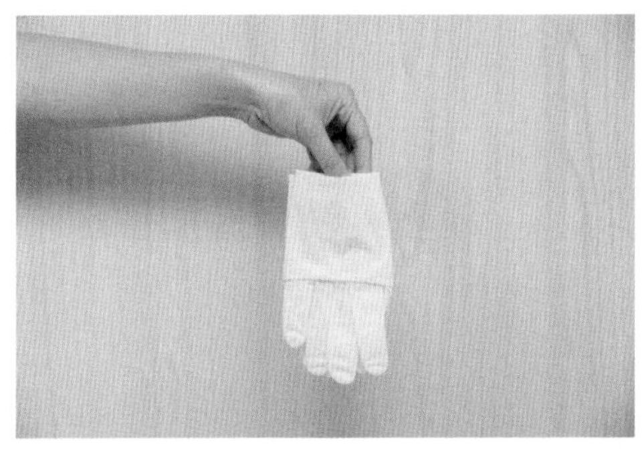

(e) 单手抓住两只手套口翻折部分，不可触碰手套外面

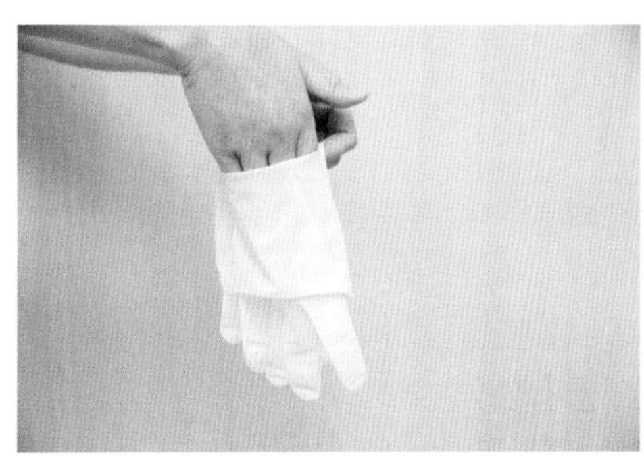

(f) 先戴一只手，手套外面不可触碰到未戴手套的手

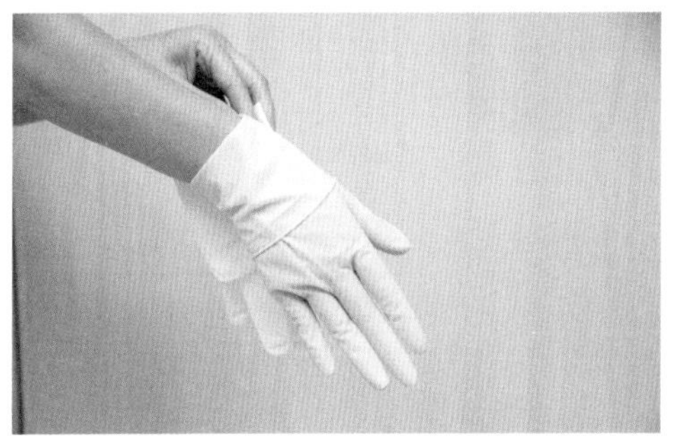

(g) 对准五指戴入，不可让手套外面卷边触碰到未戴手套的手

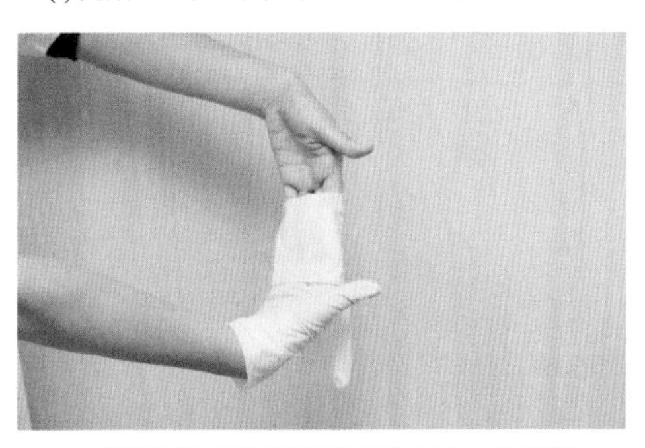

(h) 戴手套的手不可触碰手套的内面，不可触碰未戴手套的手

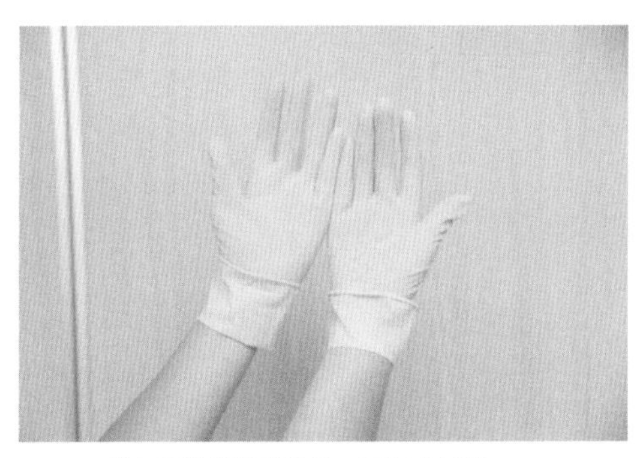

(i) 戴入后各指套应饱满，无扭曲皱褶

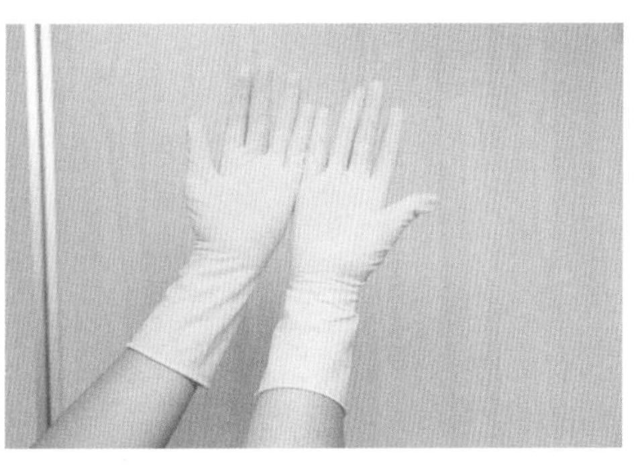

(j) 整理手套口翻折部分，穿长袖工作服或隔离衣时，应使手套包裹袖口

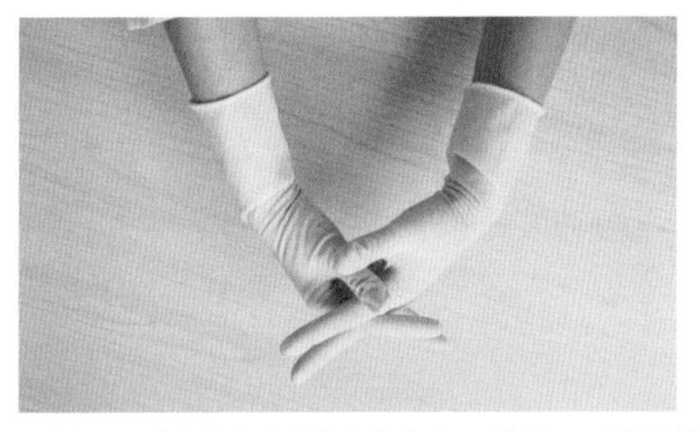

(k) 双手交叉，使各指头完全套入指套内，无皱褶，以方便操作

图 2-56　戴手套方法

（二）脱手套

（1）脱手套的步骤及方法见图 2-57、图 2-58。

捏手套污面边缘 → 脱至半掌处 → 洁指捏手套洁面 → 脱下手套 → 弃于医疗垃圾桶内

图 2-57　脱手套的步骤

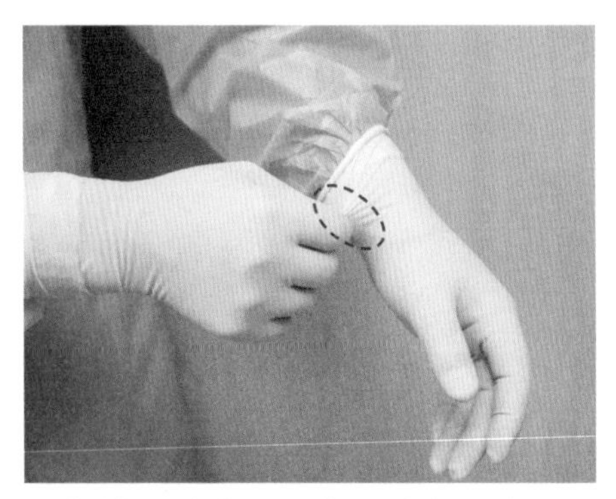

(a) 戴手套的手捏住另一手套污面边缘，注意不可直接拉住指套扯下手套

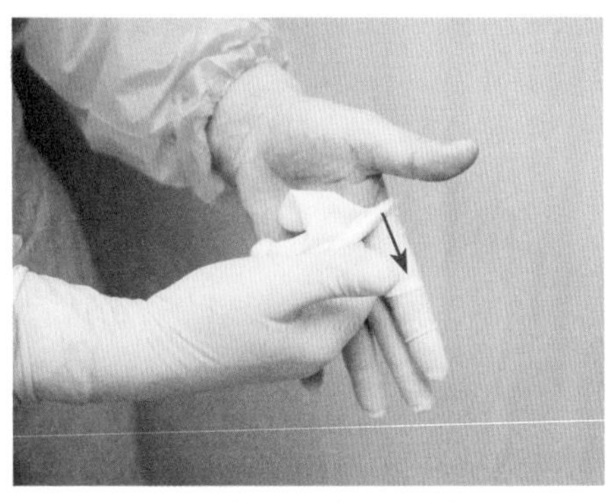

(b) 脱出的手不可触碰手套的污面

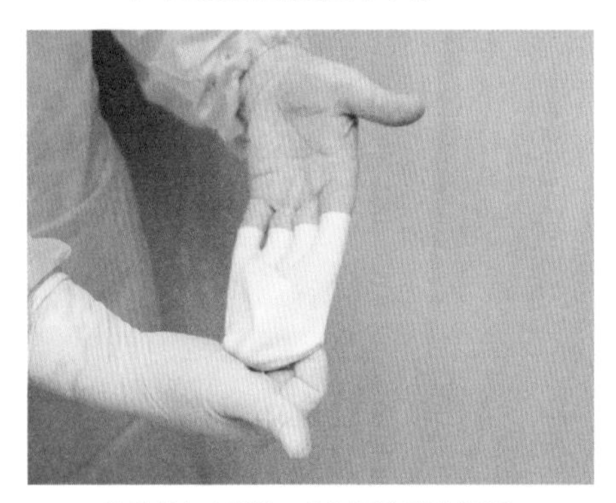

(c) 将手套完全翻转，将污面包裹在里面

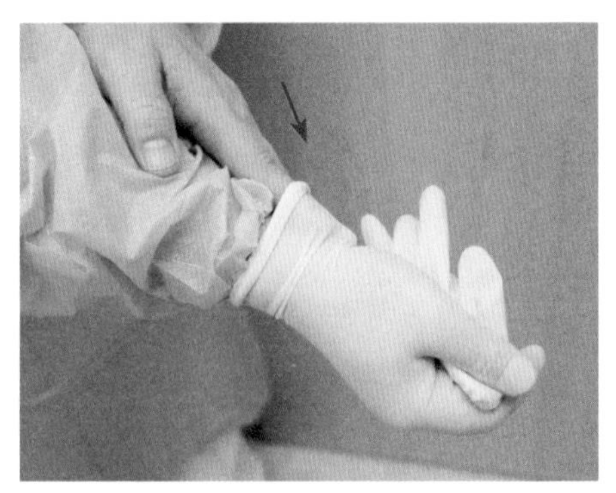

(d) 戴手套的手握住脱下的手套，脱下手套的手伸入手套的内侧边缘将手套翻转脱下

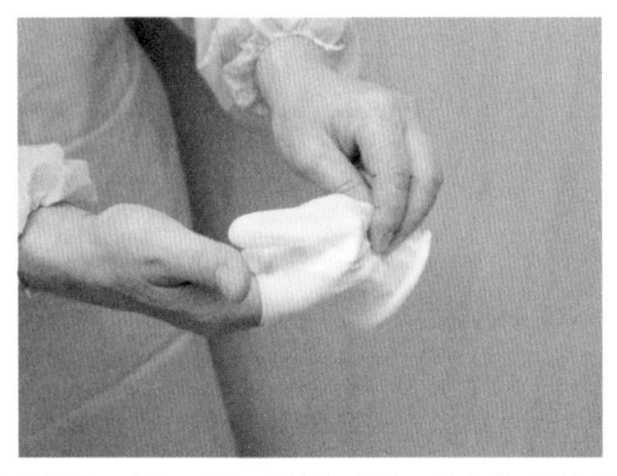

(e) 将手套完全翻转包裹住另一手套，丢入医疗垃圾桶内，注意脱下手套的手不可触碰手套污面

图 2-58　脱手套方法

（2）脱手套误区主要有手套污面触碰到手套内面，见图 2-59。

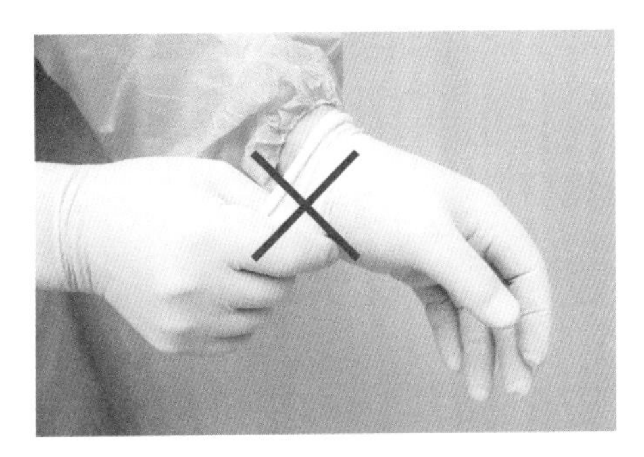

图 2-59　手套污面触碰手套内面

五、戴一次性工作帽

（一）戴一次性工作帽的步骤及方法

戴一次性工作帽的步骤及方法，见图 2-60、图 2-61。

洗手
查效期
取帽子
辨前后
戴帽子
整理使不露发

图 2-60　戴一次性工作帽的步骤

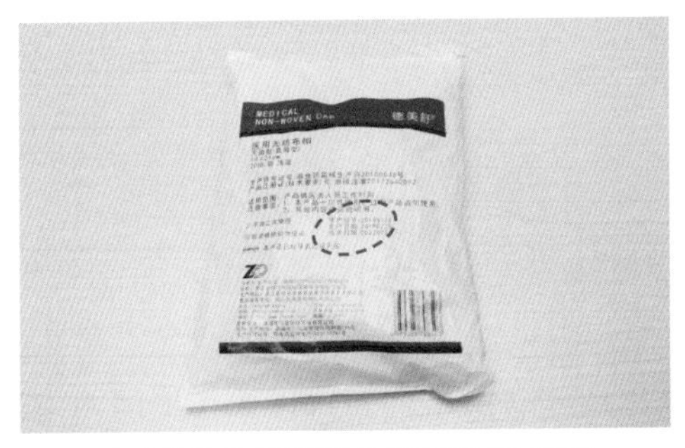

(a) 包装袋显示已灭菌且在有效期内方可使用

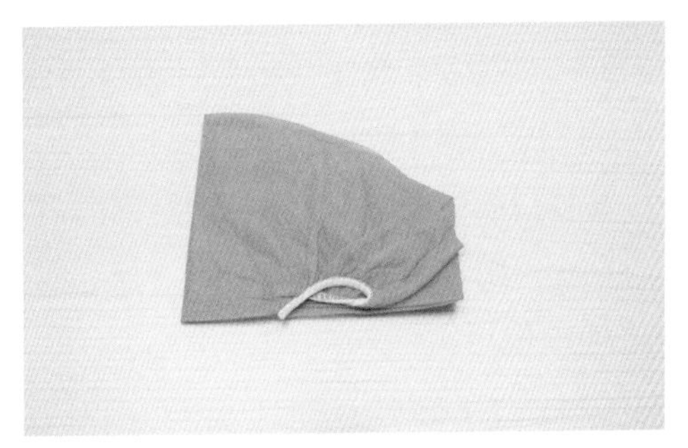

(b) 洗净双手，取出帽子

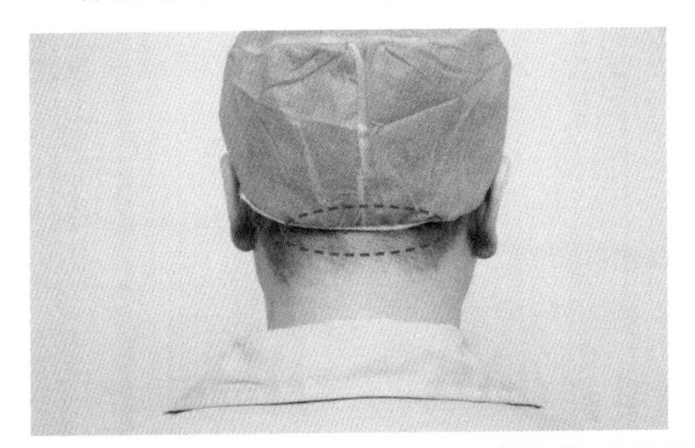

(c) 戴帽，将头发纳入帽内，后不露发髻，松紧带边缘置于脑后

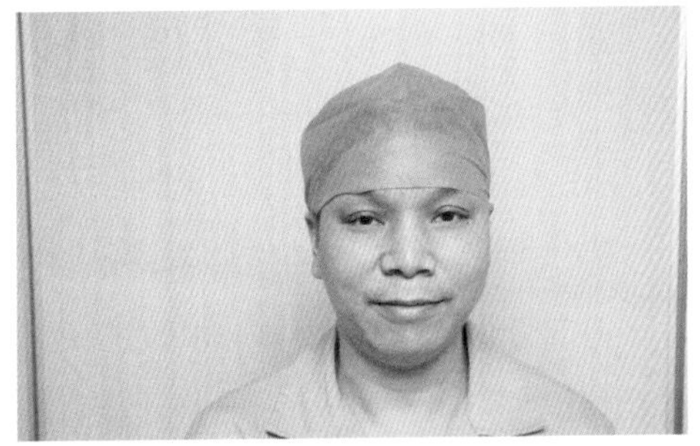

(d) 前不露刘海，边缘整齐

图 2-61　戴一次性工作帽方法

（二）戴一次性工作帽误区

戴一次性工作帽误区主要包括前后戴反及未将头发纳入一次性工作帽中，见图 2-62。

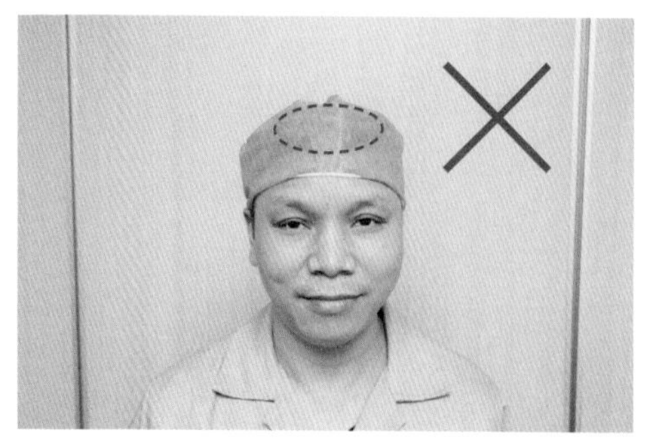

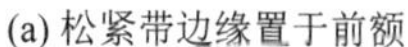
(a) 松紧带边缘置于前额

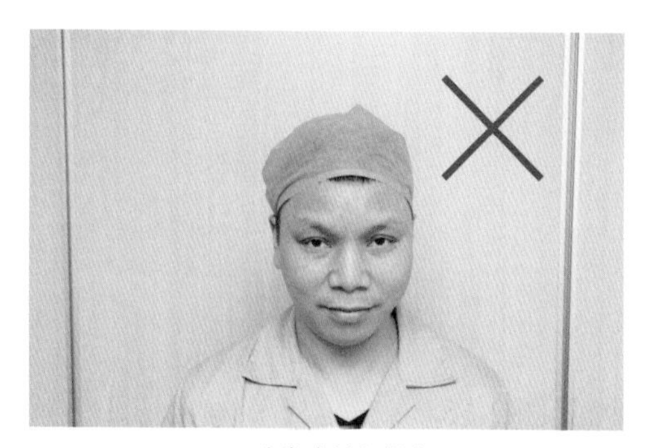

(b) 头发未纳入帽中

图 2–62　戴一次性工作帽误区

六、环境物表清洁与消毒

本部分主要介绍常用消毒物品、常用清洁用具，并以桌面消毒为例讲述物表消毒，此外还展示了地表消毒。

（一）常用消毒物品介绍

1. 含氯消毒剂

见图 2-63。

（1）用于物品、物体表面、分泌物、排泄物等的消毒，现配现用，加盖保存，有效期内使用。

（2）常用方法为浸泡、擦拭、喷洒。使用浓度较高时，人尽量离开现场，避免对黏膜造成损害。

（3）不同污染程度，使用浓度不同，使用人员应戴手套，避免对皮肤造成损伤。

2. 75% 酒精

见图 2-64。

（1）用于手、皮肤、物体表面及诊疗器械的消毒。

（2）常用方法：擦拭、浸泡。

（3）开启前查看有效期，开启后及时拧紧瓶盖，并注明开启时间；如使用的酒精为已开启的，应检查开启时间，是否在规定的时间期限内。

（4）不可将酒精用于空气或纺织品的喷洒消毒，远离火源及易燃物。

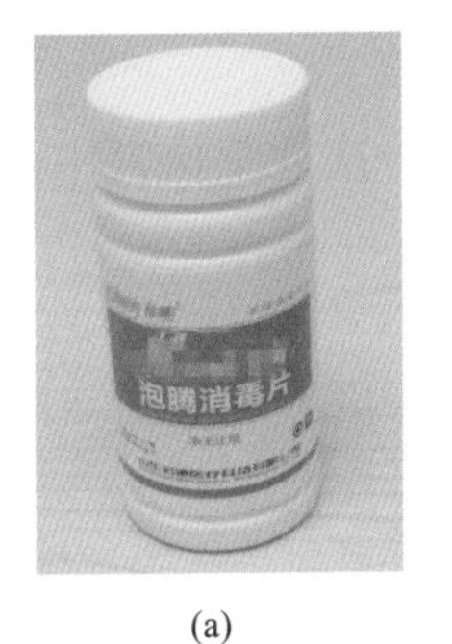

(a)

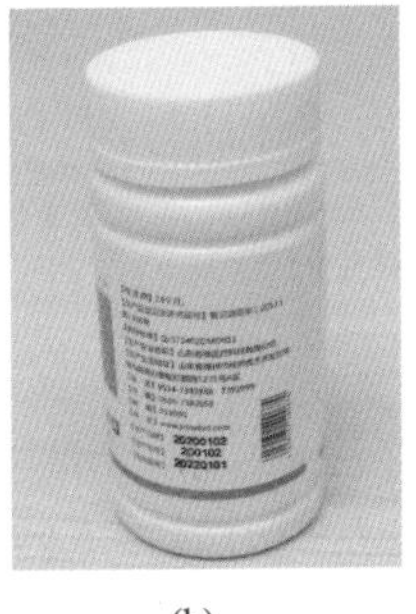

(b)

图 2-63　含氯消毒剂

(a)

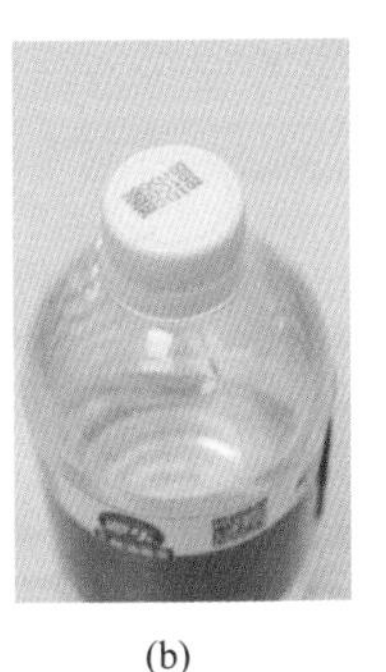

(b)

图 2-64　75% 酒精

3. 紫外线消毒灯

见图 2-65。

（1）强度应不低于 70 微瓦 / 厘米^2，灯管表面保持清洁。

（2）关闭门窗，无人员走动 5 分钟后计时 30 分钟。

（3）照射时，应在无人状态下，不应直接照射人。

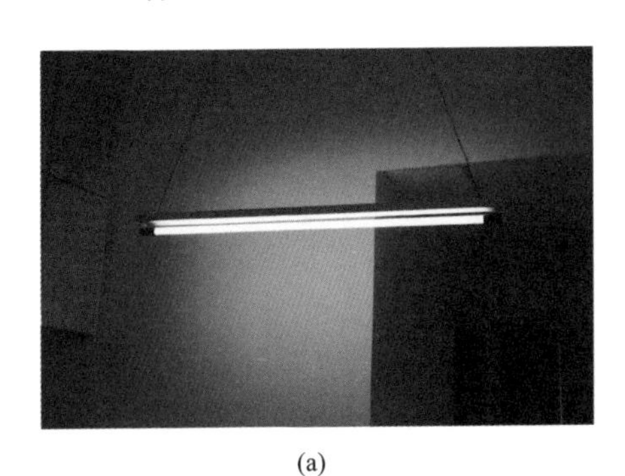

(a)

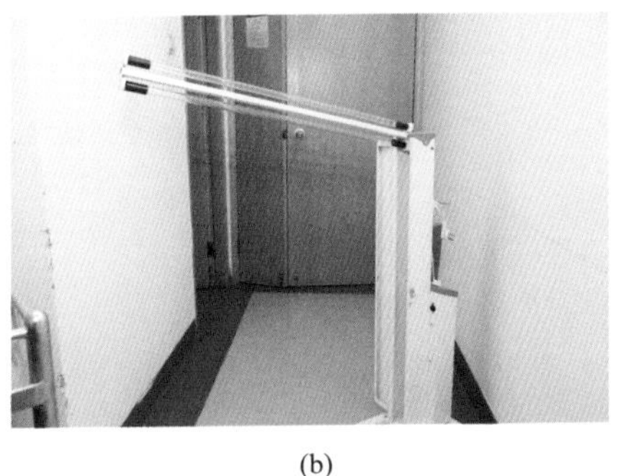

(b)

图 2-65　紫外线消毒灯

4. 消毒湿巾

见图 2-66。

（1）消毒湿巾必须符合《载体消毒剂卫生要求》。

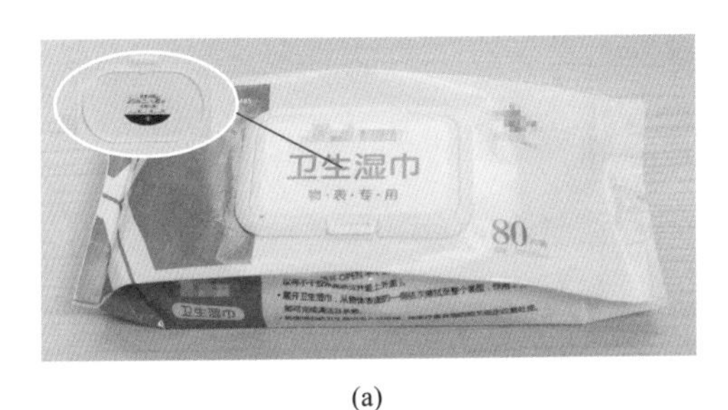

(a)

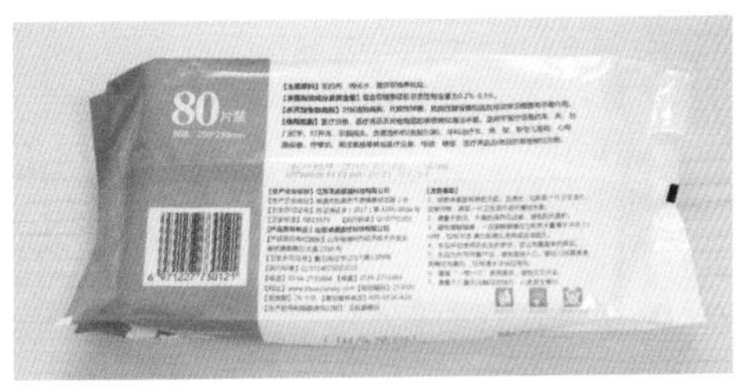

(b)

图 2-66　消毒湿巾

（2）消毒湿巾必须在有效期内方可使用。

（3）在消毒湿巾盖子内面写明开包时间，并在规定时间内使用。

（二）常用清洁用具介绍

常用清洁用具包括桌巾、地巾、地巾杆、清洁浸泡桶，见图 2-67 ～图 2-70。

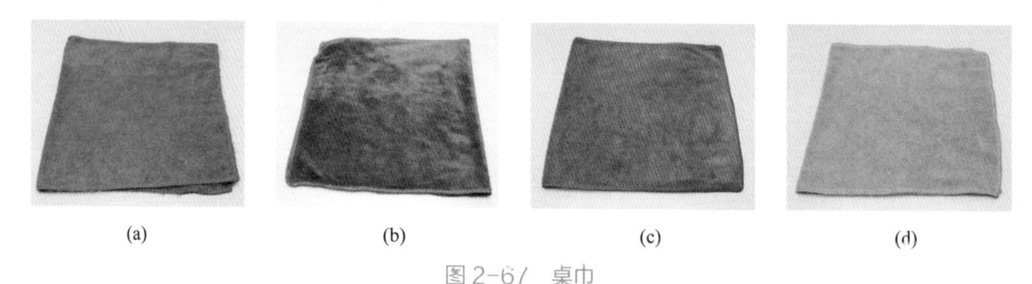

图 2-67　桌巾

做到一个物体表面一个桌巾，应用不同颜色区分不同区域（如清洁区、潜在污染区、污染区）

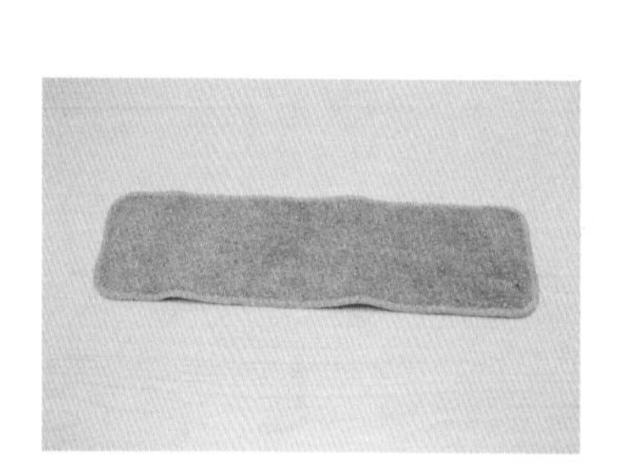

图 2-68　地巾

拖一个区域更换一块地巾

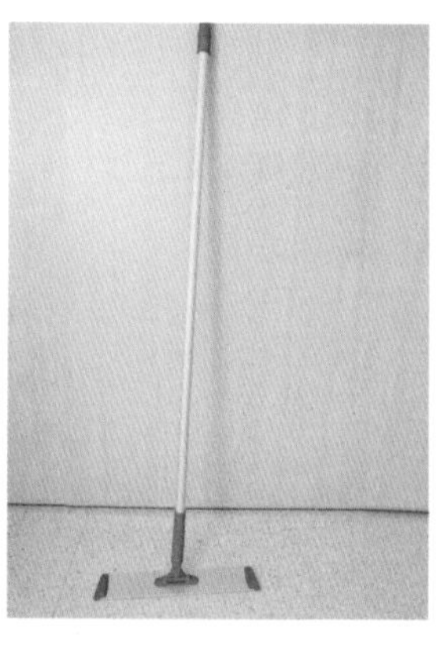

图 2-69　地巾杆

保持清洁

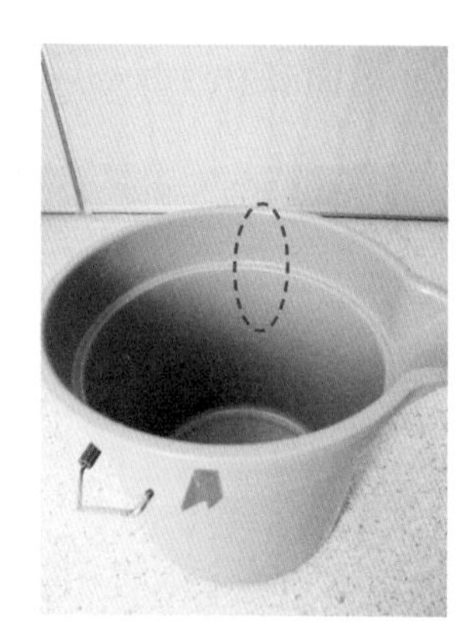

图 2-70　清洁浸泡桶

桶中应有刻度，方便消毒液配制

（三）物表消毒

以桌面消毒为例介绍物表消毒，其步骤见图 2-71。

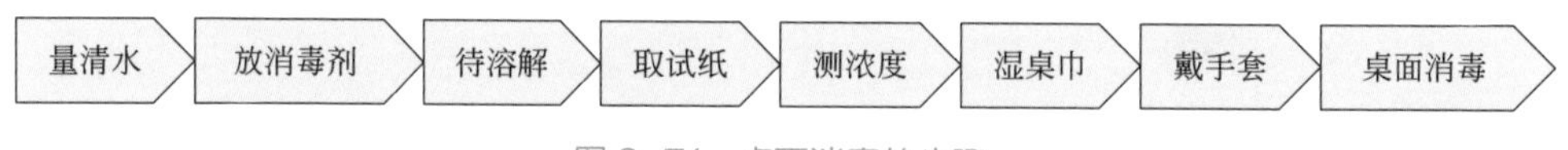

图 2-71　桌面消毒的步骤

（1）500 毫克 / 升氯消毒剂配制方法：5 升水放 500 毫克 / 片含氯泡腾片 5 片（2500 毫克），配成该浓度。如图 2-72 所示。

（2）待含氯泡腾片完全溶解后（见图 2-73），使用在有效期内的含氯消毒剂浓度测试纸（见图 2-74），测试浓度（见图 2-75）。

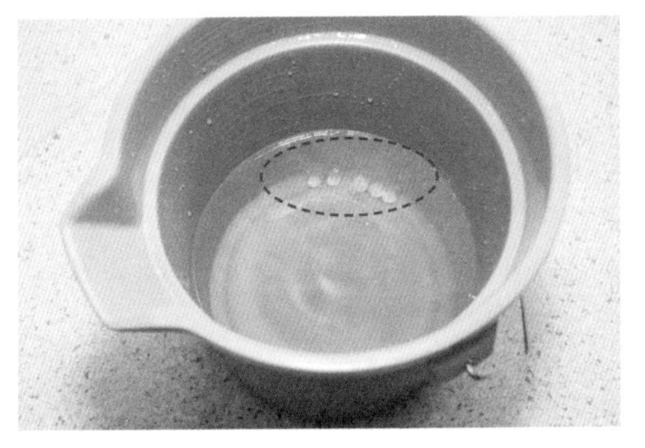

图 2-72　5 升水中放入 2500 毫克含氯泡腾片

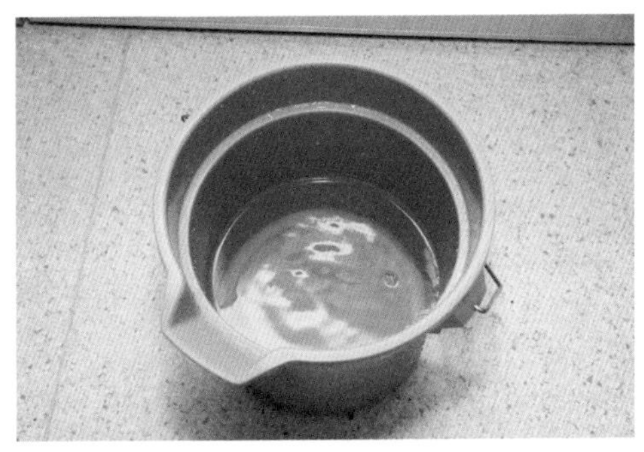

图 2-73　含氯泡腾片完全溶解

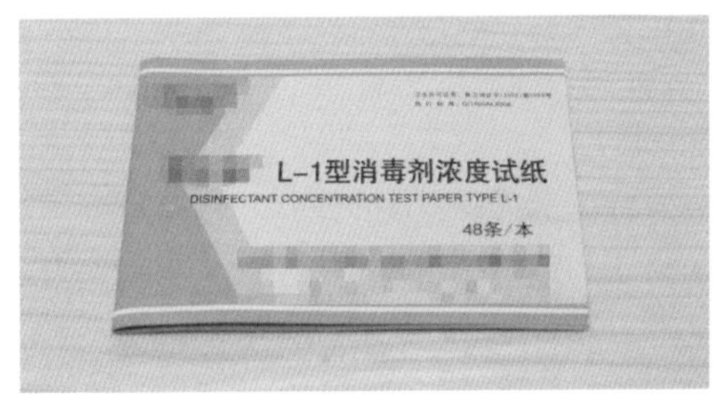

(a) 含氯消毒剂浓度测试纸正面

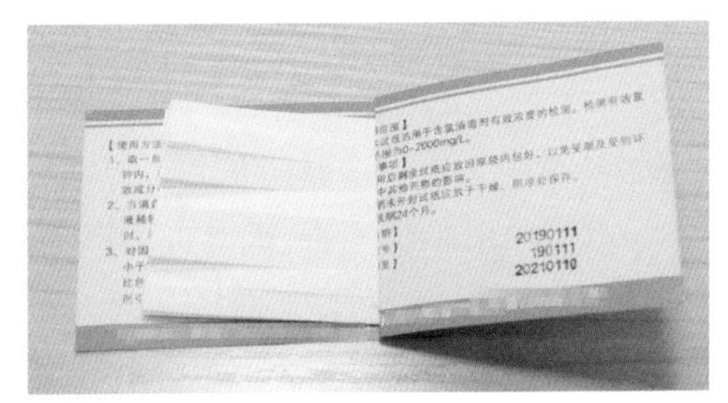

(b) 含氯消毒剂浓度测试纸内面

图 2-74　含氯消毒剂浓度测试纸

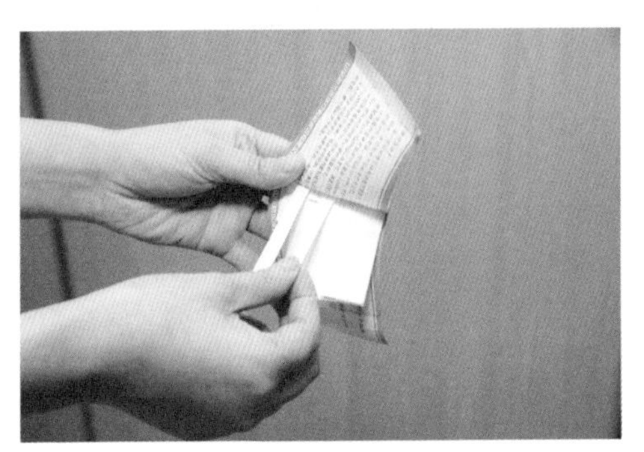

(a) 取含氯消毒剂浓度测试纸

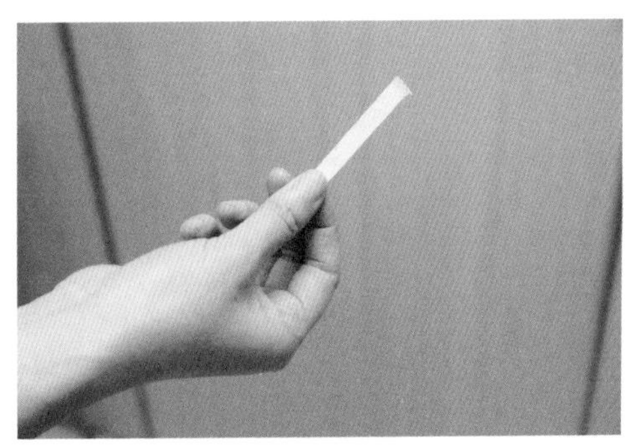

(b) 撕下一张测试纸

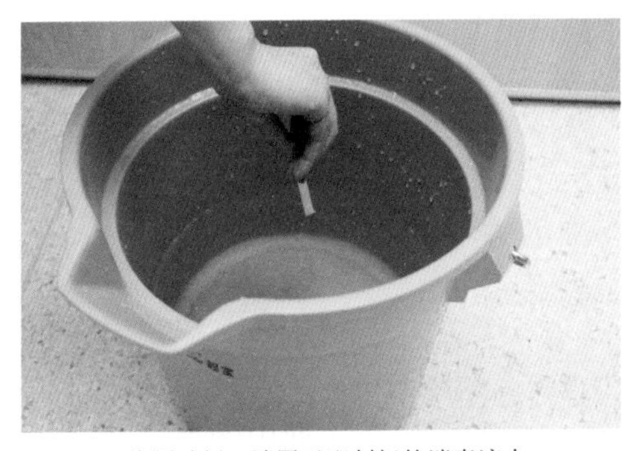

(c) 将测试纸一端置于配制好的消毒液中

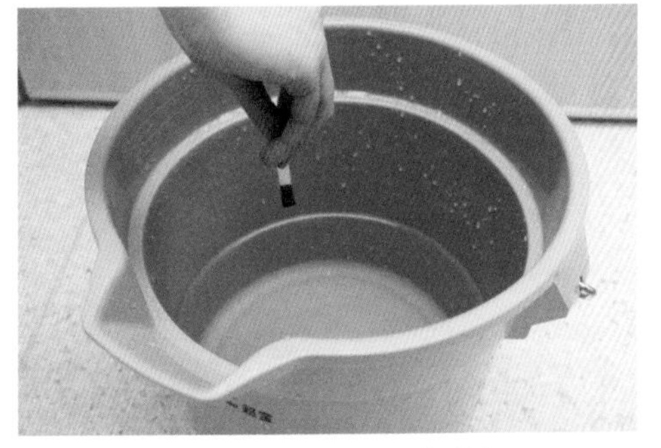

(d) 测试纸充分浸湿后效果图

图 2-75

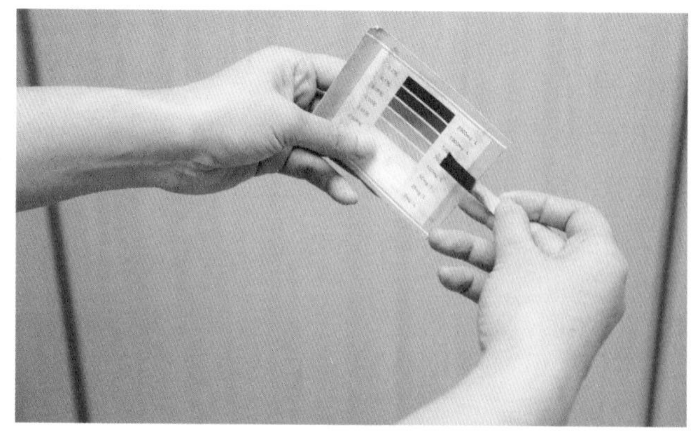

(e) 将变色的测试纸与试纸后面的比色卡进行比色，确定浓度

图 2-75　含氯消毒剂浓度测试方法

（3）将集中清洗干燥后的桌巾置入测试合格的含氯消毒剂中，充分浸湿，戴上手套，拧干毛巾，擦拭需要消毒的物体表面，擦拭完毕，桌巾送清洗室集中处理。桌面消毒如图 2-76 所示。

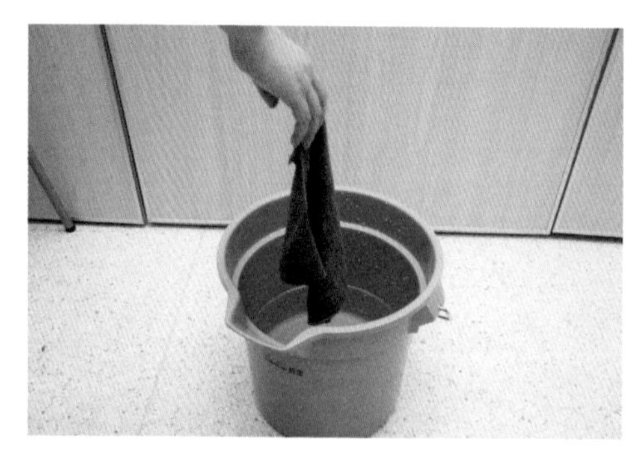

(a) 将桌巾置入测试合格的含氯消毒剂中

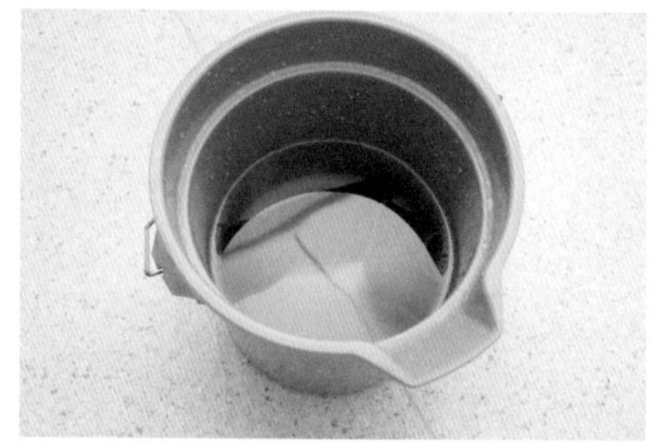

(b) 将桌巾充分浸湿

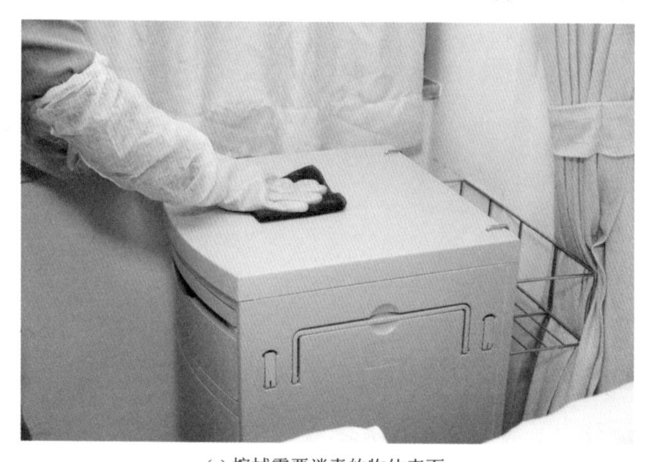

(c) 擦拭需要消毒的物体表面

图 2-76　桌面消毒

（四）地表消毒

将集中清洗干燥后的地巾置入测试合格的含氯消毒剂中，充分浸湿，戴上手套，拧干地巾（至不滴水），放在需要消毒清洁的地面与地巾杆黏合并对地表进行清洁与消毒，一个区域一块地巾，使用后的地巾送清洗室集中处理。地表消毒的步骤及方法如图 2-77、图 2-78 所示。

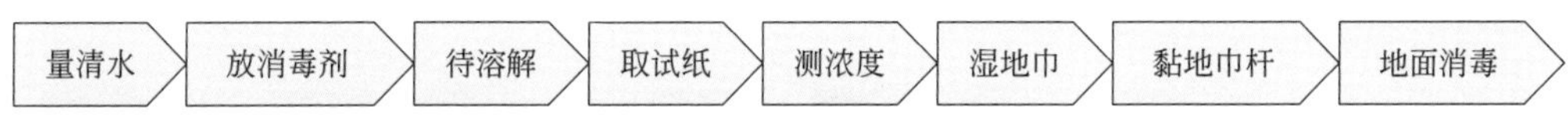

图 2-77　地表消毒的步骤

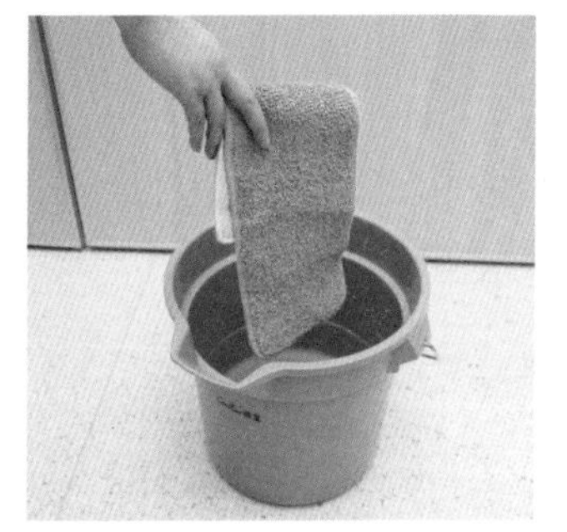

(a) 将地巾放入检测合格的含氯消毒剂中浸湿

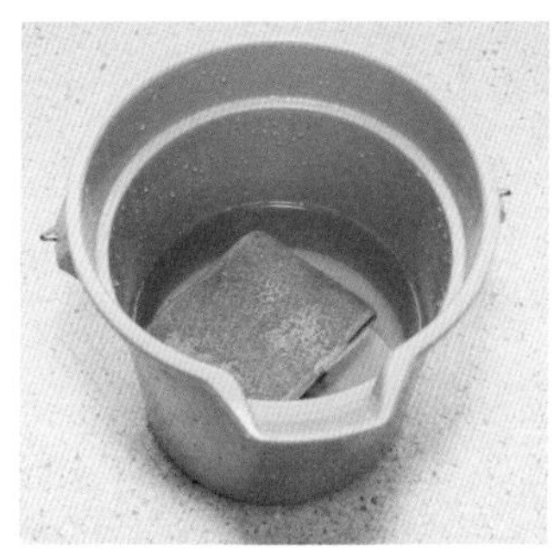

(b) 彻底浸湿

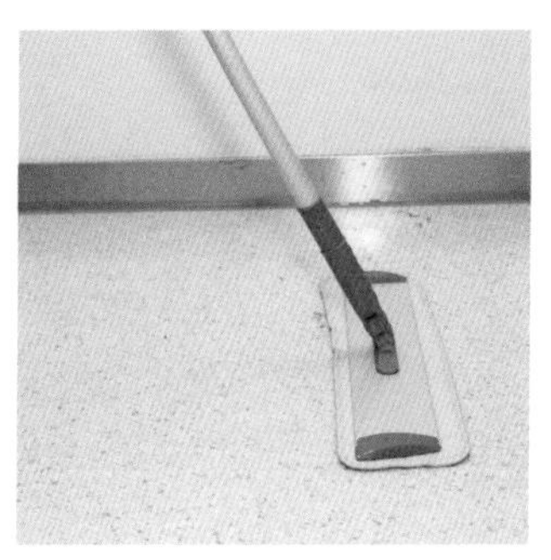

(c) 与地巾杆黏合

图 2-78　地表消毒方法

七、垃圾分类与管理

垃圾分为生活垃圾和医疗废物。

1. 生活垃圾

生活垃圾是指日常生活中或者为日常生活提供服务的活动中产生的废物，如吃剩的食物、果皮、尿不湿、塑料袋等，以及法律、行政法规规定视为生活垃圾的建筑垃圾等固体废物。为了提高垃圾的资源价值和经济价值，力争物尽其用，全社会提倡按一定规定或标准将垃圾分类储存、分类投放和分类搬运。通常按照厨余垃圾、可回收物、有害垃圾、其他垃圾的分类，分别投入相应标识的收集容器。不同垃圾收集容器见图 2-79。

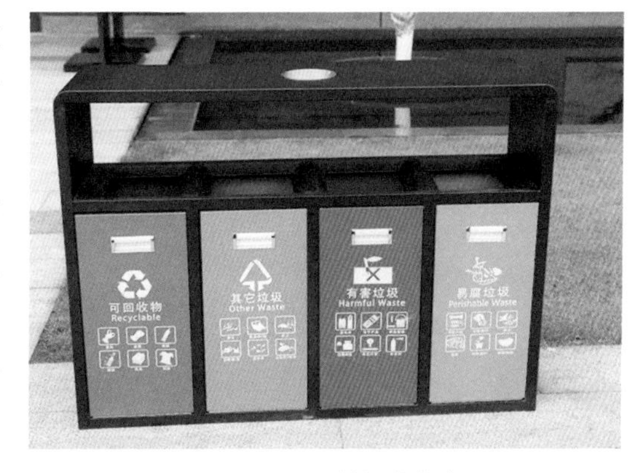

图 2-79　不同垃圾收集容器

2. 医疗废物

医疗废物指医疗机构在治疗、预防、保健等活动中产生的具有直接或者间接感染性、毒性以及其他危害性的废物，如使用过的口罩、手套，以及被患者血液、体液、分泌物污染的物品等。医疗废物应置于医疗垃圾桶内。医疗垃圾桶应有医疗废物标识，套专用医疗垃圾袋，见图 2-80。感染患者的生活垃圾也属于医疗废物。

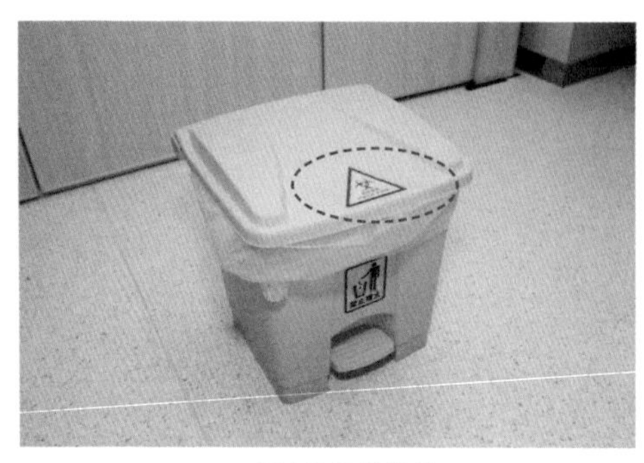
(a) 医疗垃圾桶外观

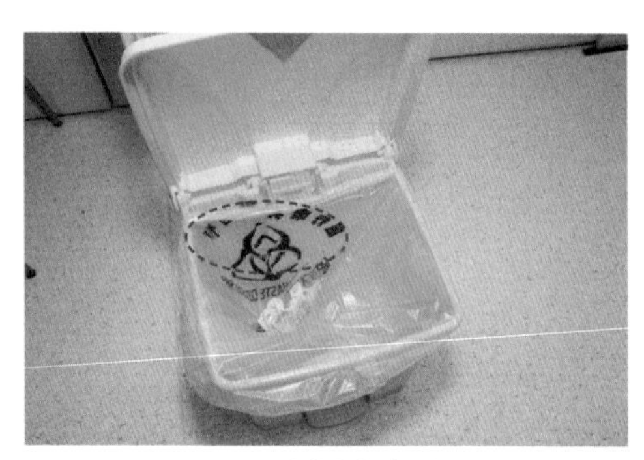
(b) 医疗垃圾桶内面

图 2-80　医疗垃圾桶

八、隔离标识

隔离是指用各种方法、技术，防止病原体从患者及携带者传播给他人的措施。需隔离的患者应有隔离标识（见图 2-81）。根据传播途径的不同，传播方式可以分为接触传播、空气传播、飞沫传播。接触传播隔离标识如图 2-81（a）所示；空气传播隔离标识如图 2-81（b）所示；飞沫传播隔离标识如图 2-81（c）所示。在患者床边或房间见到此类标识意味着患者患有接触传播、空气传播或飞沫传播的疾病，接触时应做好防护，同时，此类患者的生活垃圾按医疗废物处理。

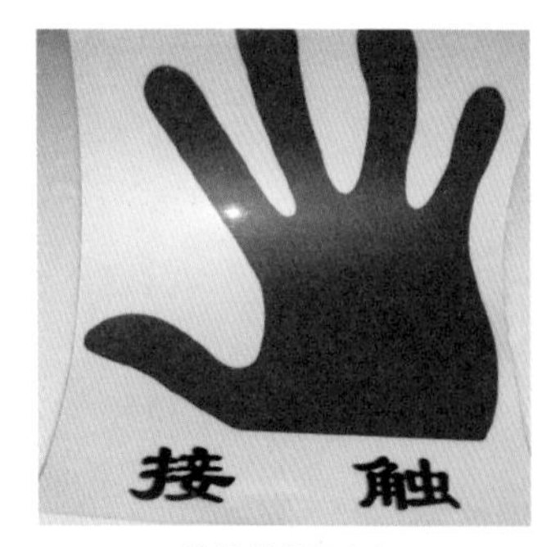

(a) 接触传播隔离标识

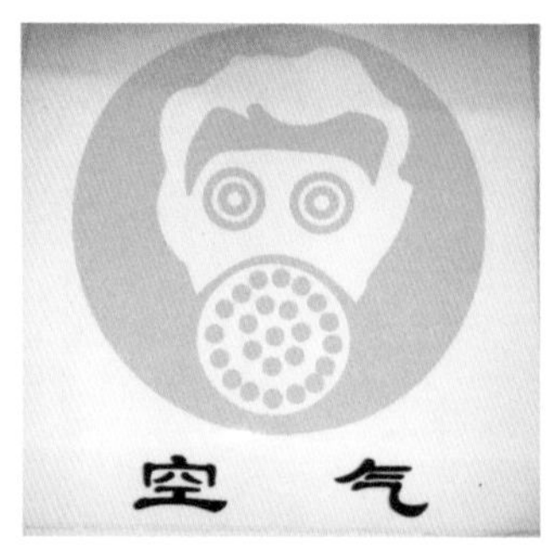

(b) 空气传播隔离标识

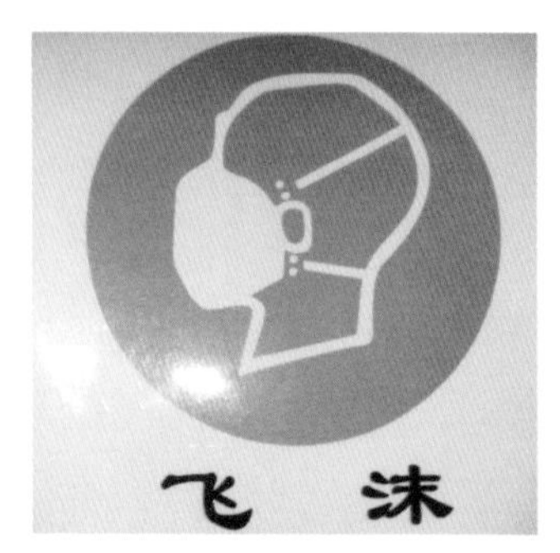

(c) 飞沫传播隔离标识

图 2-81　隔离标识

第五节 沟通技巧

在照护工作中，有效的沟通能促进护患之间的相互理解，提高患者及家属对护理员的信任度和满意度，增强患者配合照护工作的自觉性。因此，护理员掌握一些常用沟通技巧并合理运用十分必要。本节主要介绍护理员的沟通交流技巧及禁忌。

一、沟通交流技巧

沟通交流是与患者及家属交换观念、表达态度、袒露心声的重要手段，也是建立良好关系的桥梁。沟通交流的技巧包括：沟通原则、仪容、交谈要点、倾听、提问、复述、肢体语言、适时保持沉默等，分别见图 2-82 ～图 2-89。

1. 沟通原则

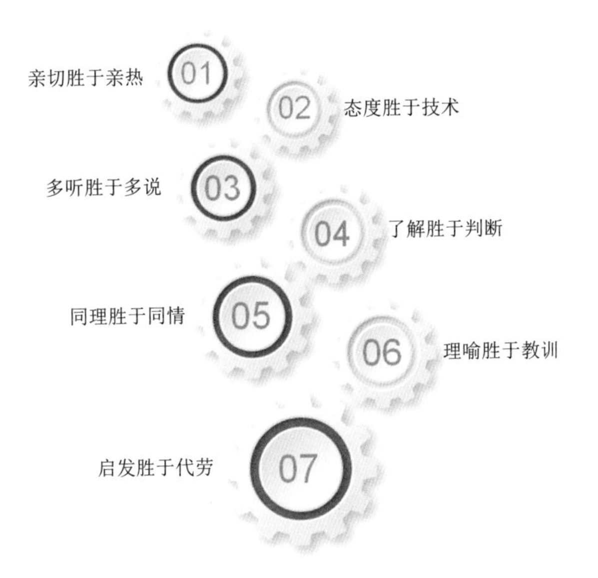

图 2-82 沟通原则

2. 仪容

端庄的仪表能使患者感受到护理员良好的职业素质；温暖大方的微笑，如一缕阳光，能淡化护理员与患者之间的陌生感，拉近彼此的距离，增进信任感。

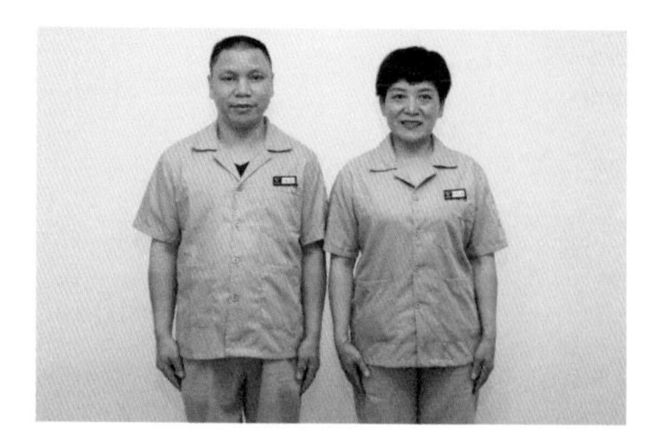

图 2-83　仪容

3. 交谈要点

结合患者的心理有意识地进行交谈，尽可能地避免令人灰心的负面话题，多谈积极性的话题，给予患者支持和鼓励。在交谈中注意语言简练，音调适中，正视对方，认真倾听，使用尊称，如爷爷、奶奶、叔叔、阿姨、某老、老师等。

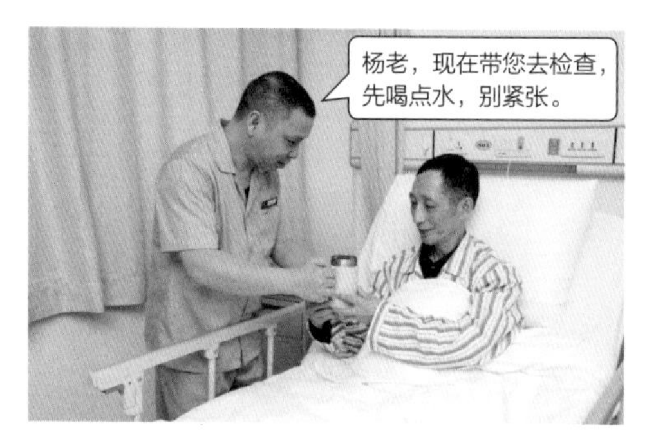

图 2-84　交谈要点

4. 善于真诚地倾听

倾听是有效沟通环节中的一项重要技巧，善于倾听可以使沟通更为高效。护理员通过倾听患者的心声，可以及时了解患者的心理变化，从而形成一种良好的互动关系，帮助患者解决问题。

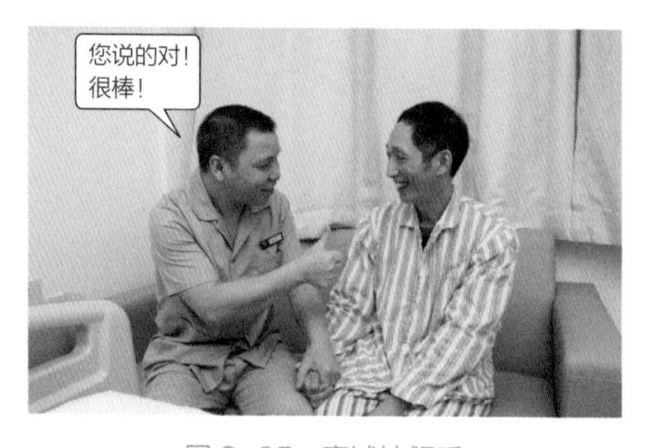

图 2-85　真诚地倾听

5. 善于运用提问式沟通

在护患沟通中，护理员恰当地提问，能够鼓励患者提供更多的信息，有助于和谐关系的建立。提问的方式有：明确性提问、激励性提问、征求意见性提问、证实性提问、幽默的反问式提问。

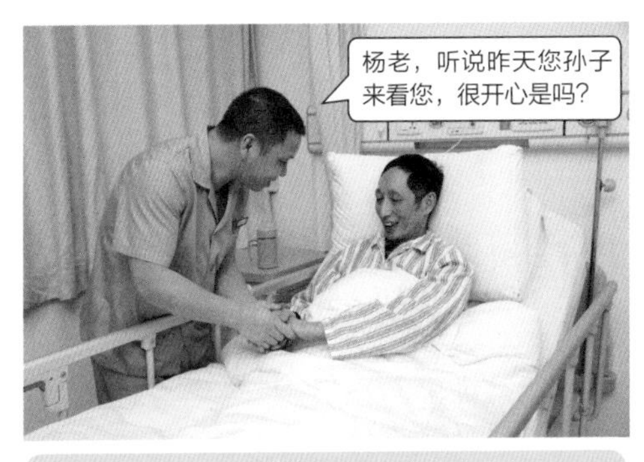

问题明确，患者可给予明确的答复

(a) 明确性提问

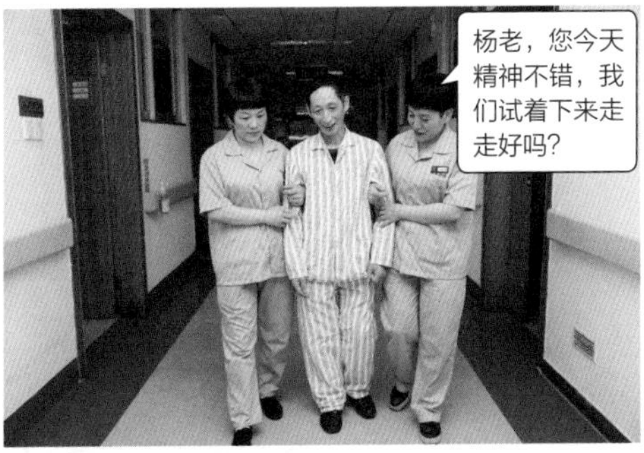

杨老，您今天精神不错，我们试着下来走走好吗？

激励患者或给予患者勇气

(b) 激励性提问

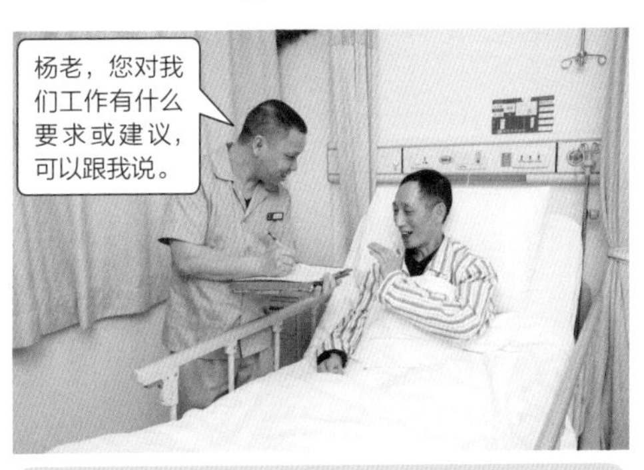

询问对护理员的观点及意见、建议等

(c) 征求意见性提问

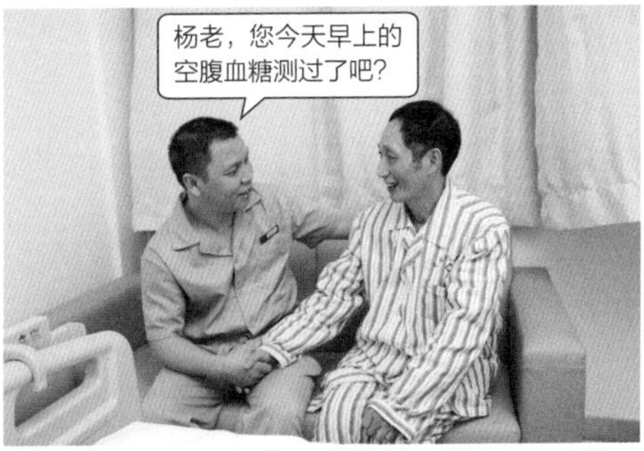

杨老，您今天早上的空腹血糖测过了吧？

进行有目的的提问，以证实其准确性和可靠性

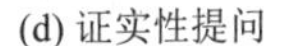

(d) 证实性提问

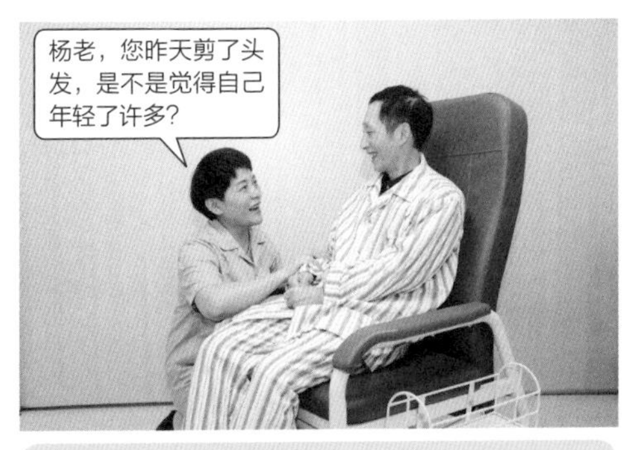

适当运用幽默，调动患者的愉悦情绪

(e) 幽默的反问式提问

图 2-86　提问式沟通

6. 善于复述患者的话语

在沟通过程中，护理员善于将患者的一些关键话语进行复述，是对患者的尊重，从而有利于建立良好的护患关系；同时有助于信息的清晰传达，让沟通更为顺畅，更容易解决问题。

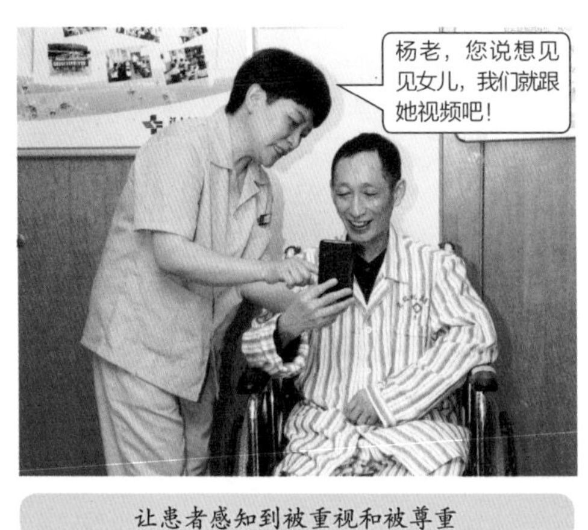

图 2-87　复述话语

7. 善于使用肢体语言

非语言性沟通也起着很重要的作用，适当的肢体语言会增进护理员和患者之间的亲密感，有利于将护理员的爱和关怀传递到患者心里，使照护工作顺利进行。

适当的触摸可以起到治疗作用，能表达关心、理解和支持，使情绪不稳定的患者平静下来。触摸也是与视觉、听觉有障碍的患者进行有效沟通的重要方法。

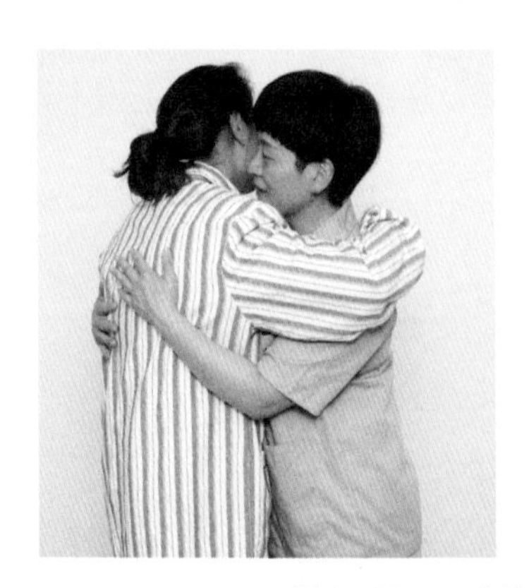

正确使用肢体语言

握手、轻拍肩、抚摸头发、拥抱等

图 2-88　正确使用肢体语言

8. 适时保持沉默

沉默是一种无言的交流方式，应用于沟通过程中，有利于观察患者的情绪变化，体会患者的心情。适当的沉默，给患者情绪转换的时间，可以最大限度地让患者对护理员产生良好的信任感。

在护患沟通中，沉默可以给患者思考的时间，也给护理员观察患者和调整自己的机会，适当地运用沉默会有意想不到的效果。

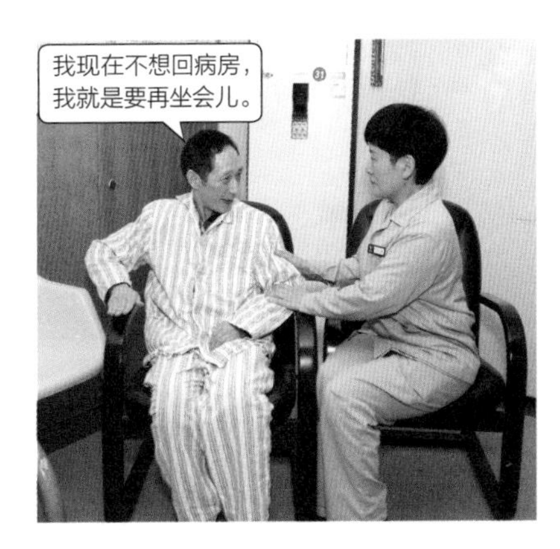

沉默的时机

◆双方出现不同意见时

◆患者出现不良情绪时

◆患者对护理员有误解时

图 2-89　适时保持沉默

二、沟通交流禁忌

与患者交谈时，不可左顾右盼；不要轻易打断或插话；不要急于纠正患者的言语不当之处；同时避免谈论禁忌话题，注意交流语气及语言。沟通交流禁忌见图 2-90。

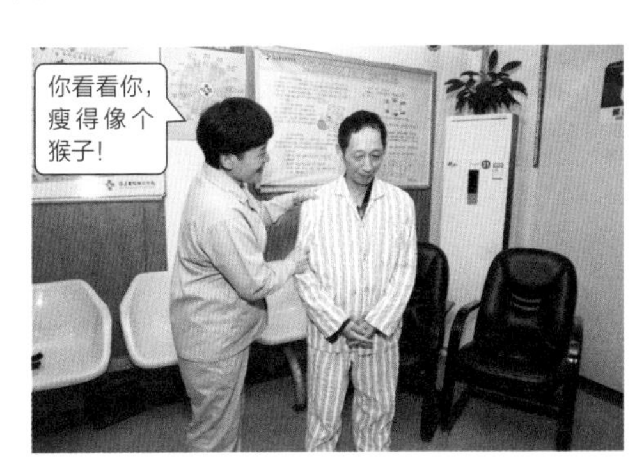

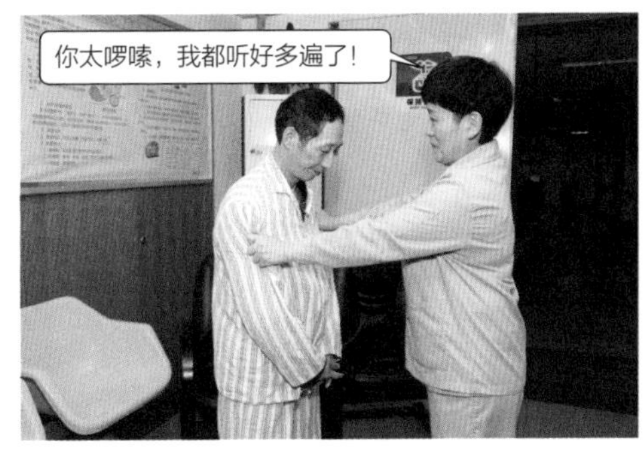

图 2-90　沟通交流禁忌

1. 禁忌话题

（1）涉及个人隐私　如收入、婚恋、经历或生理缺陷等。

（2）捉弄人的话题　不要说伤害人的话或用患者的缺陷开玩笑等。

（3）令人反感的话题　尽量不要提起会引起患者悲伤的话题，如亲人去世、家庭矛盾、伦理道德的问题等。

2. 禁用的语气

（1）命令式　使患者感到不被尊重。

（2）质问式　给患者一种受到训斥的感觉，患者会出现抵触情绪，导致交谈失败。

3. 禁用的语言

忌用不文明的语言，如脏话粗话、伤害性的语言、过激的语言等。

（高　云　罗坤金　李华萍　魏　文）

第三章

▼

生活照护

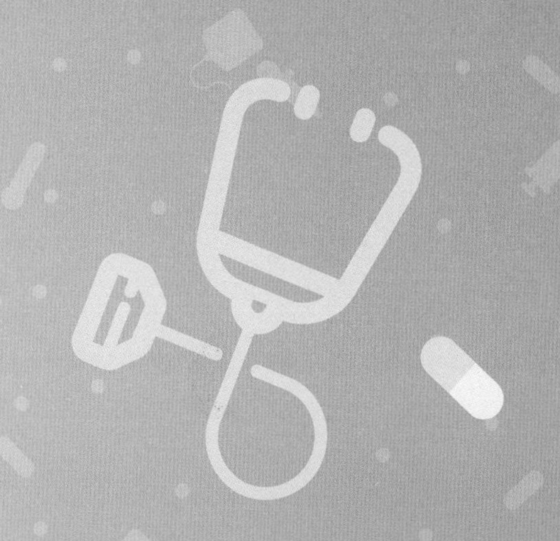

第一节 ♥ 清理病床

为患者及时清洁打扫床铺可以提升患者的生活品质，提高患者的舒适度，提升服务质量，有利于更好地服务患者。本节主要示范为卧床患者更换床单、被套、枕套。

一、床单的更换

一般情况良好的患者，可在患者离开病房去治疗、检查时更换，床单更换流程示意见图 3-1。

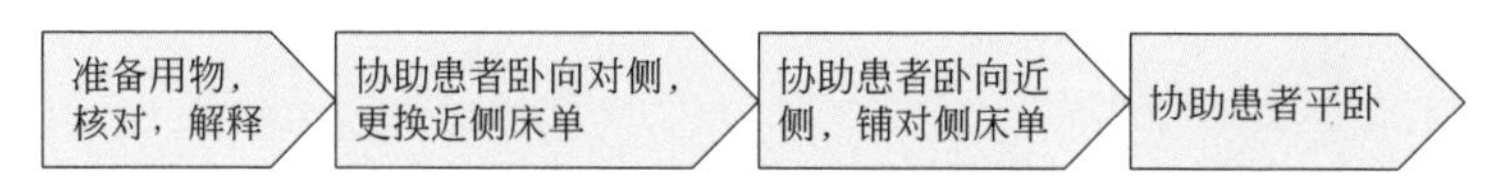

图 3-1　床单更换流程示意

（1）准备好用物。向患者做好解释，关门窗，调节室温。放平床头床尾，移开床头桌，示意见图 3-2。

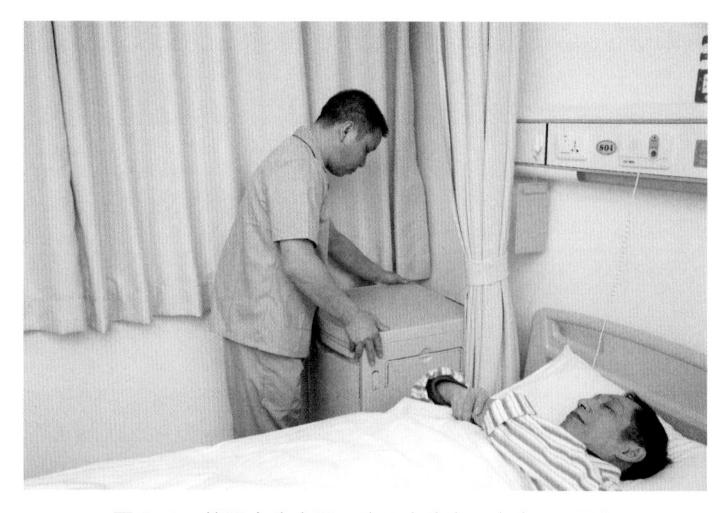

图 3-2　放平床头床尾，移开床头桌，离床 20 厘米

（2）协助患者卧向对侧，更换近侧床单，示意见图 3-3。

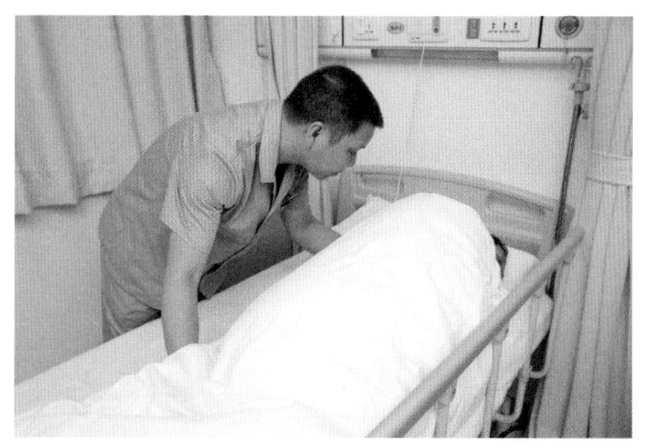

(a) 将枕头移向对侧，协助患者翻身并背向护理员侧卧

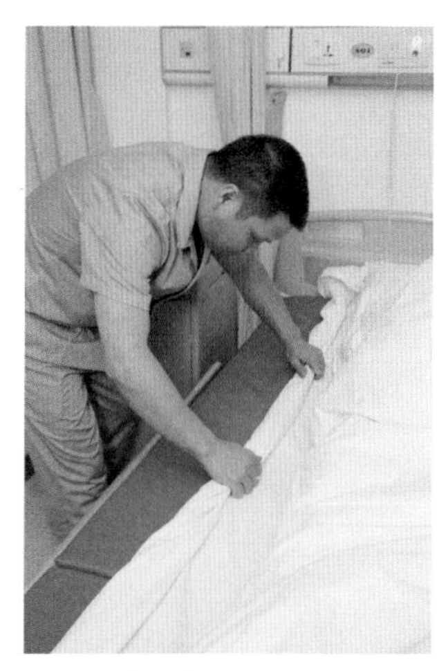

(b) 松开近侧各层床单，向内卷入患者身下

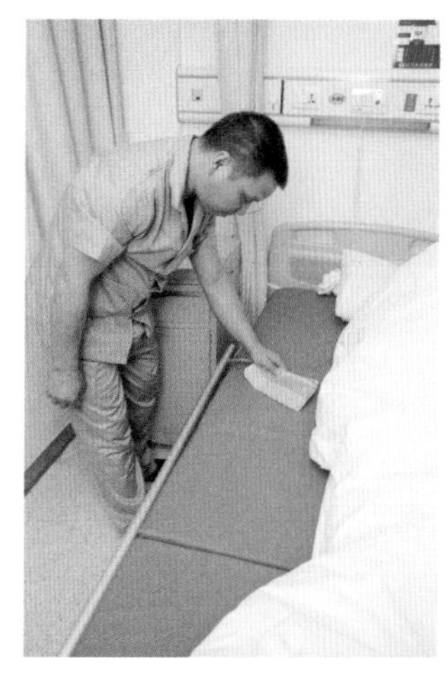

(c) 取床刷依次从床头至床尾轻轻扫净床垫，床刷放置于对侧床尾

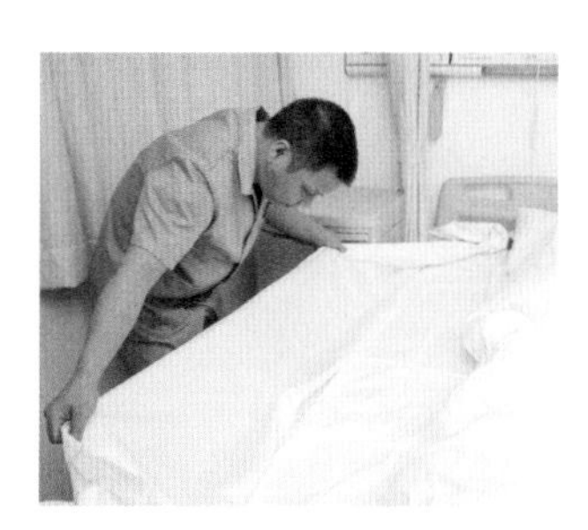

(d) 将清洁大单中线与床中线对齐，展开近侧大单，对侧一半大单内卷塞在患者身下

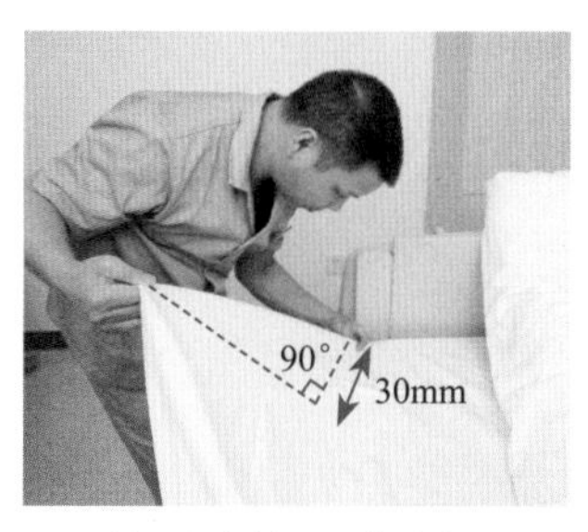

(e) 铺近侧大单：手伸过床头中线将大单折入床垫下，在距床头30cm处向上提起大单边缘，使其同床边垂直，同时使大单头端与床垫呈等边三角形，然后再将两底角分别塞于床垫下

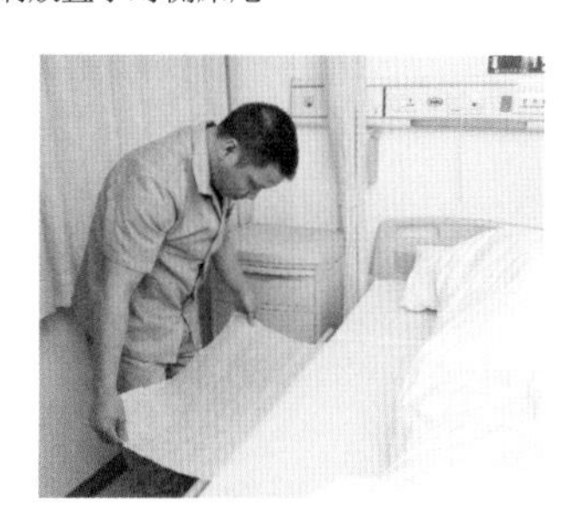

(f) 根据患者情况在需要位置铺上近侧中单

图 3-3　协助患者卧向对侧，更换近侧床单

（3）协助患者卧向近侧，铺对侧床单，示意见图 3-4。

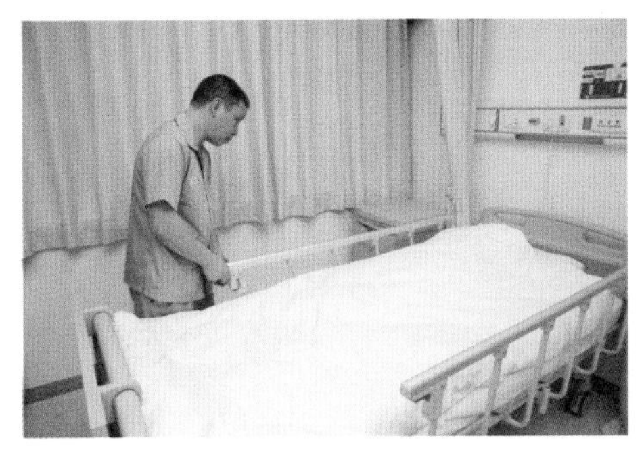

(a) 将枕头移向近侧，协助患者翻身卧于近侧，拉上床栏

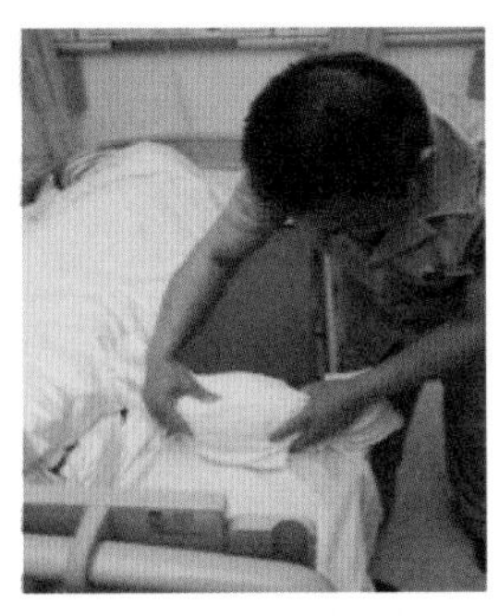

(b) 松开各层床单，污染面向内卷，放入污衣袋

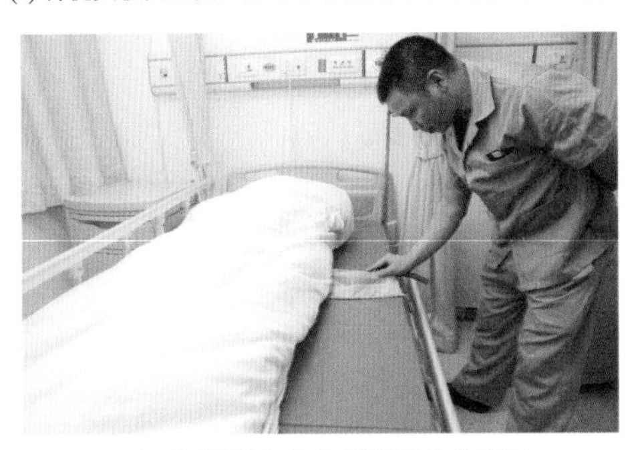

(c) 用床刷的另一面扫净床垫上的渣屑

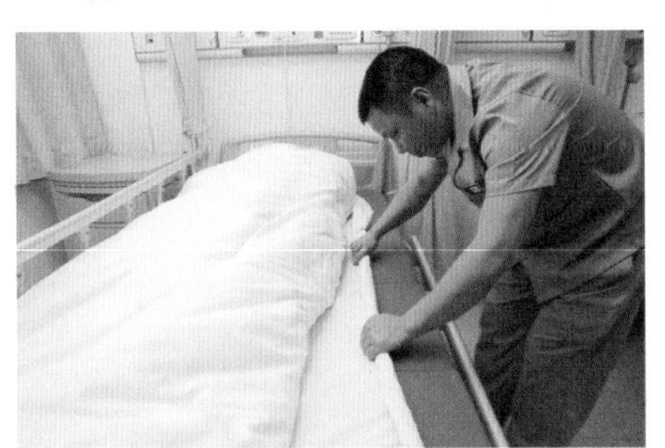

(d) 从患者身下取出清洁大单，展开拉紧，铺好大单各角，再展开中单拉紧铺好

图 3-4　协助患者卧向近侧，铺对侧床单

（4）协助患者平卧，示意见图 3-5。

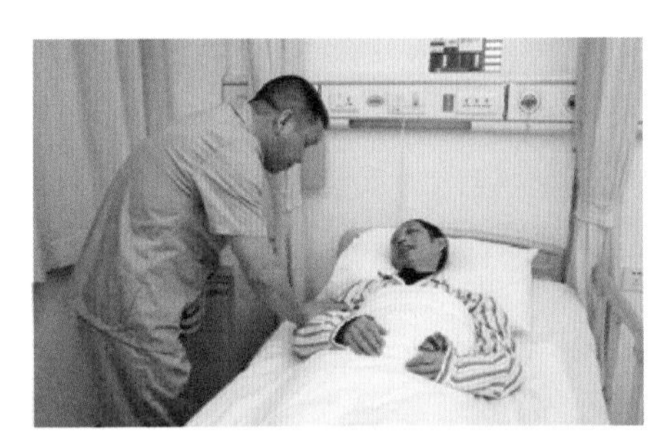

图 3-5　将枕头移至中间，协助患者取舒适平卧位

二、被套的更换

被套清洁能保持病室整洁，提高患者舒适度。被套更换流程示意见图 3-6。

展开盖被，取出棉胎 → 展开清洁被套 → 放入棉胎，依次展开 → 撤出污染被套，整理盖被，询问感受

图 3-6　被套更换流程示意

（1）展开盖被，取出棉胎，示意见图 3-7。

（2）展开清洁被套，示意见图 3-8。

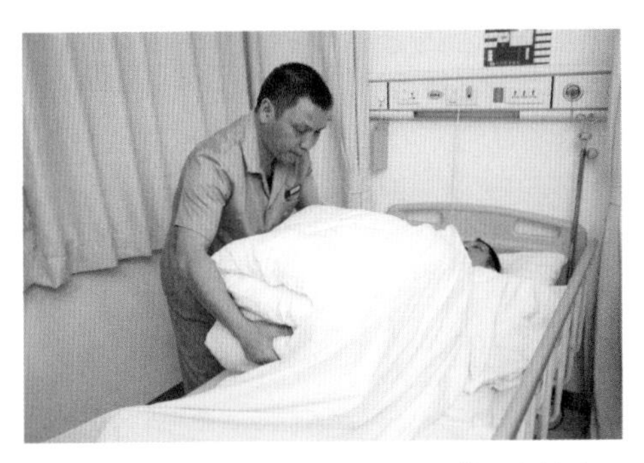

图 3-7　将盖被展开，解开系带，在被套内将棉胎折叠，取出棉胎

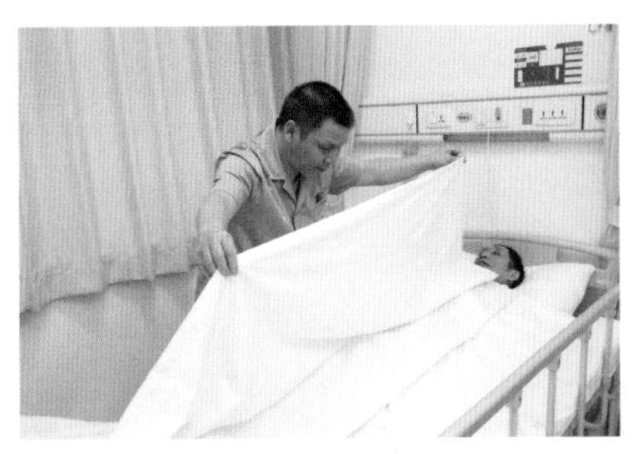

图 3-8　将干净被套正面向上，中线与床中线对齐，展开

（3）放入棉胎，依次展开，示意见图 3-9。

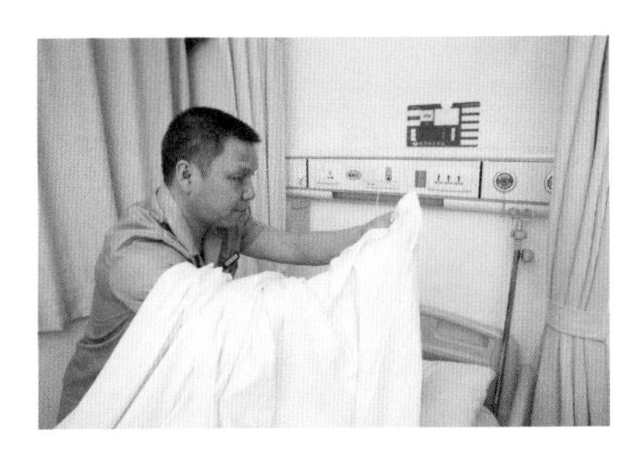

图 3-9　将折叠的棉胎由侧端开口处放入干净被套中央，依次展开棉胎下缘及上缘，使上缘和被套封口边平齐，系好系带

（4）撤出污染被套，整理盖被，询问患者感受，示意见图 3-10。

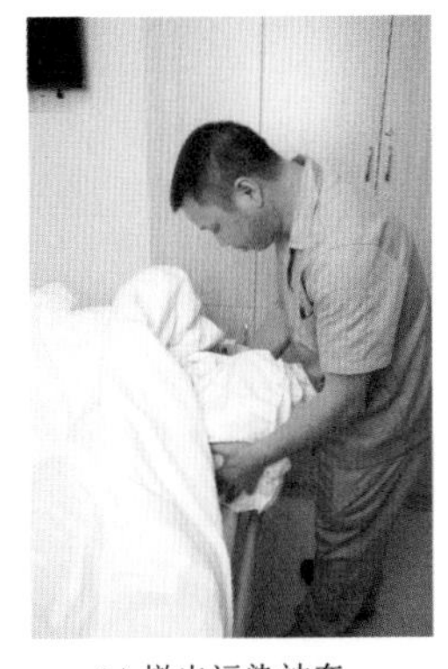

(a) 撤出污染被套

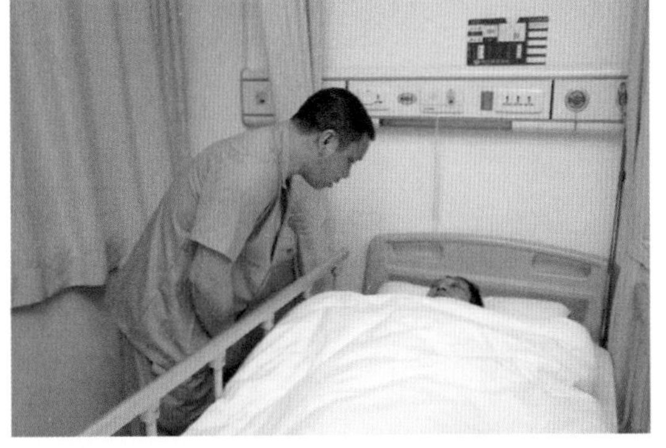

(b) 将盖被两侧边缘向内折叠与床缘平齐，询问患者感受

图 3-10　撤出污染被套，整理盖被，询问患者感受

三、枕套的更换

枕头应充实、蓬松，使患者舒适。枕套更换流程见图 3-11。

取出枕芯，套上清洁枕套 → 将枕头拍松，置于患者头下 → 移回床头桌

图 3-11　枕套更换流程

（1）取出枕芯，套上清洁枕套，示意见图 3-12。

（2）将枕头拍松，置于患者头下，示意见图 3-13。

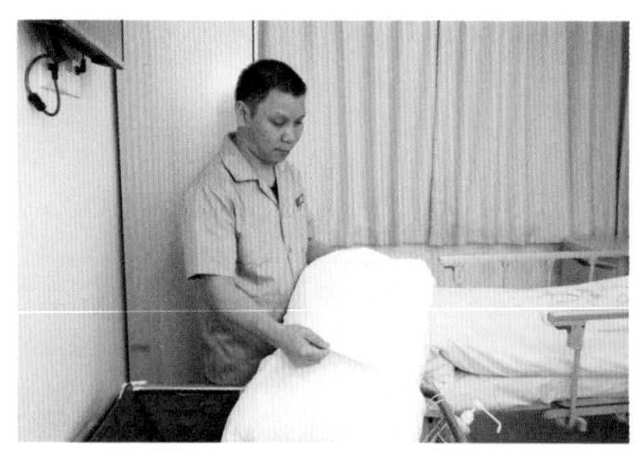

图 3-12　取出枕芯，套于清洁枕套中，四角应充实

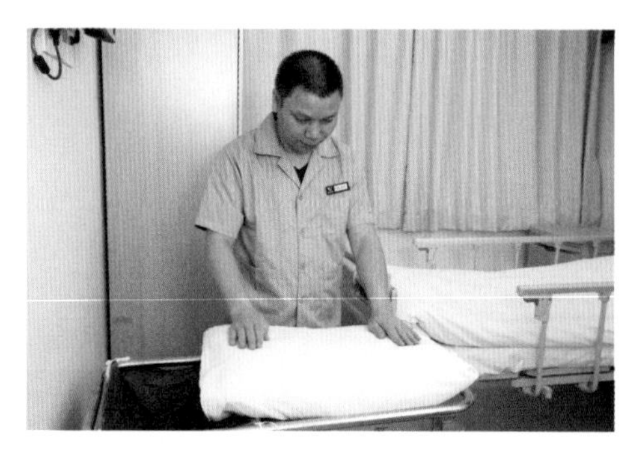

图 3-13　拍松枕头

（3）移回床头桌，打开门窗，示意见图 3-14。

一般情况下每周更换 1 ～ 2 次床单元，但当其被血、尿、粪便、呕吐物、汗液等污染（图 3-15）时，则应立即更换。

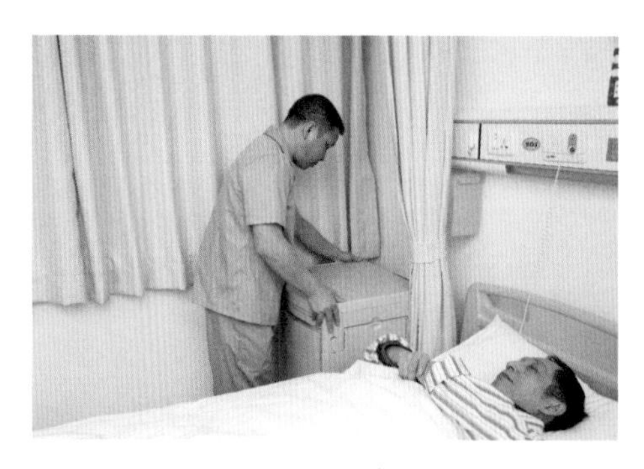

图 3-14　移回床头桌

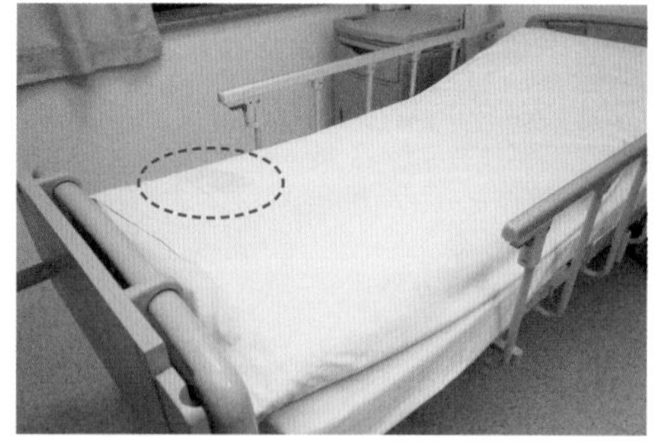

图 3-15　被套被污染

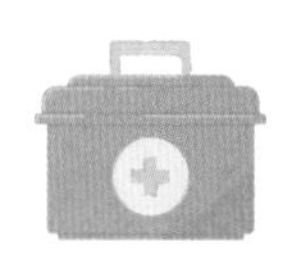

四、照护误区

为患者更换清洁床单元时存在的误区有：

① 病室内有患者进餐或治疗时更换床单元，示意见图 3-16。应注意病室内有人

进餐或治疗时，不宜更换床单元。

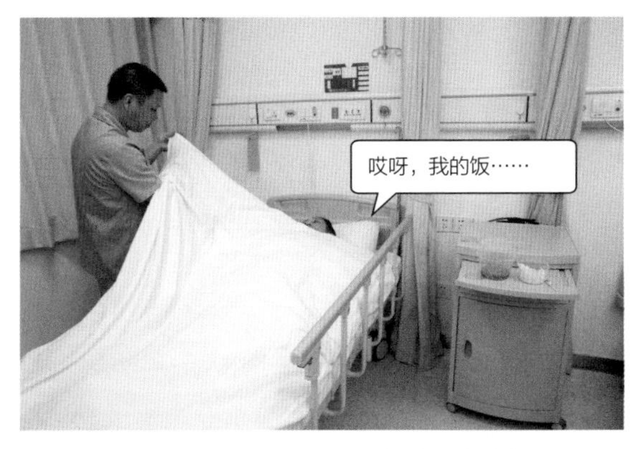

图 3-16　病室内有人进餐时更换被套

② 床单中线没与床中线对齐，示意见图 3-17。

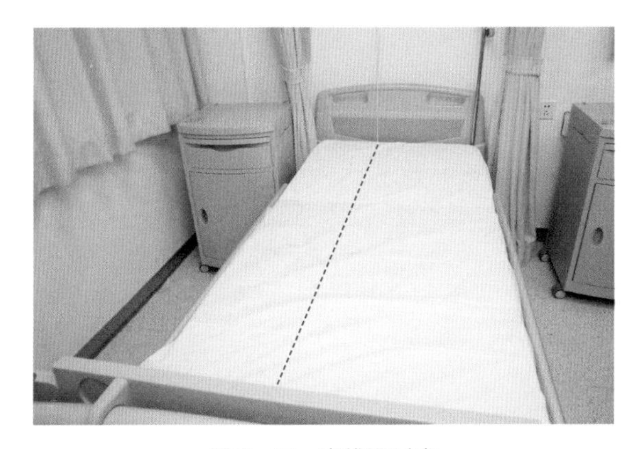

图 3-17　中线没对齐

③ 大单不紧实，示意见图 3-18。

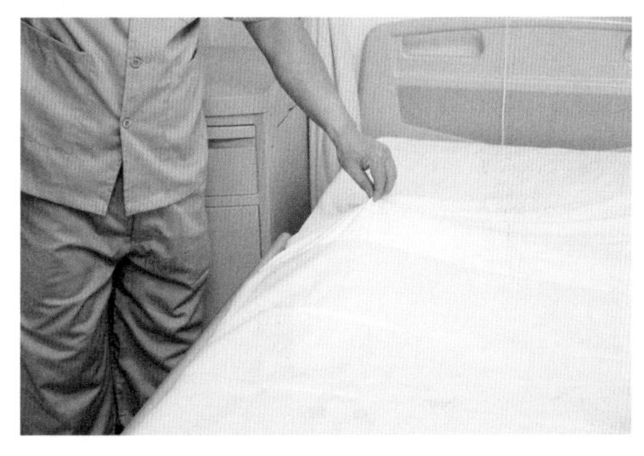

图 3-18　大单不紧实

第二节 协助更衣

对于因疾病原因活动受限的患者而言，更衣是一件很难的事情。在协助患者更衣时，注意关好门窗，调好室温，事先做好沟通，取得患者配合尤为重要。本节简要介绍护理员如何协助患者穿 / 脱衣服，包括协助患者坐位穿上衣、卧位穿上衣、坐位脱上衣、协助穿 / 脱裤子及在协助更衣过程中常见的照护误区。

一、协助穿 / 脱上衣

（一）坐位穿上衣

对于穿衣原则，一般要求，如果无肢体活动障碍时，先穿对侧衣服，后穿近侧衣服；如果一侧肢体活动障碍时，先穿患侧衣服，后穿健侧衣服。坐位穿上衣示意见图 3-19。

（二）卧位穿上衣

对于卧床的患者，护理员应协助其卧位穿上衣，示意见图 3-20。

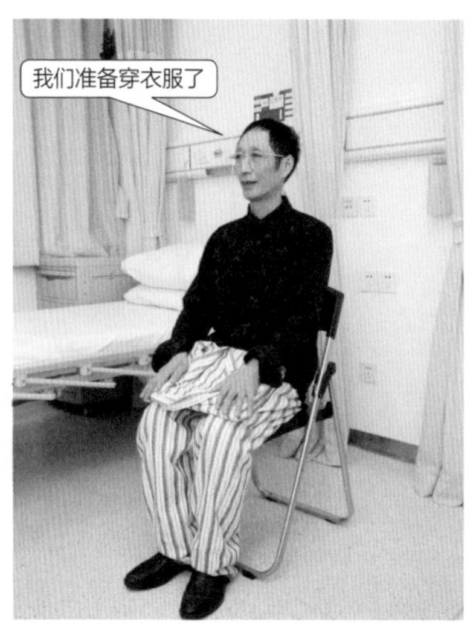

(a) 患者双脚牢牢地放在地板上，使身体稳定，将衣服面向患者放好

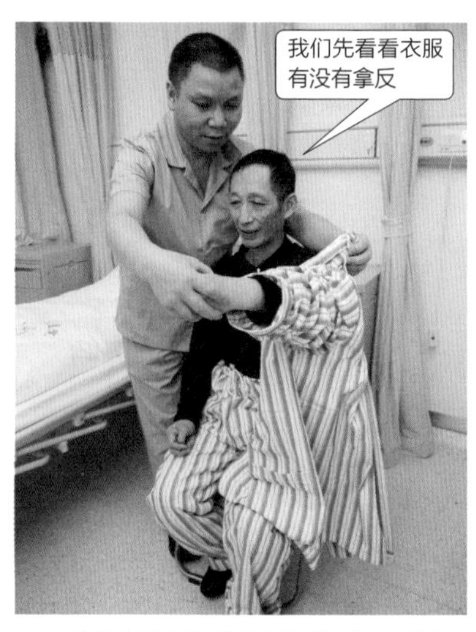

(b) 确认衣服的前后面及有无扭曲，对侧手臂穿过袖子

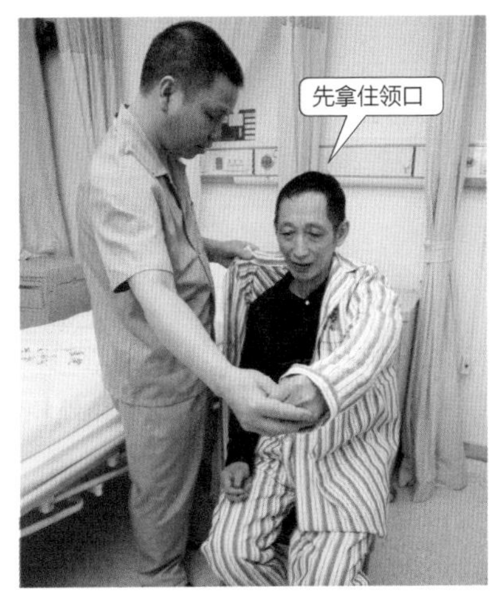

(c) 将衣服拉到肩膀处

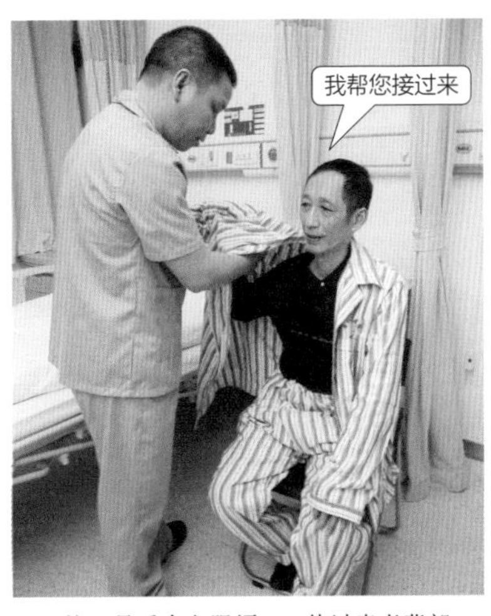

(d) 护理员手拿衣服领口，绕过患者背部，协助患者穿上近侧手臂的袖子

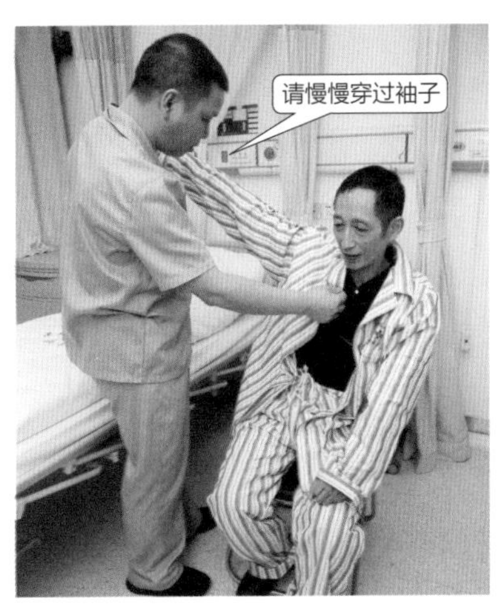

(e) 将袖子朝下摇动着穿过手臂，也可使患者手臂稍微往前上方伸

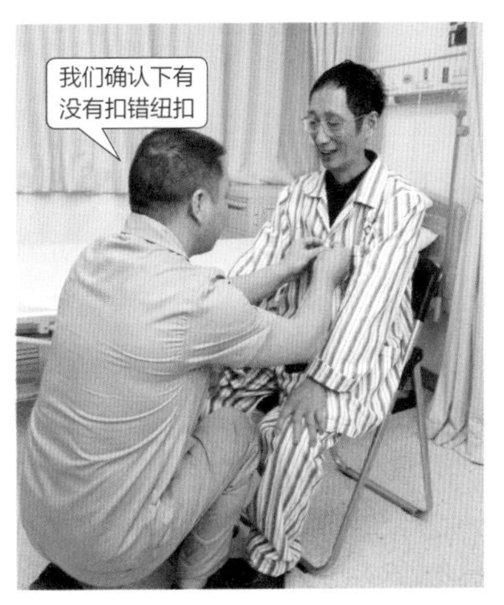

(f) 从上到下依次扣上上衣的纽扣或系绳

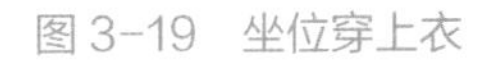

图 3-19　坐位穿上衣

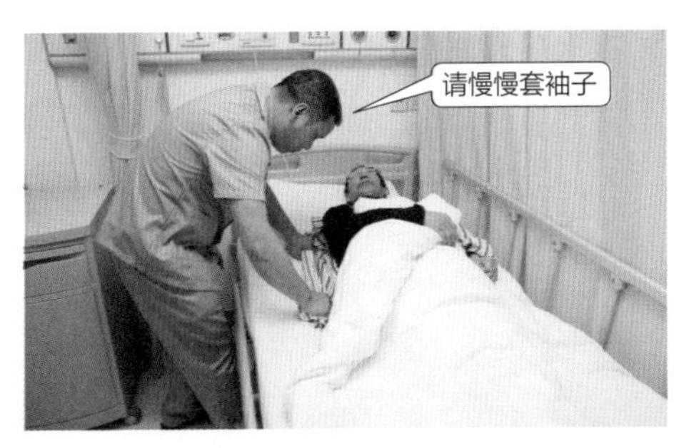

(a) 护理员协助将患者的对侧手臂套上衣袖，向上拉

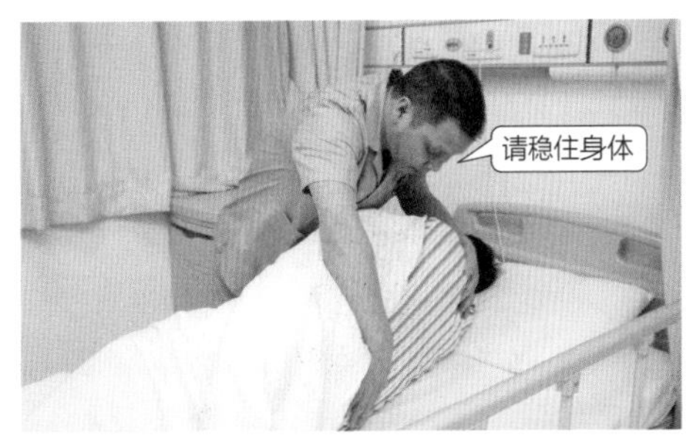

(b) 在患者背后将上衣折叠，掖到身体下面并抚平衣服皱褶

图 3-20

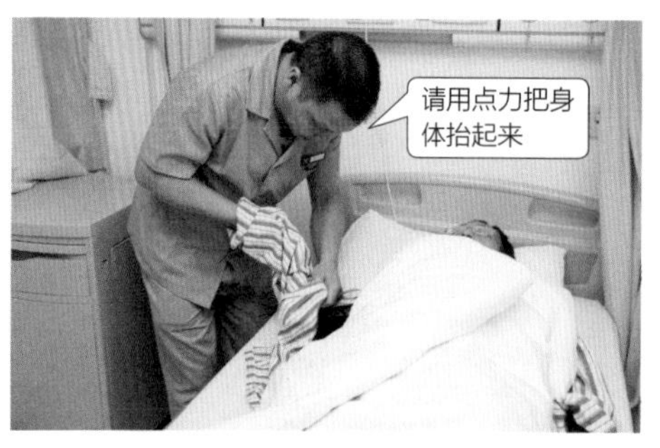

(c) 抽出压在身下的上衣，再穿上近侧的衣袖

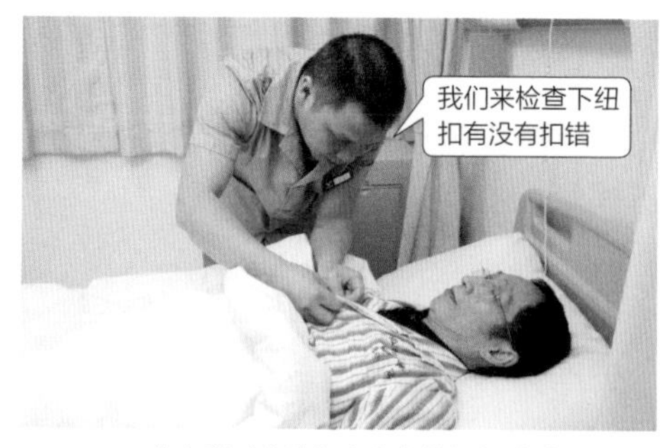

(d) 从上到下依次扣上上衣的纽扣或系绳

图 3-20 卧位穿上衣

（三）坐位脱上衣

对于脱衣原则，一般要求，如果无肢体活动障碍时，先脱近侧衣服，后脱对侧衣服；如果一侧肢体活动障碍，先脱健侧衣服，后脱患侧衣服。坐位脱上衣示意见图 3-21。

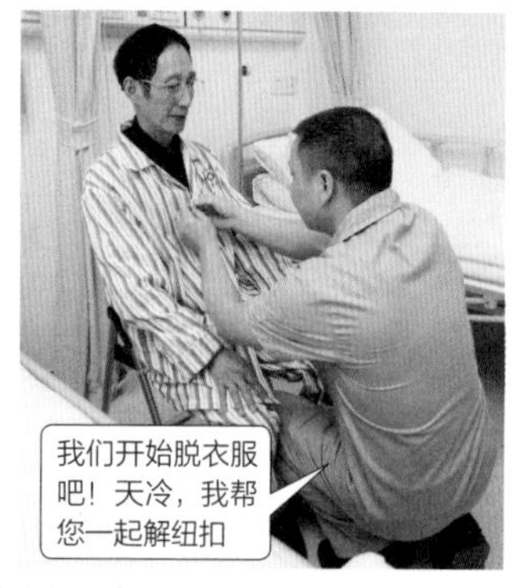

(a) 患者的双脚牢牢地放在地板上，使身体稳定，从上到下依次解开上衣的纽扣（护理员适当协助），确认下是否有漏解的纽扣

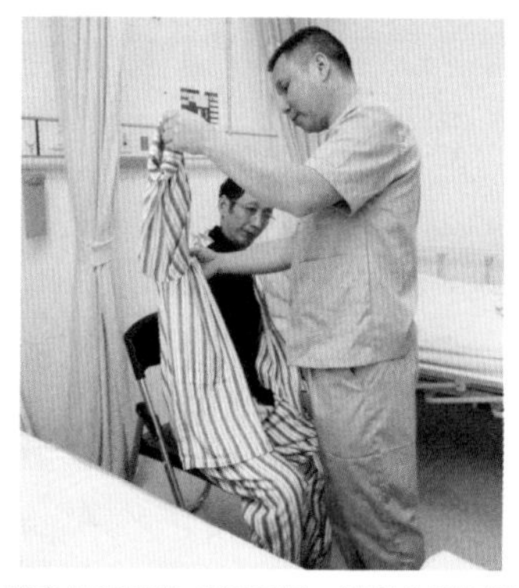

(b) 将身体稍微往对侧倾斜，慢慢将近侧的手臂从袖子中拔出来

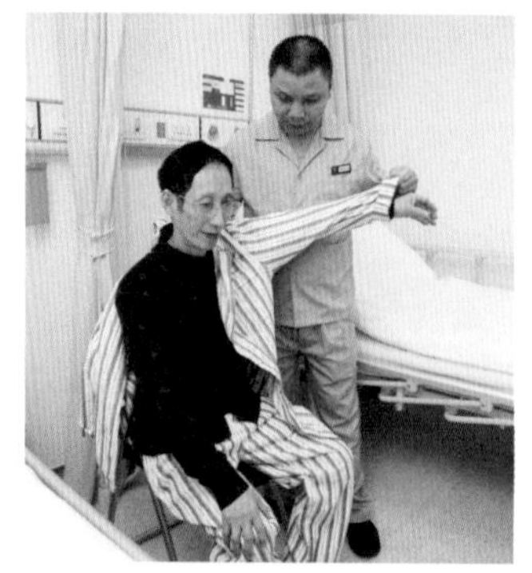

(c) 护理员提着领口，绕过患者背部，提起患者对侧的手臂，将衣服慢慢拉出

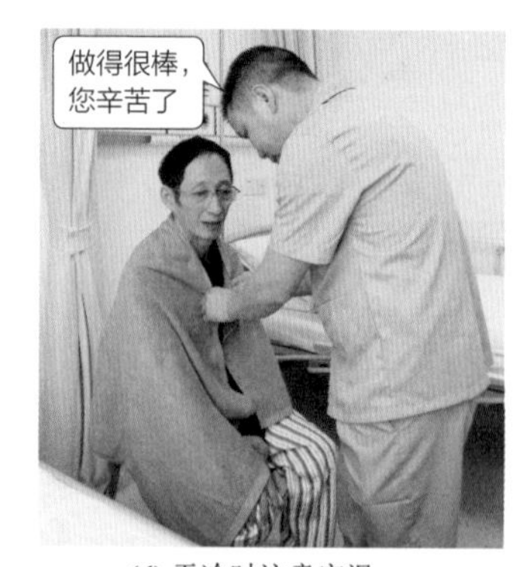

(d) 天冷时注意室温

图 3-21 坐位脱上衣

二、协助穿 / 脱裤子

穿脱裤子时，请让患者抓着床栏或靠在椅背上等，护理员必须全程在患者旁边，以防摔倒。

（一）协助穿裤子

护理员协助患者坐着穿裤子时，要保证患者身体的平衡稳定，示意见图 3-22。

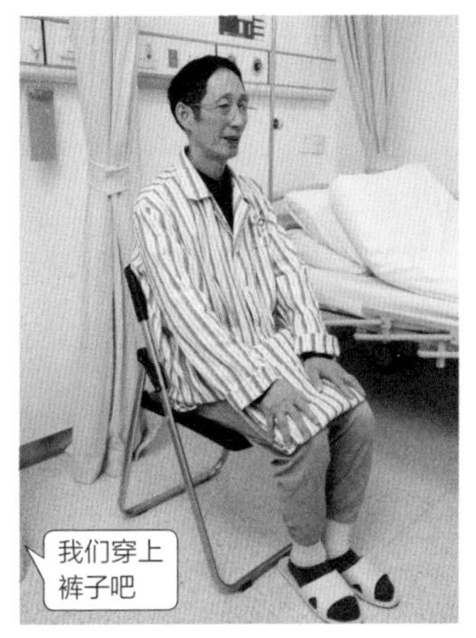

(a) 患者的双脚牢牢地放在地板上，使身体稳定，确认裤子的前后面及有无扭曲

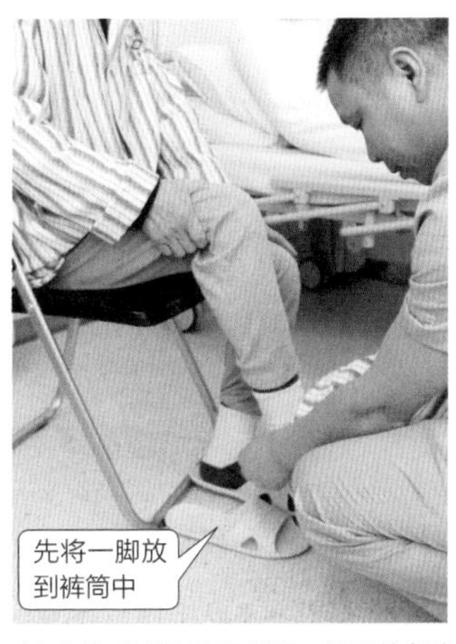

(b) 护理员可以协助患者用一侧手抬起脚，慢慢将裤子往上提直到盖过膝盖

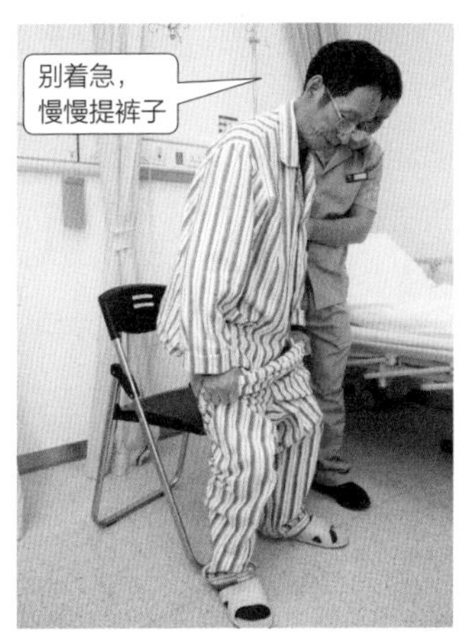

(c) 身体稍微前倾，慢慢地分别在左侧和右侧一点一点地将裤子往上提至腰部

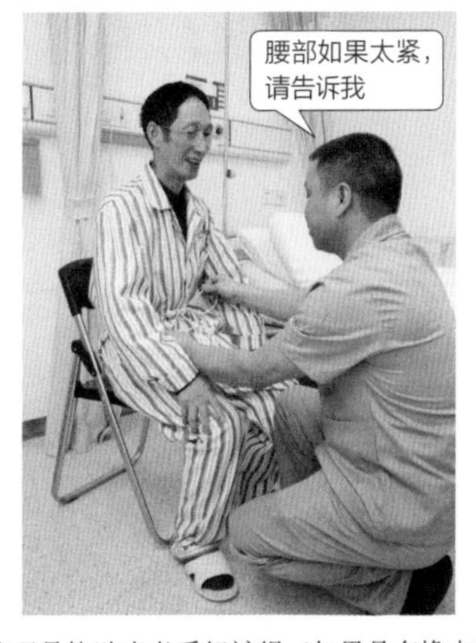

(d) 护理员协助患者系好裤绳（如果是有橡皮筋的裤子应注意松紧度），并确认松紧度及舒适度

图 3-22　协助穿裤子

（二）协助脱裤子

协助患者脱裤子前，做好隐私保护，调节好室温，示意见图 3-23。

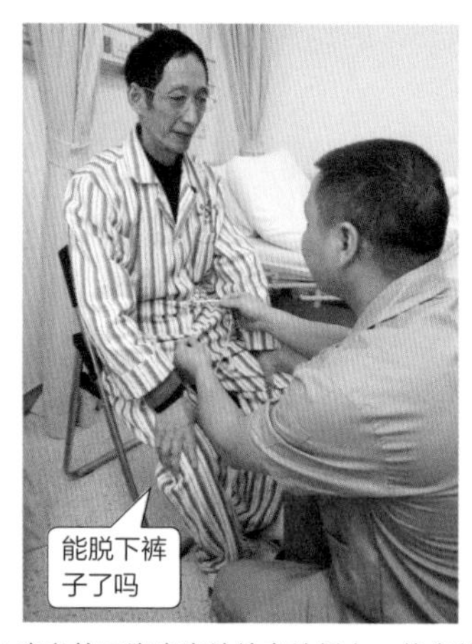

(a) 患者的双脚牢牢地放在地板上，使身体稳定，护理员帮助患者解开裤绳

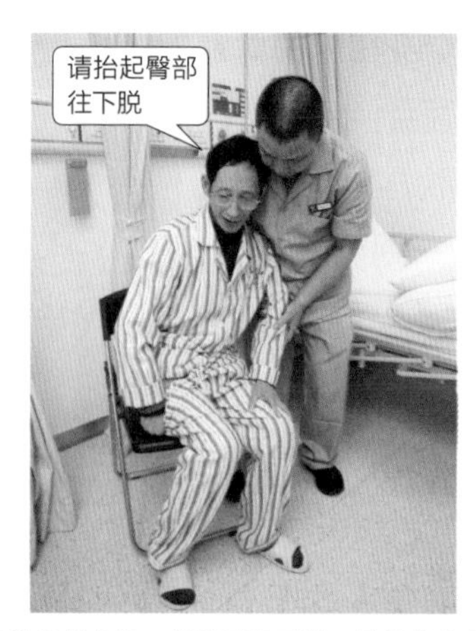

(b) 协助患者先将一侧裤子往下脱，依次往左右一点一点地抬起臀部，慢慢往下拉裤子至臀部附近

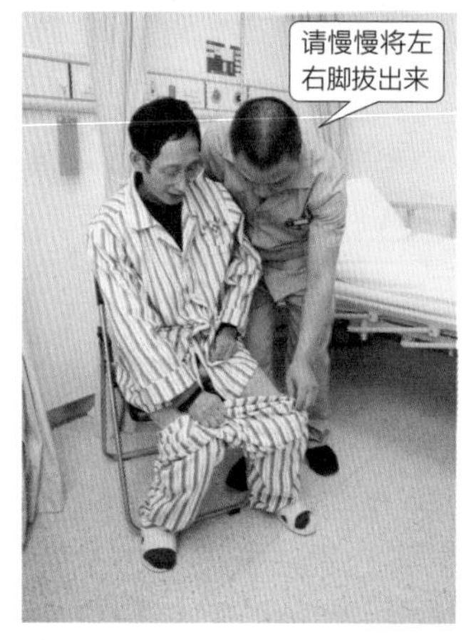

(c) 将裤子拉到膝盖下方附近，抬起脚拔出来，如果是坐着，脚要牢牢地踩在地面上

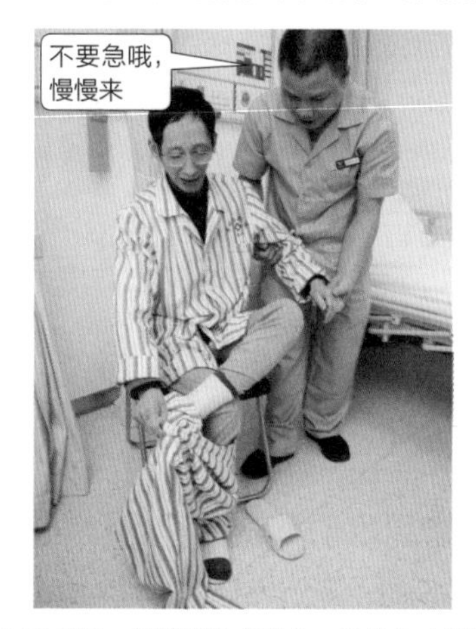

(d) 应将另一侧的脚放在地上，以免失去平衡

图 3-23　协助脱裤子

温馨提醒

（1）协助带管道老年人更衣时或护理时，应选择宽松舒适的衣服，更衣过程中，要保证引流袋低于伤口部位，防止逆行感染，避免引流管的打折、弯曲、受压、脱出等。

（2）天冷需要注意室温。

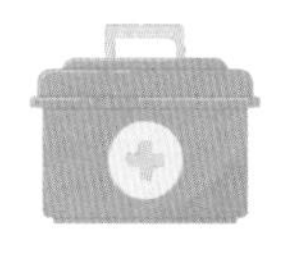

三、照护误区

护理员协助患者更衣过程中，不要只关注自己手头的事情，还要

观察患者全身在内的周围的情况。如果发现周围有潜在的危险因素，一定要迅速清除。比如翻身换衣服时，如果患者上半身太靠近床栏，翻身时就会撞到栏杆上，而引起身体不适，示意见图 3-24。

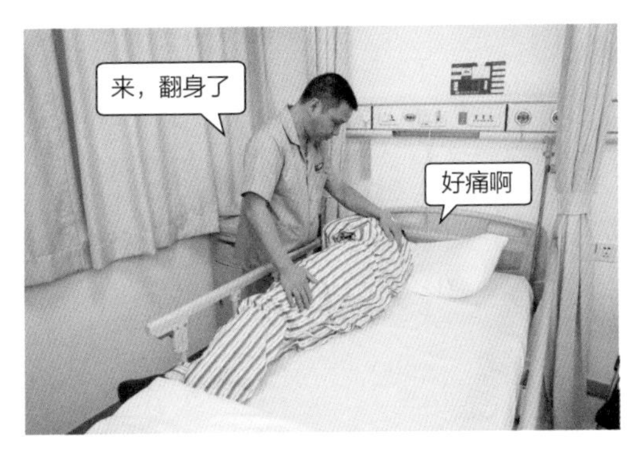

图 3-24　协助更衣的照护误区

第三节 清洁口腔

餐后漱口或刷牙是保持牙齿和口腔清洁不可或缺的一项日常工作。患病后，患者抵抗力下降，活动量减少，如果口腔清洁不到位，可能会引发牙周炎等疾病。口腔清洁重在清除口腔内的细菌，保持口腔清洁、口气清新，以促进食欲，减少或预防口腔感染。本节主要介绍口腔结构、清洁口腔流程及在协助患者清洁口腔过程中常见的照护误区。

一、口腔结构

口腔由颊、硬腭、软腭与舌头组成，口腔内覆盖着黏膜，并含有牙齿和唾液腺等组织。口腔是上消化道的起始部位，担负着呼吸、咀嚼、吞咽、语言表达等重要的生理功能。口腔结构示意见图 3-25。

二、清洁口腔流程

根据患者的身体状况、意识及自理程度，协助其清洁口腔，具体流程如图 3-26 所示。

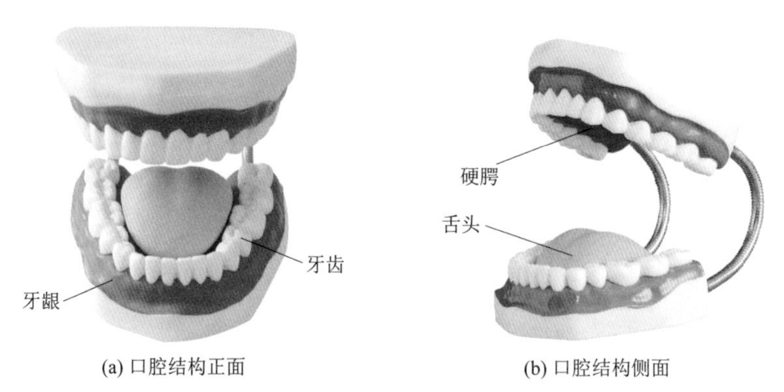

(a) 口腔结构正面　　(b) 口腔结构侧面

图 3-25　口腔结构

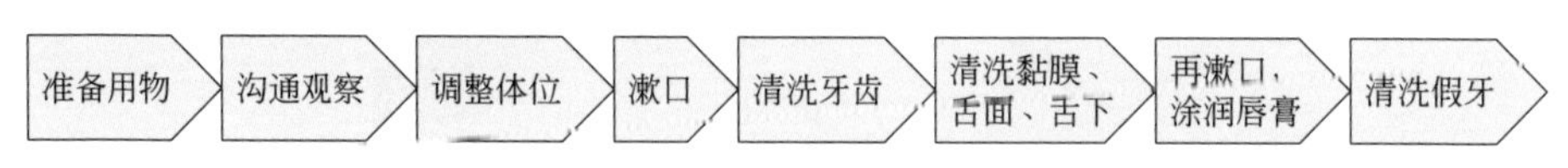

图 3-26　协助患者清洁口腔的流程

1. 准备用物

清洁口腔常用的工具有海绵刷、舌苔刷、牙刷和牙线等，示意见图 3-27。

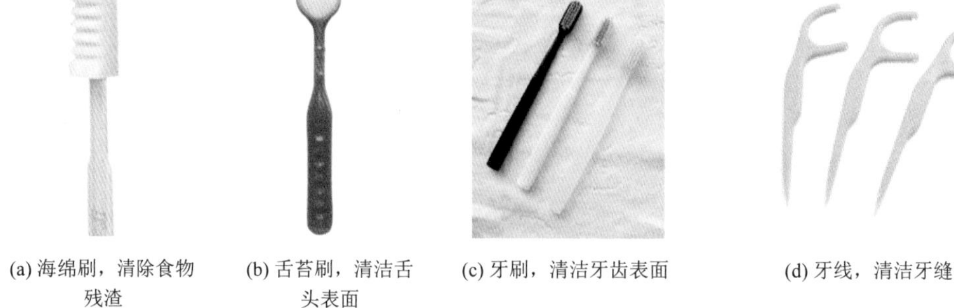

(a) 海绵刷，清除食物残渣　　(b) 舌苔刷，清洁舌头表面　　(c) 牙刷，清洁牙齿表面　　(d) 牙线，清洁牙缝

图 3-27　清洁口腔常用工具

2. 沟通解释，观察口腔

向患者说明，做好解释，取得配合，观察口腔情况（有无出血、溃疡、伤口、真菌感染等），示意见图 3-28。

3. 调整体位

口腔清洁时，对于卧床患者，体位一般选择半卧位或坐卧位，将床头抬高，床铺摇起来的高度超过床头板的高度即可，可以用枕头调节头部和上半身的高度，示意见图 3-29。

4. 漱口

协助清醒患者用吸管吸取漱口溶液漱口，示意见图 3-30。

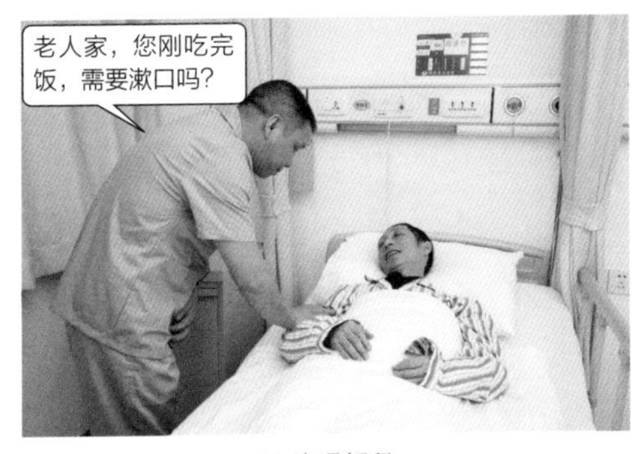

(a) 沟通解释

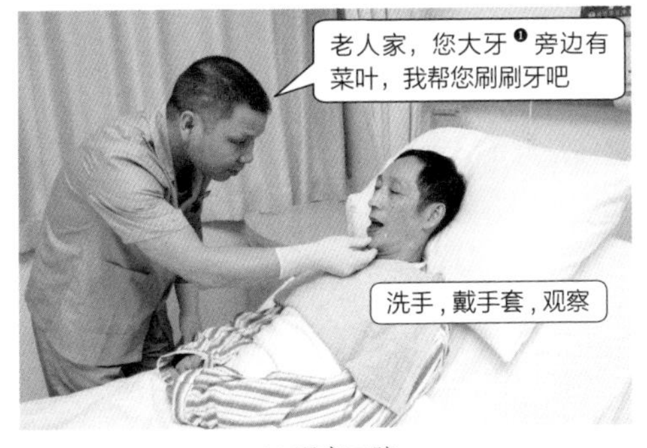

(b) 观察口腔

图 3-28　沟通解释，观察口腔

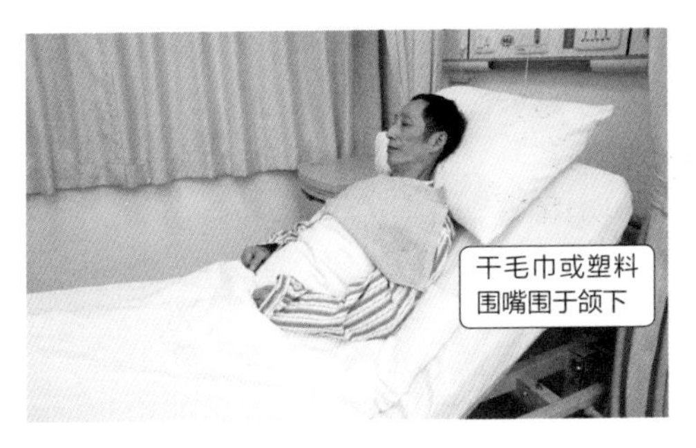

图 3-29　半卧位

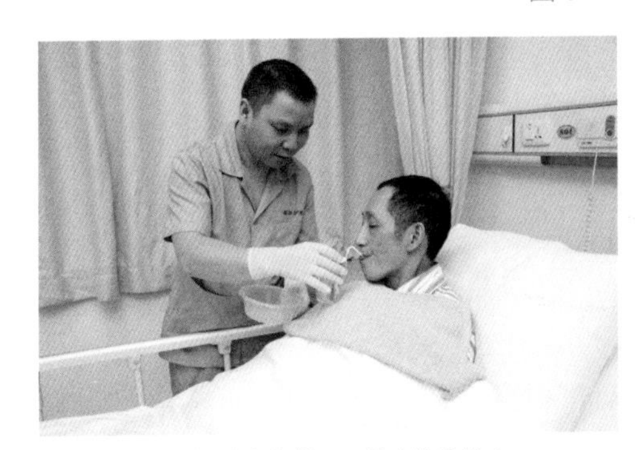

(a) 协助患者漱口，用小脸盆接水

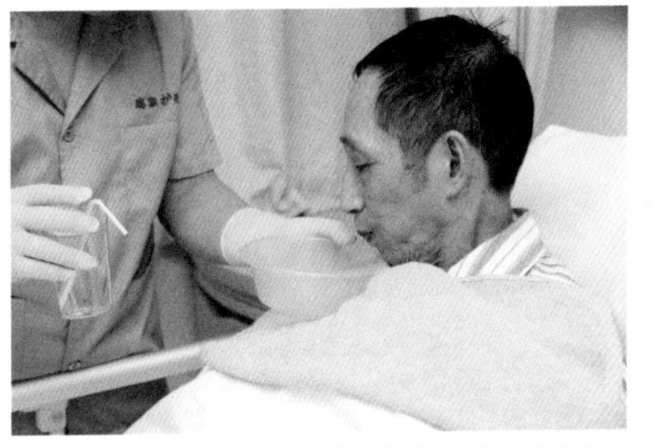

(b) 嘱患者闭紧双唇，鼓动腮帮，持续 30 秒，吐出来

图 3-30　漱口

5. 清洗牙齿

“握铅笔”式握牙刷，倾斜 45°角，依次清洗牙齿外侧面、内侧面、上下咬合面，示意见图 3-31 ～图 3-33。

刷牙顺序：从外到内，从上到下。

刷毛方向：指向根尖方向（上颌牙向上，下颌牙向下），刷毛呈 45°角，顺着牙缝刷，上牙从上往下刷，下牙从下往上刷。

---

❶ 大牙指磨牙。

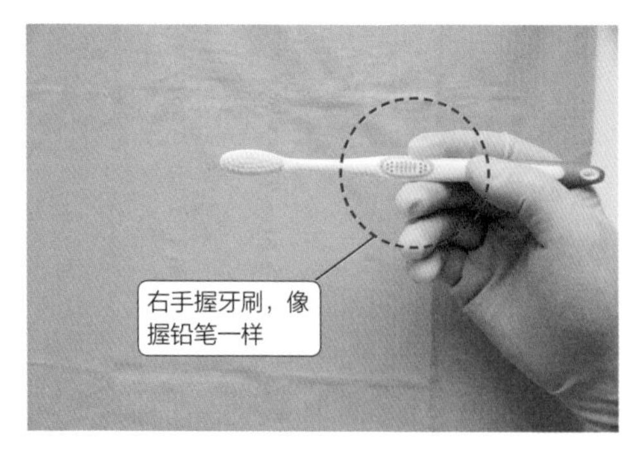

图 3-31　握牙刷手势

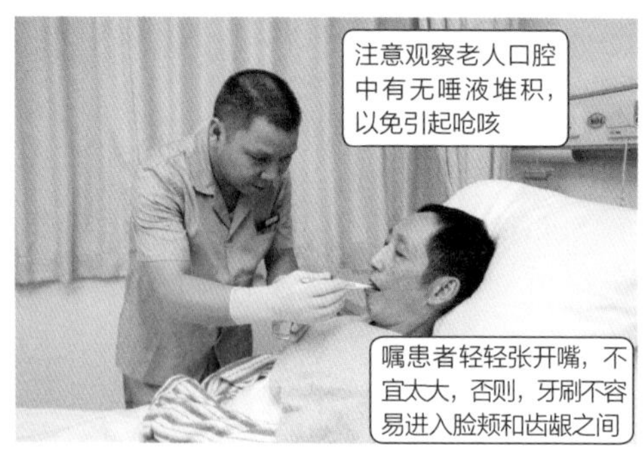

图 3-32　刷牙注意要点

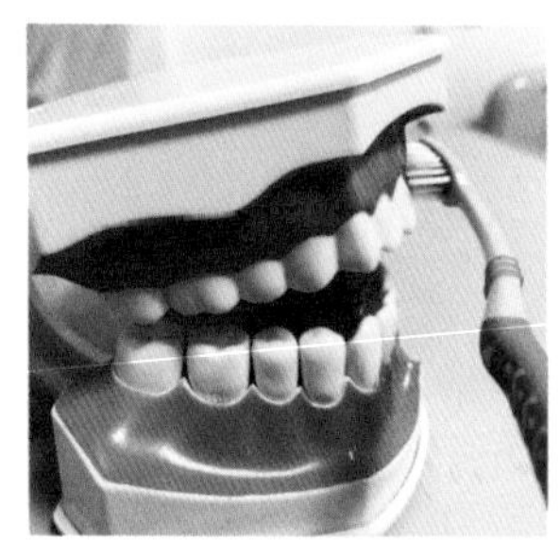

(a) 刷毛呈 45°角

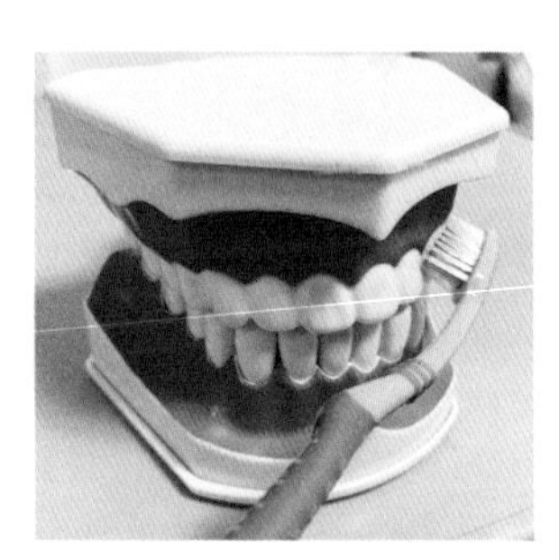

(b) 清洗外侧面

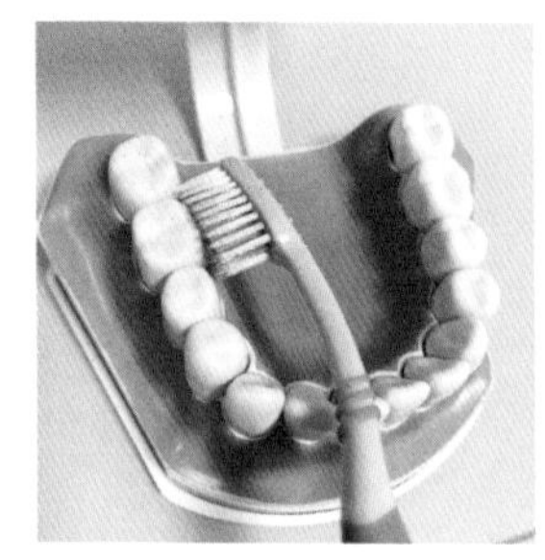

(c) 清洗左右内侧面

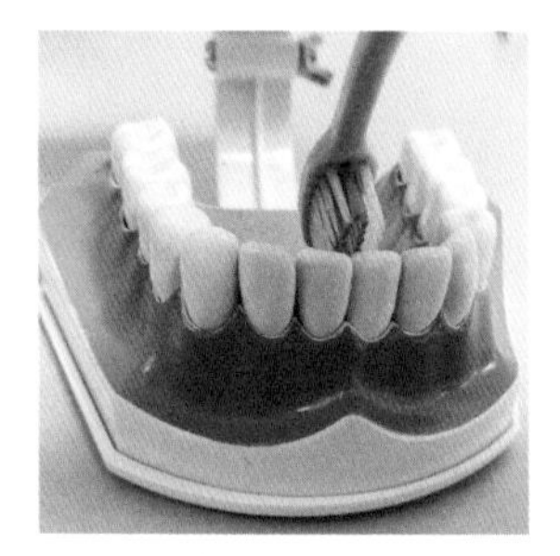

(d) 清洗上下内侧面

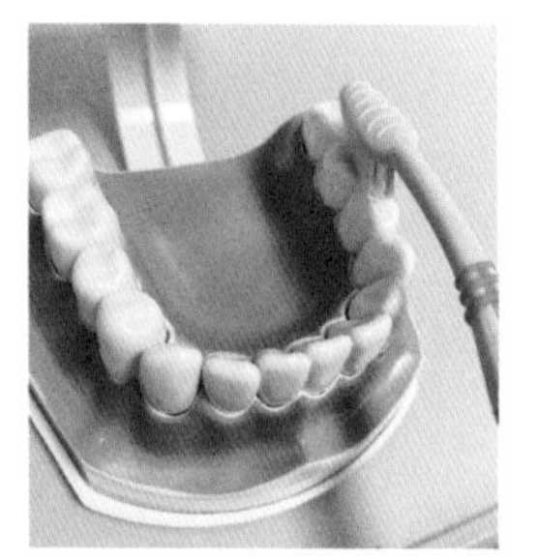

(e) 清洗上下咬合面

图 3-33　清洗牙齿

6. 清洗黏膜、舌面、舌下

轻刷黏膜、舌面及舌下，由内向外轻轻去除食物残渣及细菌，示意见图 3-34。

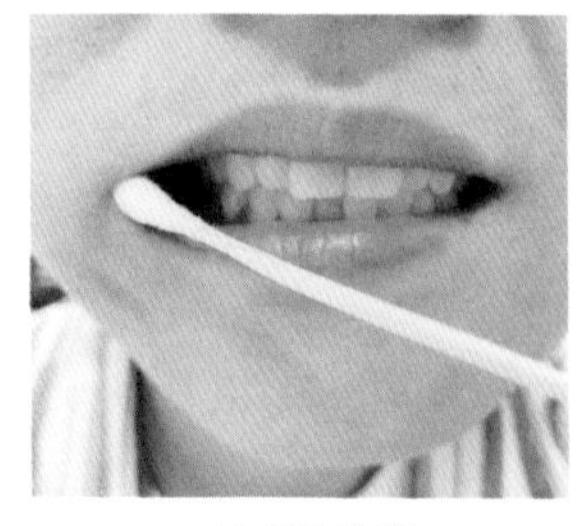

(a) 清洗黏膜

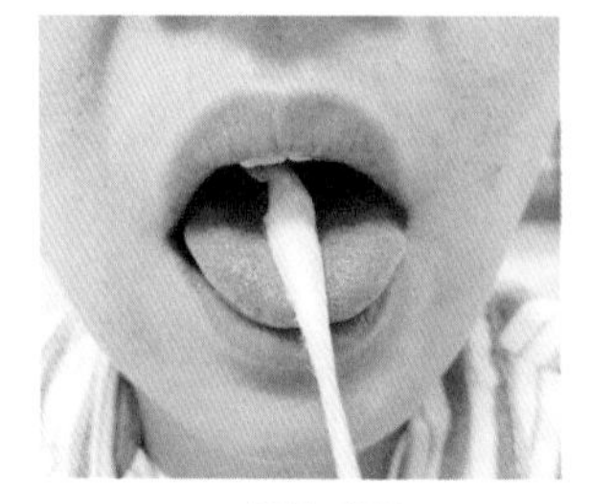

(b) 清洗舌面

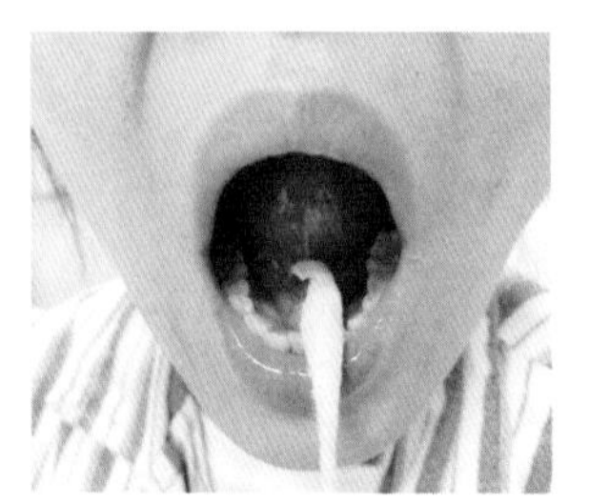

(c) 清洗舌下

图 3-34　清洗黏膜、舌面、舌下

7. 再次漱口，擦干，涂润唇膏

用温开水再次漱口，毛巾擦干嘴角水渍，酌情涂抹润唇膏等外用品，示意见图 3-35。

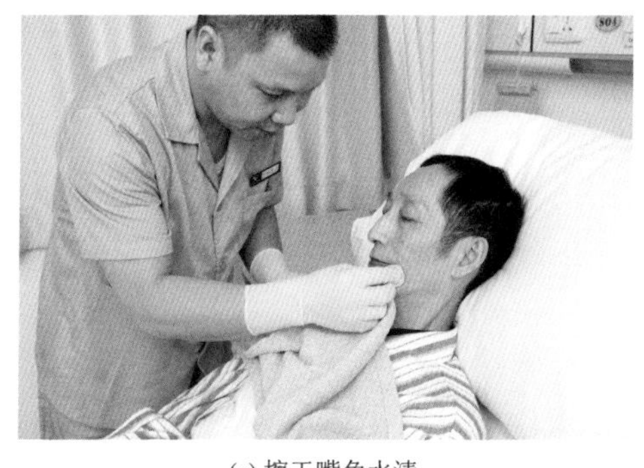

(a) 擦干嘴角水渍

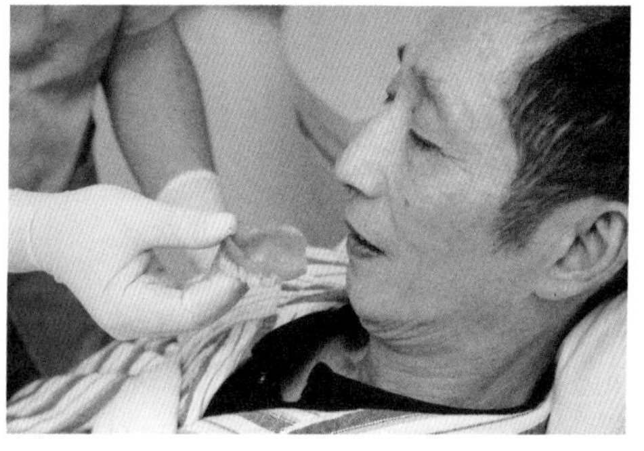

(b) 涂润唇膏

图 3-35　擦干，涂润唇膏

8. 清洗假牙

取假牙，用软毛牙刷刷洗，暂时不用的假牙，泡在冷水杯中，示意见图 3-36。

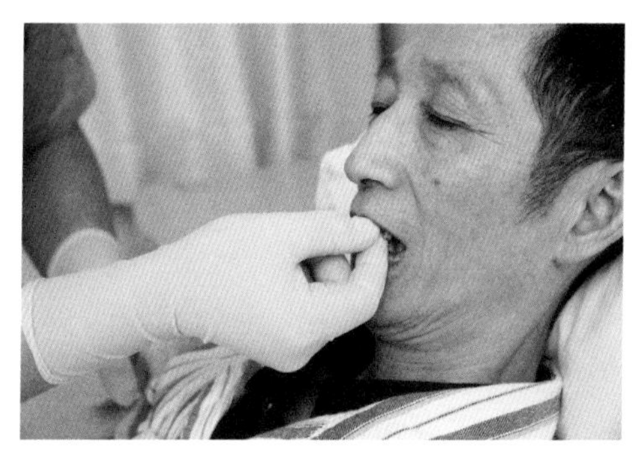

(a) 取假牙：手放在金属零件的两端，左右平行

(b) 取上牙套：拿住正前方，稍微靠前一点，让空气进入假牙和顶盖之间，然后卸下假牙；取下牙套：把前侧向上举起或稍微倾斜后卸下

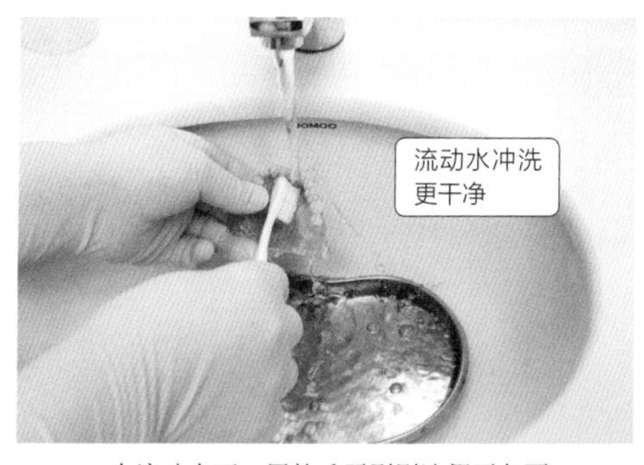

(c) 在流动水下，用软毛牙刷刷洗假牙各面

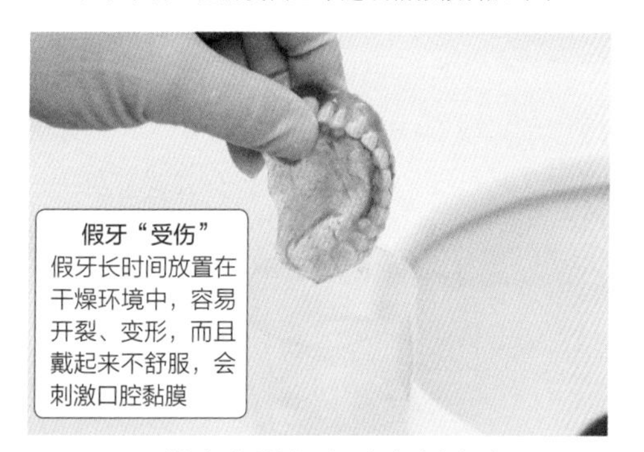

(d) 暂时不用的假牙，泡在冷水杯中

图 3-36　清洗假牙

三、照护误区

假牙一般都是高分子材料制成的，硬度比不上真牙。护理员在保存清洗好的假牙时，如果放在热水里浸泡，会加速其软化，导致老化、变性，影响正常使用，示意见图 3-37。

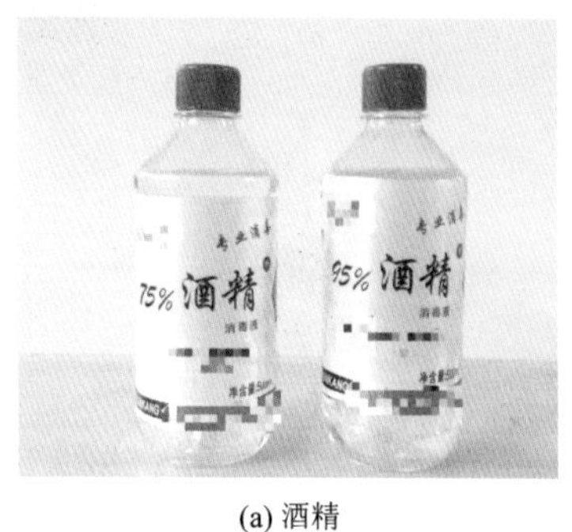

(a) 酒精

假牙洗好了，我把它放在热水或酒精里，再消消毒吧

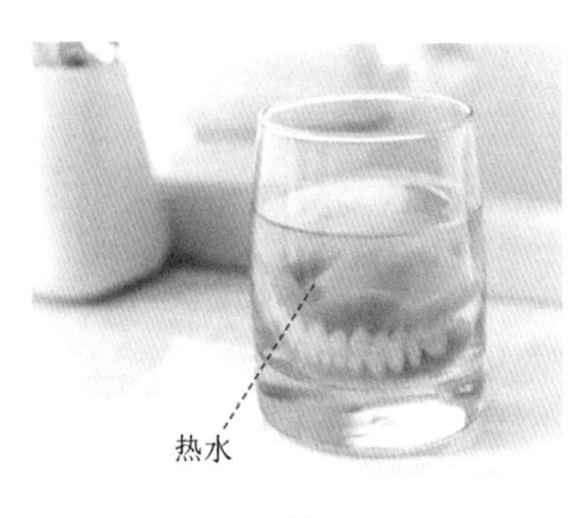

(b) 热水

图 3-37　假牙保存误区

第四节 协助洗脸

协助患者洗脸，去除脸部污垢，可使患者保持脸部皮肤清洁，保持良好的精神面貌，可满足患者需要，促进其皮肤血液循环，预防皮肤感染。本节主要介绍洗脸的流程及操作过程中存在的误区。

一、洗脸的流程

每天早晚洗脸，保持皮肤清洁，根据患者的自理情况，协助患者洗脸，具体流程如图 3-38 所示。

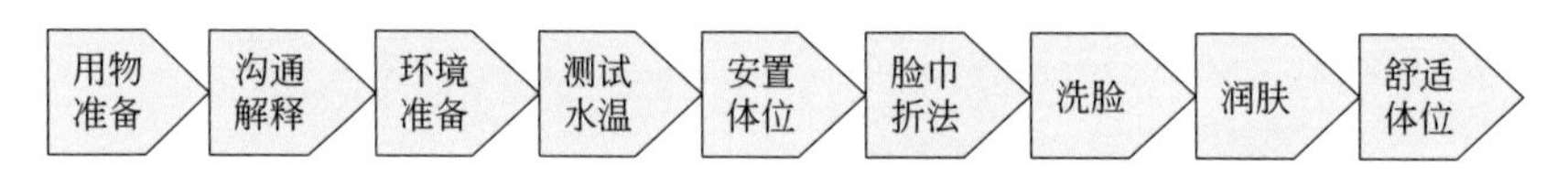

图 3-38　协助患者洗脸流程

1. 用物准备

准备好洗脸巾、毛巾、浴巾、香皂或洗面奶，酌情备润肤露、热水瓶、洗脸盆（见图 3-39）。

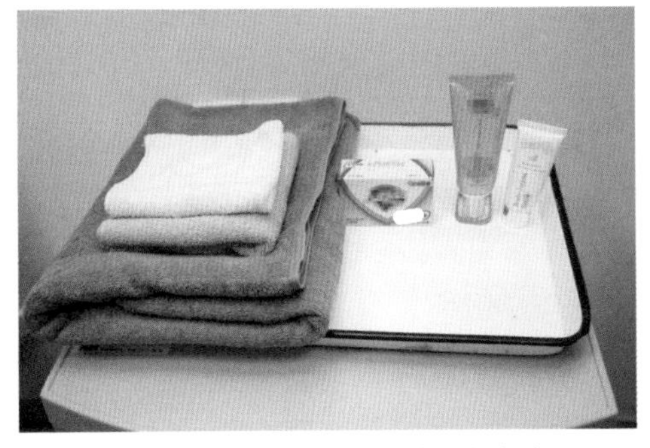
(a) 洗脸巾、毛巾、浴巾、香皂、润肤露

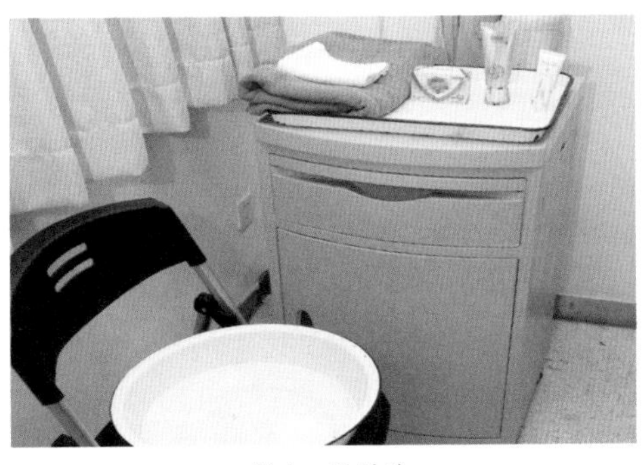
(b) 热水、洗脸盆

图 3-39　用物准备

2. 沟通解释

向患者说明，做好解释，取得患者配合（见图 3-40）。

3. 环境准备

关门窗，避免对流，防受凉，室内温度控制在 22 ～ 26℃（见图 3-41）。

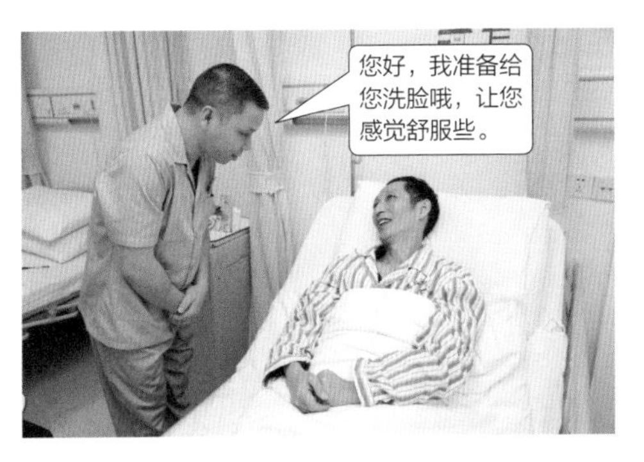

图 3-40　沟通解释

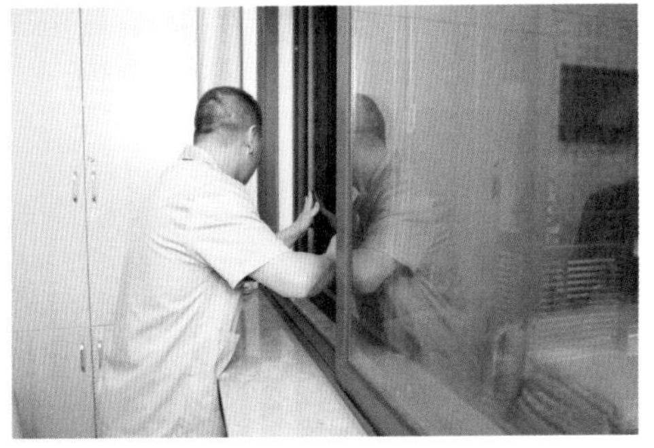
图 3-41　关门窗

4. 测试水温

操作前洗手，盛 50 ～ 52℃左右的热水，倒 2/3 满（见图 3-42）。

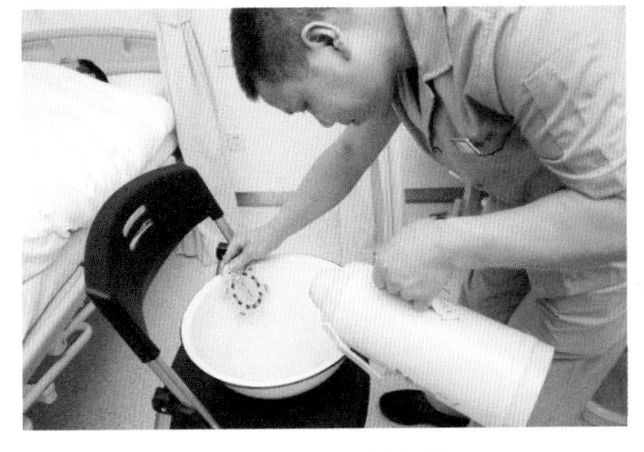
图 3-42　测试水温

5. 安置体位

将浴巾铺在枕头上，解开患者衣领扣子，将毛巾盖在胸前（见图 3-43）。

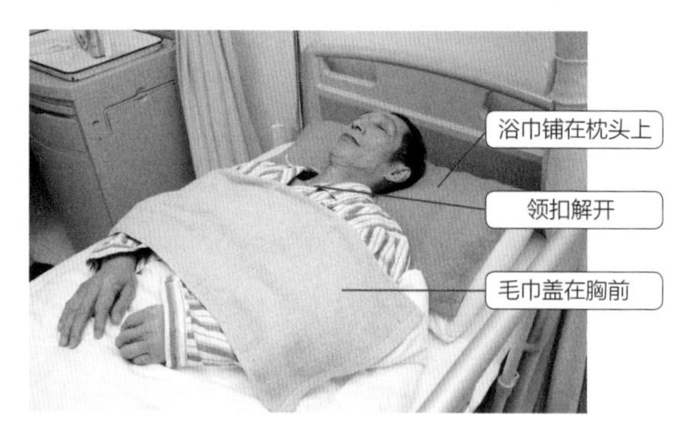

图 3-43 安置体位

6. 脸巾折法

将脸巾叠成手套状，包在手上（见图 3-44）。

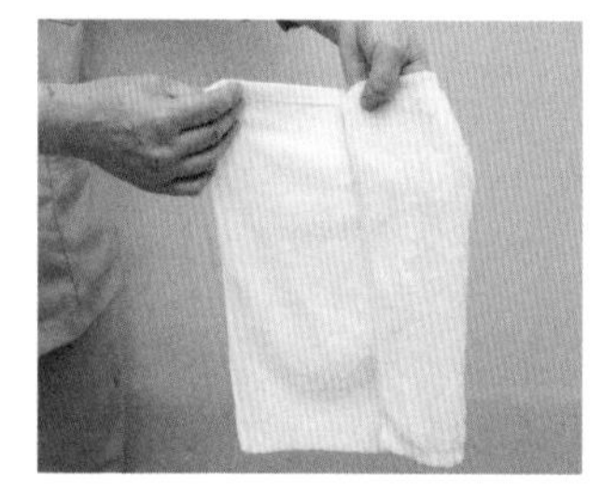

(a) 将小毛巾两边绕开拇指折向手心

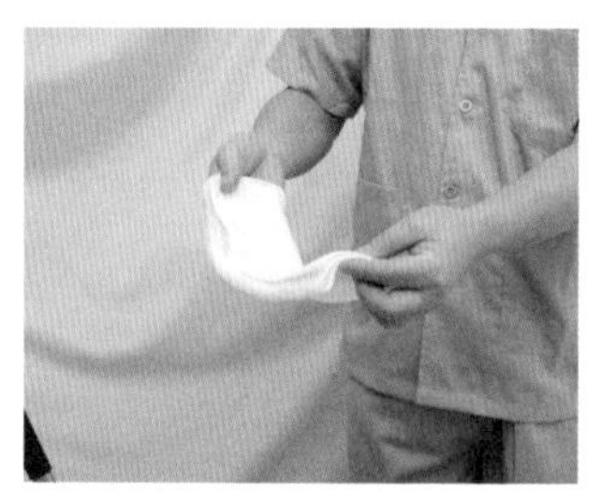

(b) 下垂部分对齐折向手掌

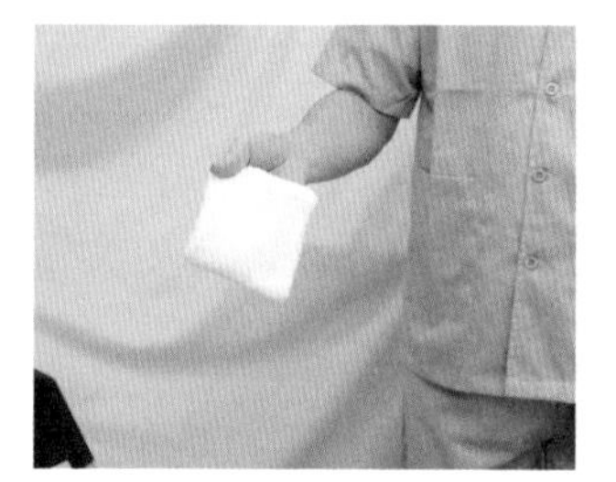

(c) 前段裹在毛巾的边缘内

图 3-44 脸巾折法

7. 洗脸

根据洗脸的顺序擦洗脸部，动作要轻柔。

洗脸顺序：眼部→额头→面颊→鼻子→耳后→颈部（见图 3-45）。

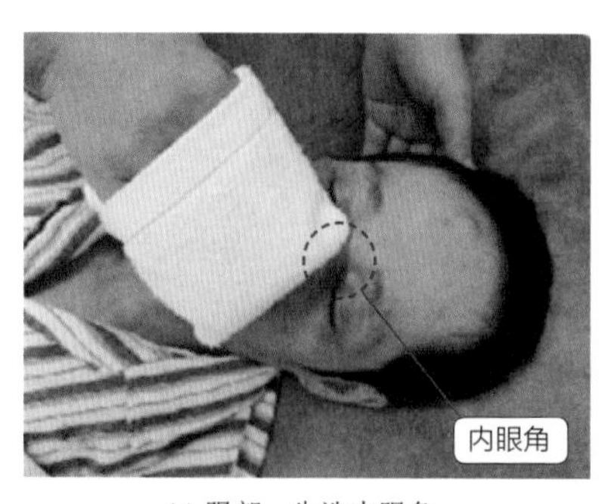

(a) 眼部：先洗内眼角

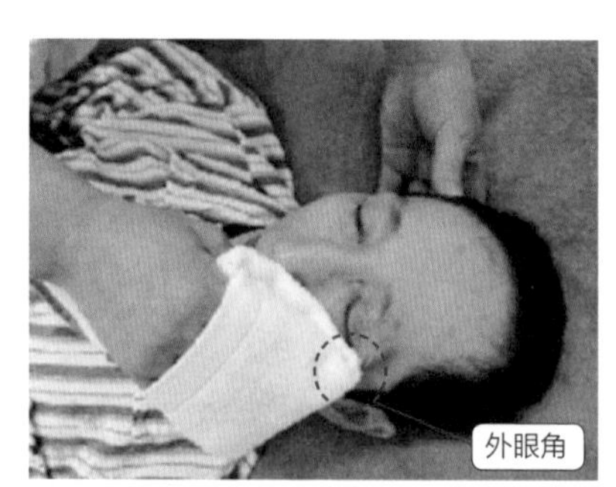

(b) 眼部：后洗外眼角

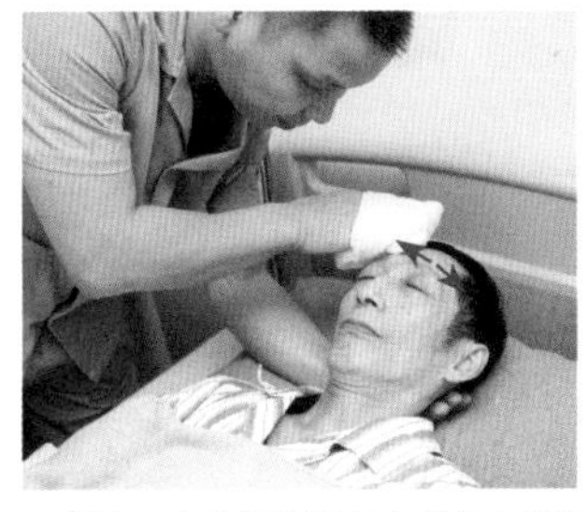

(c) 额头：由中间分别向左再向右擦洗

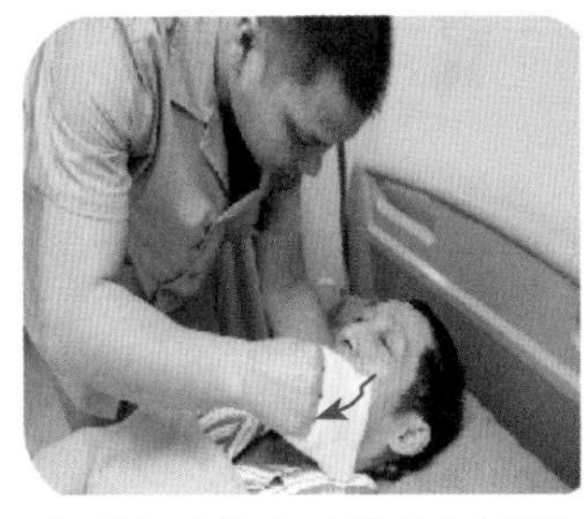

(d) 面颊：由鼻子一侧沿唇角向下擦

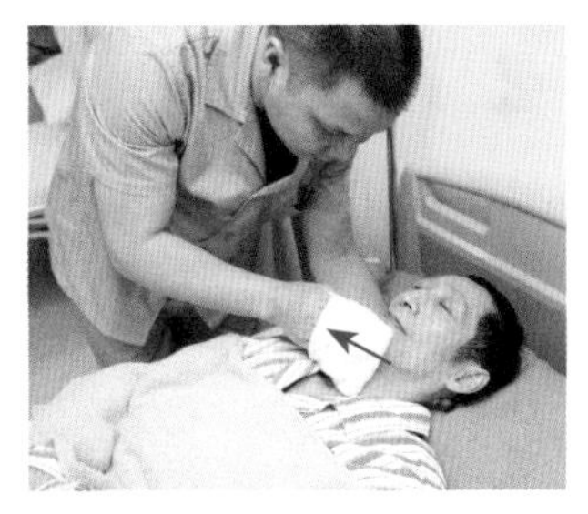

(e) 面颊：横向擦拭下巴，同法洗对侧脸

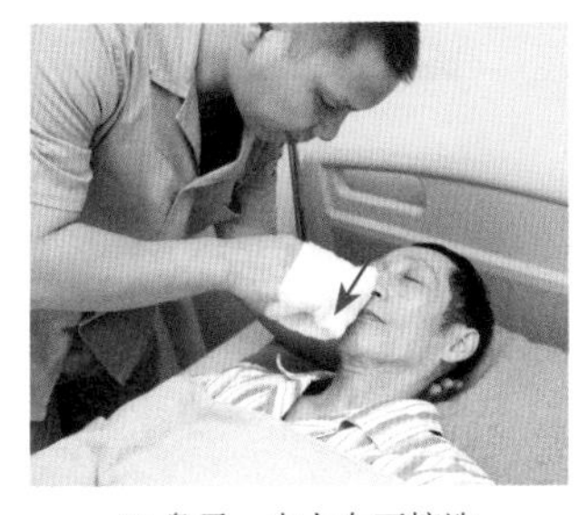

(f) 鼻子：由上向下擦洗

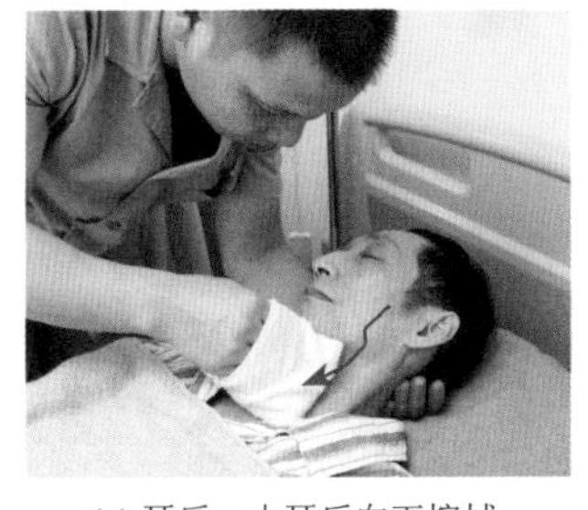

(g) 耳后：由耳后向下擦拭

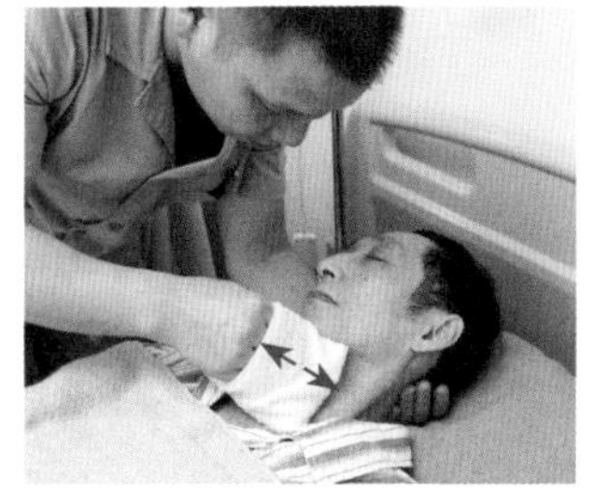

(h) 颈部：由中间向左再向右擦洗

图 3-45　洗脸

8. 润肤

清洗完毕，脸部皮肤干燥的患者可以酌情涂润肤霜（见图 3-46）。

9. 舒适体位

擦洗完毕，给患者摆好舒适体位，询问感受（图 3-47）。

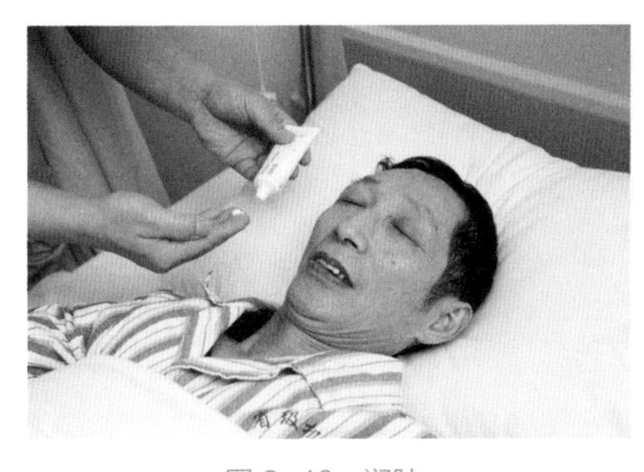

图 3-46　润肤

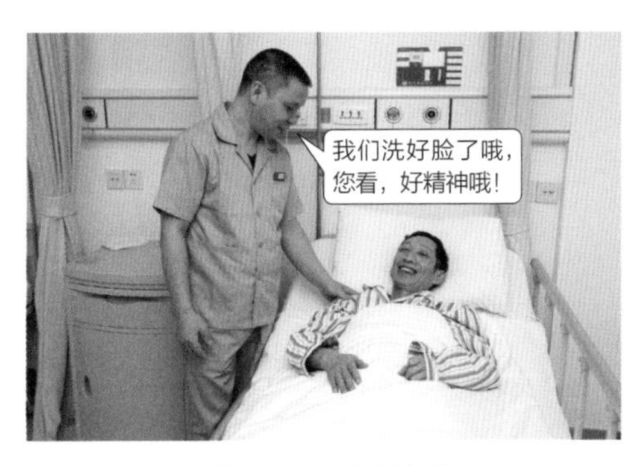

图 3-47　舒适体位

二、照护误区

洗脸过程中若发现眼部分泌物干燥硬结，不能使用蛮力抠去硬结，为避免损伤皮肤，应先用温水湿润的毛巾覆盖，待软化后再擦，以减少患者疼痛等不适感（见图 3-48）。

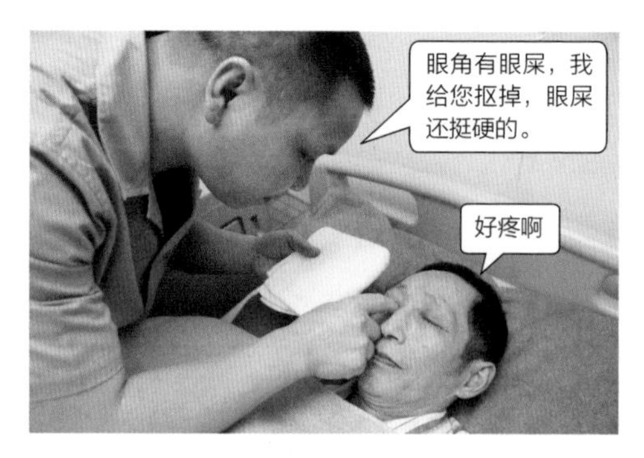

图 3-48　用力抠眼部分泌物（照护误区）

第五节 头发梳洗

照顾患者，尤其是卧床的患者，头发不能脏了再洗，每周至少洗 1 ～ 2 次，以保持头发清洁，促进头发生长和代谢，维护患者的自尊，增强患者自信。本节主要介绍头发梳洗的流程以及操作过程中存在的照护误区。

一、头发梳洗的流程

定期梳洗头发不仅能去除头皮屑和污垢，减少感染机会，还能按摩头皮，促进头部血液循环。头发梳洗的具体流程如图 3-49 所示。

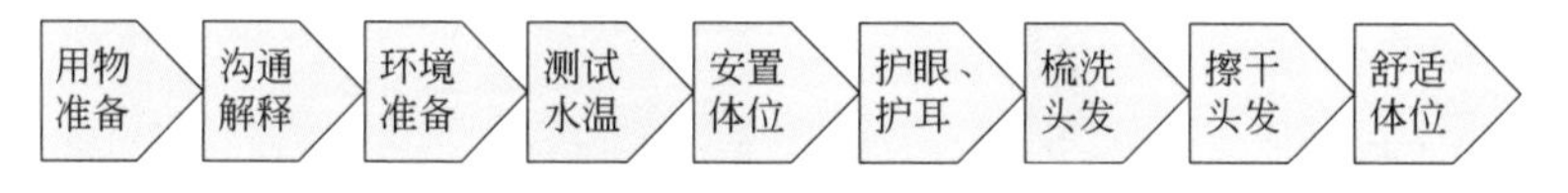

图 3-49　头发梳洗的具体流程

1. 用物准备

准备毛巾、一次性防水治疗巾、洗发液、不吸水棉球（2 个）、纱布、吹风机、梳子、纸袋、洗头槽、脸盆、水杯、污水桶、40 ～ 45℃热水（见图 3-50）。

2. 沟通解释

向患者说明，做好解释，取得患者配合（见图 3-51）。

3. 环境准备

关门窗，避免对流，防受凉，室内温度控制在 22 ～ 26℃。

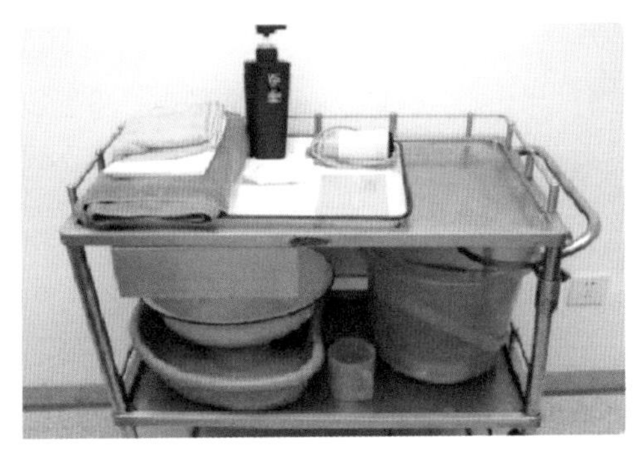

图 3-50　用物准备

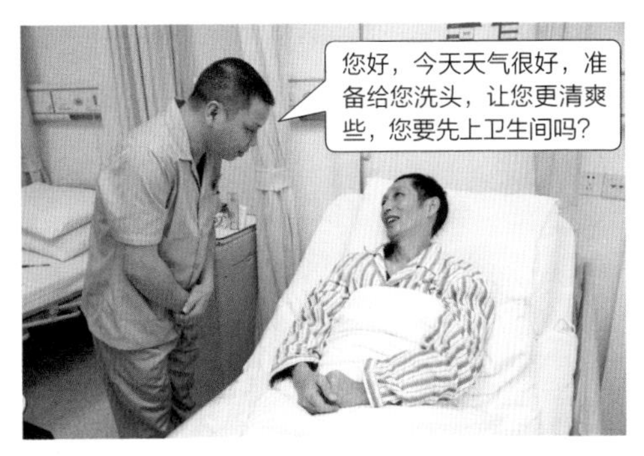

图 3-51　沟通解释

4. 测试水温

操作前洗手，用水温计先测试水温，水温控制在 40 ～ 45℃，必要时添加热水（见图 3-52）。

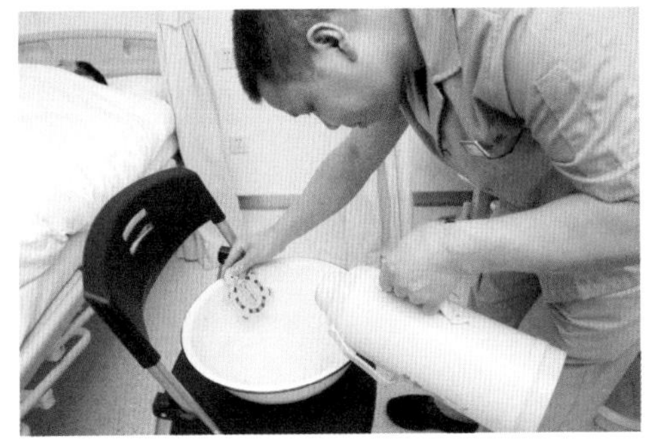

(a) 水温计测量

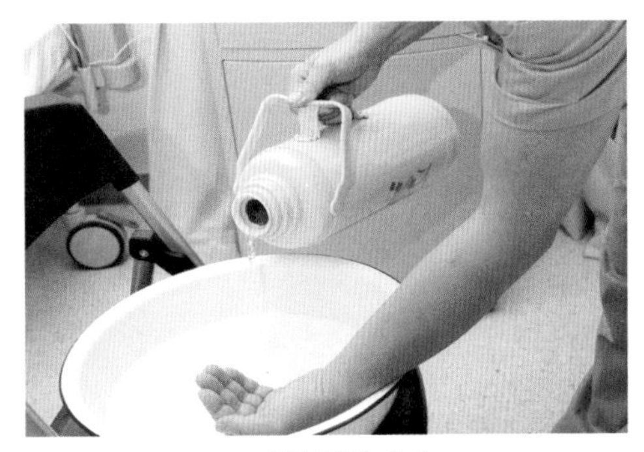

(b) 必要时添加热水

图 3-52　测试水温

5. 安置体位

协助患者取仰卧位，将一次性防水治疗巾铺在床单上，干毛巾围于颈肩部，头部置于洗头槽凹陷处，连接管至于污水桶中（见图 3-53）。

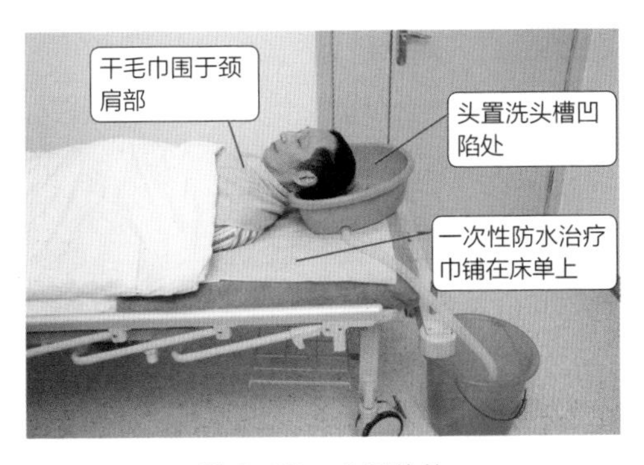

图 3-53　安置体位

6. 保护耳朵和眼睛

用棉球塞好双耳，用纱布遮盖双眼，防止操作中水流入眼部和耳部（见图 3-54）。

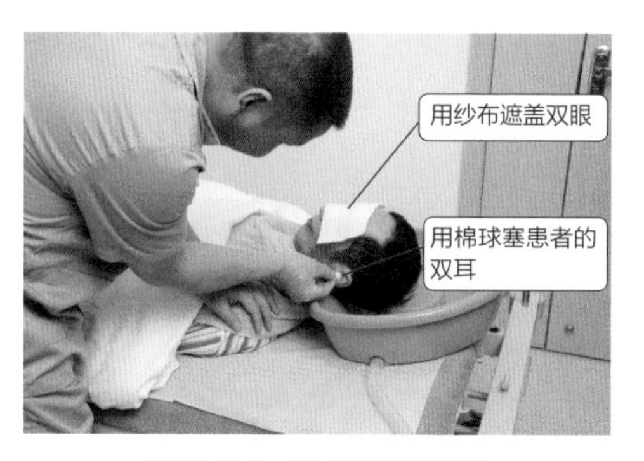

图 3-54　保护耳朵和眼睛

7. 梳洗头发

用温水充分浸湿头发，确保水温合适，以患者感到舒适为宜，取适量洗发液于掌心，均匀涂抹于头发，揉搓、按摩、清洗后，用温水冲洗干净（见图 3-55）。

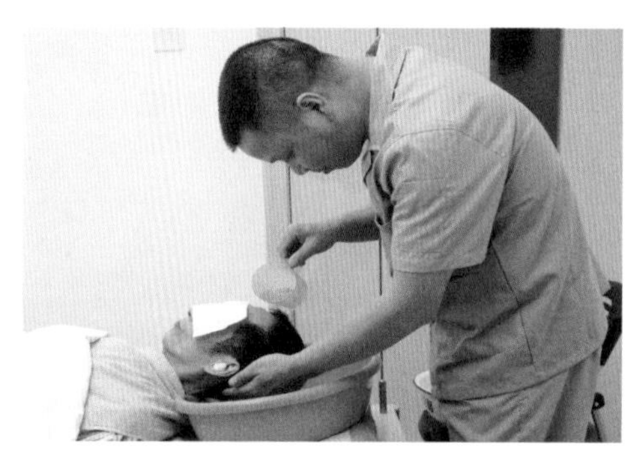

(a) 湿润头发，避免水进耳朵

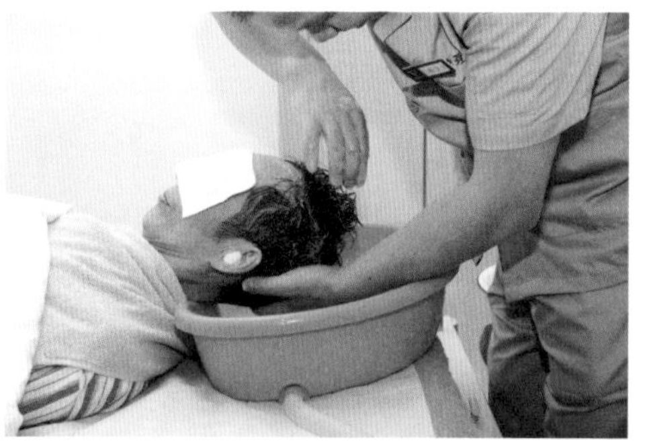

(b) 涂抹洗发液，揉搓，按摩头皮

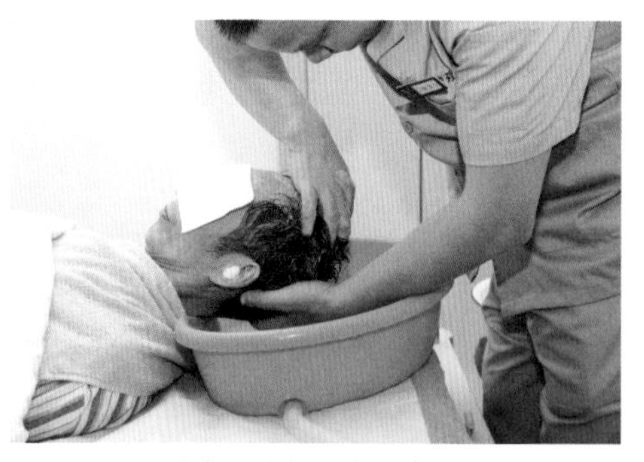

(c) 由发际至脑后，揉搓度适中

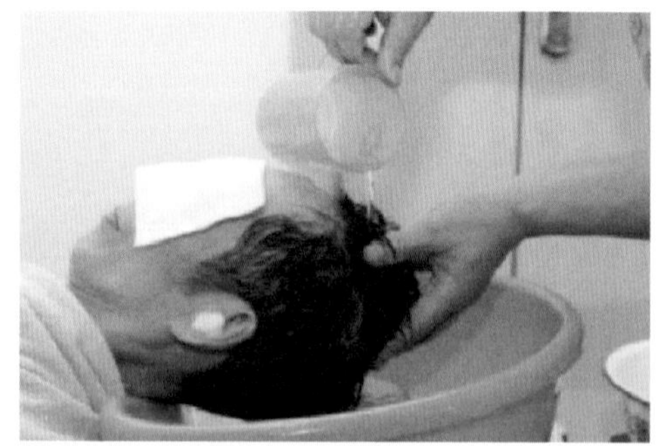

(d) 揉搓完毕，用温水冲洗干净，速度不可过快，水不可过大，避免进耳朵

图 3-55　梳洗头发

8. 擦干头发

解下颈部毛巾，撤去洗发用物，用毛巾包住头发并充分擦干，用电吹风吹干后梳理（见图 3-56）。

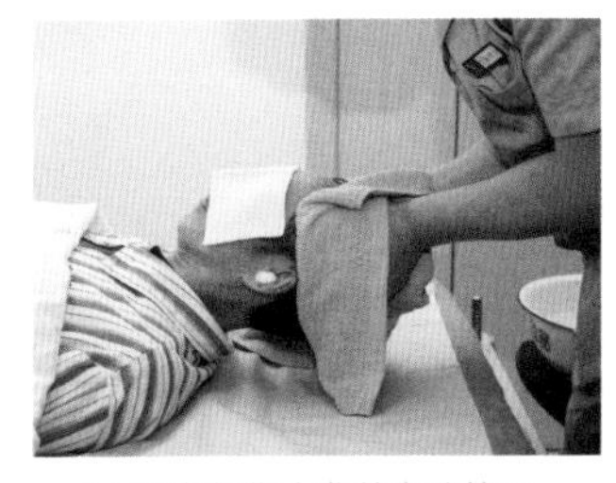
(a) 毛巾包住头发并充分擦干

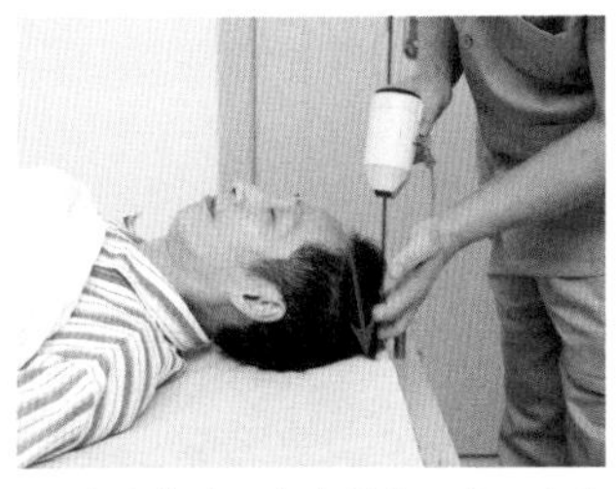
(b) 取出棉球，拿走纱布，吹干头发

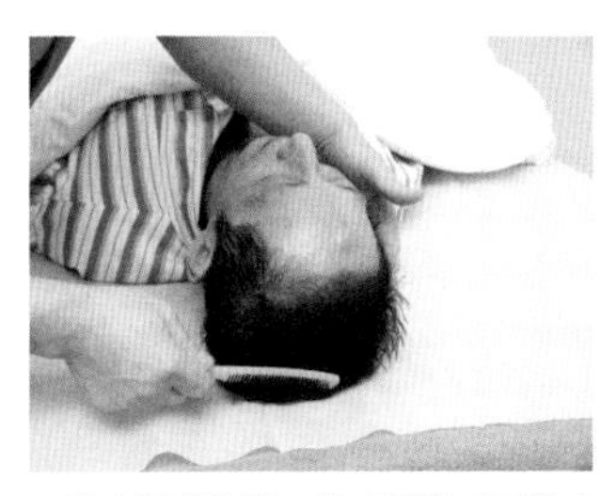
(c) 梳去脱落头发，绕成团置于纸袋中

图 3-56　擦干头发

9. 舒适体位

再次洗手，按要求整理用物，询问患者感受，取舒适体位（见图 3-57）。

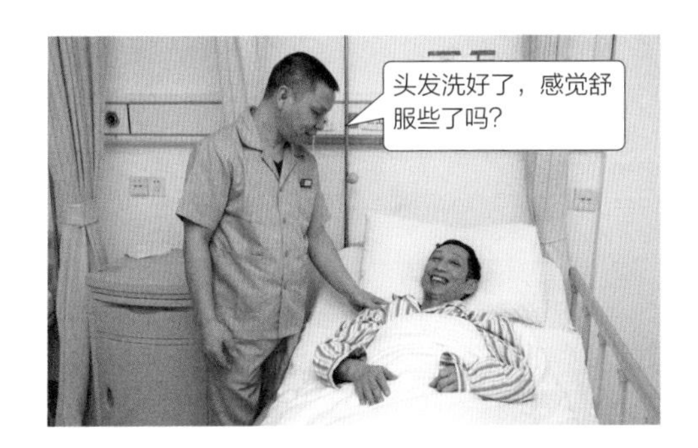

图 3-57　舒适体位

二、照护误区

使用电吹风过程中，应避免电吹风的热风直接对着脸吹，控制电吹风的热度，老年患者不应使用强热风，以免烫伤皮肤，应注意避免（见图 3-58）。

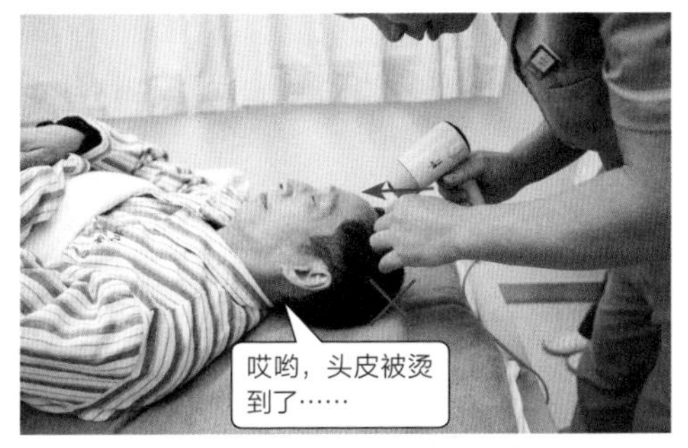

图 3-58　电吹风对着脸吹

第六节 · 协助洗脚

患者每天睡前足浴，除了清洁以外，还可以使全身温暖，促进皮肤血液循环，起到身心舒适、增进健康的效果。本节主要介绍协助患者洗脚的流程以及操作过程中的照护误区。

一、协助洗脚的流程

睡前足浴，能够去除足部的污垢，清洁皮肤，根据患者的自理情况，协助患者洗脚的流程如图 3-59 所示。

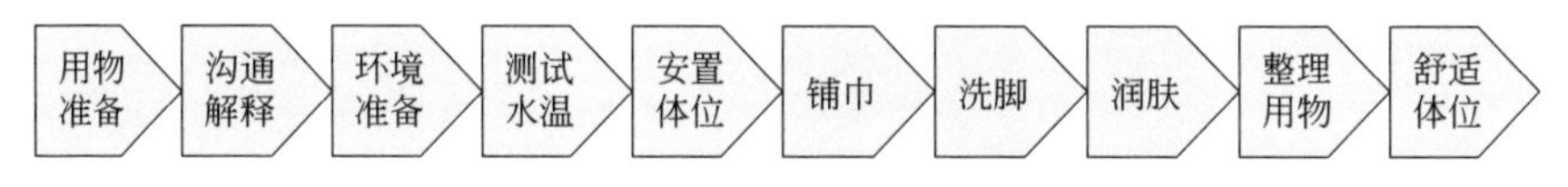

图 3-59 协助患者洗脚的流程

1. 用物准备

准备浴巾、毛巾、一次性中单、润肤露、香皂、指甲剪、热水瓶、盛有温水的洗脚盆（水温为 40 ～ 45℃）、软枕（见图 3-60）。

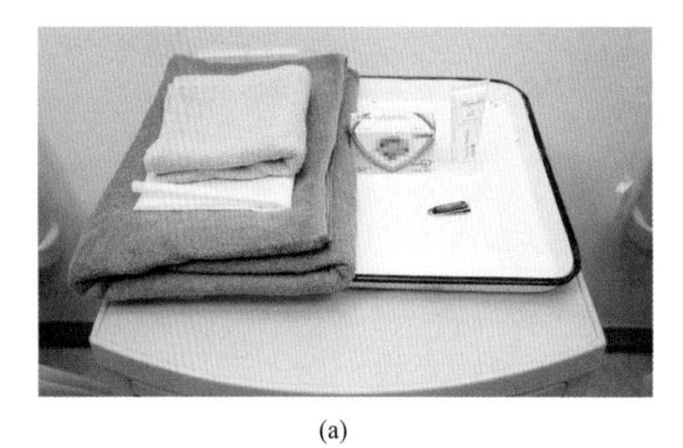

(a)

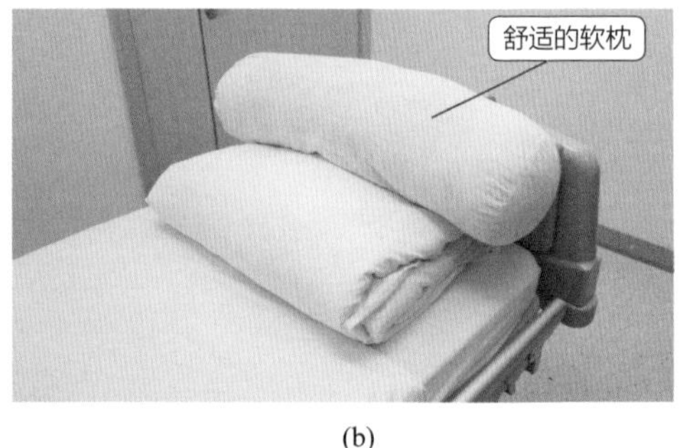

(b)

图 3-60 用物准备

2. 沟通解释

向患者说明，做好解释，取得患者配合（见图 3-61）。

3. 环境准备

关门窗，避免对流，防受凉，室内温度控制在 22 ～ 26℃（见图 3-41）。

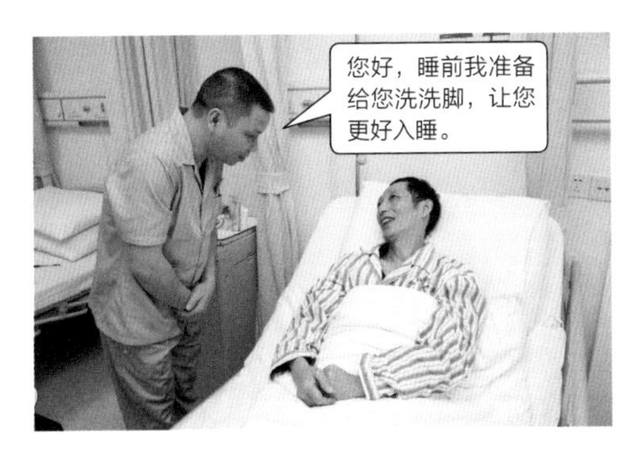

图 3-61　沟通解释

4. 测试水温

操作前用水温计先测试水温，水温控制在 40 ～ 45℃，必要时添加热水（图 3-52）。

5. 安置体位

安置患者体位，将患者移向床内侧，同时拉上对侧护栏。将被子向上向内折叠至膝盖上方。指导患者屈膝，将软枕垫于膝下，使患者舒适（见图 3-62）。

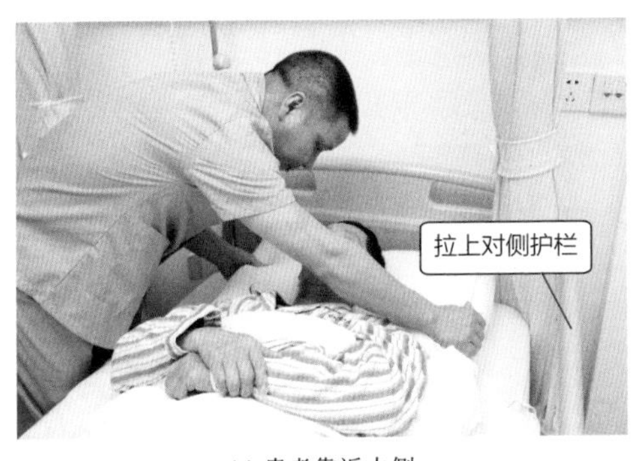

(a) 患者靠近内侧

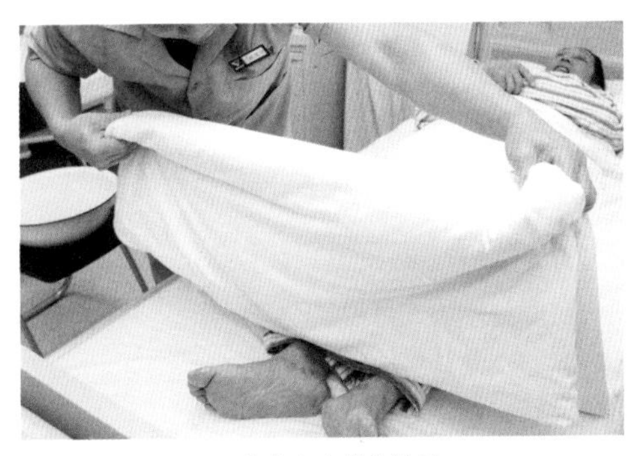

(b) 向上向内折叠被子

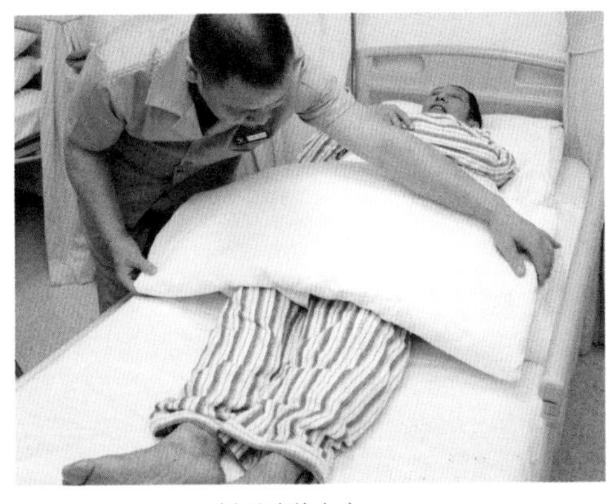

(c) 折至膝盖上方

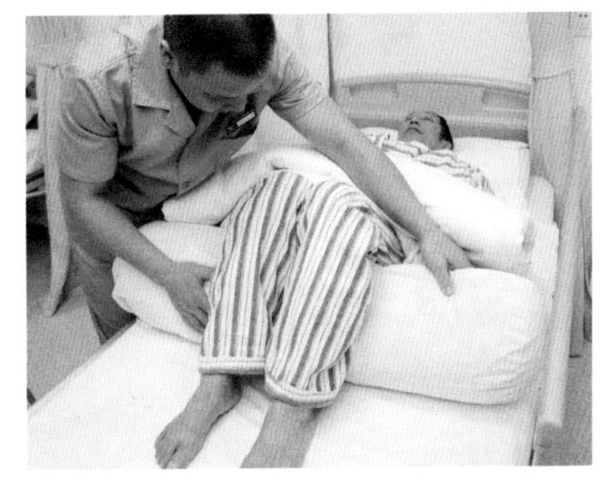

(d) 患者屈膝，软枕垫于膝下，使患者舒适

图 3-62　安置体位

6. 铺巾

将一次性中单铺于浴巾的下层，再将浴巾铺于中单上层（见图 3-63）。

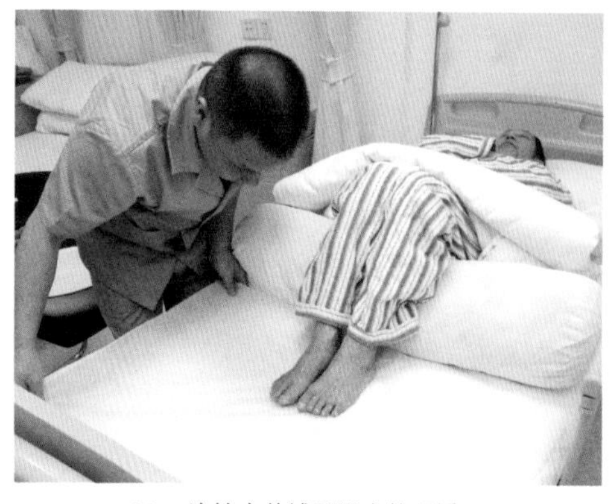

(a) 一次性中单铺于浴巾的下层

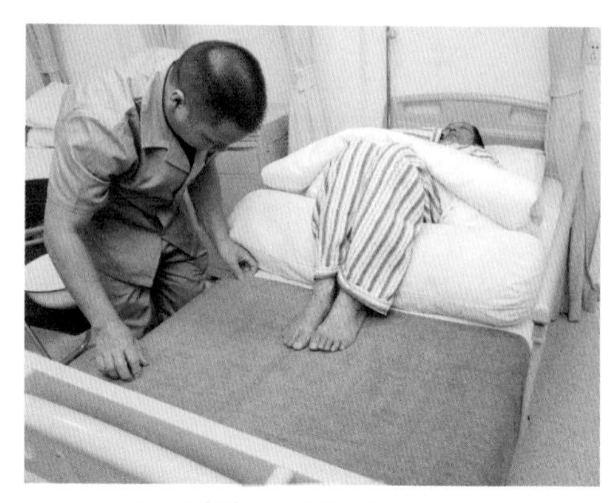

(b) 浴巾铺于一次性中单上层

图 3-63 铺巾

7. 洗脚

将肥皂涂抹于毛巾上，准备为患者洗脚，洗脚顺序为擦洗脚踝、足背、足底、足趾。根据患者脚指甲情况，必要时修剪脚指甲，注意动作要轻柔，避免修剪到皮肤（见图 3-64）。

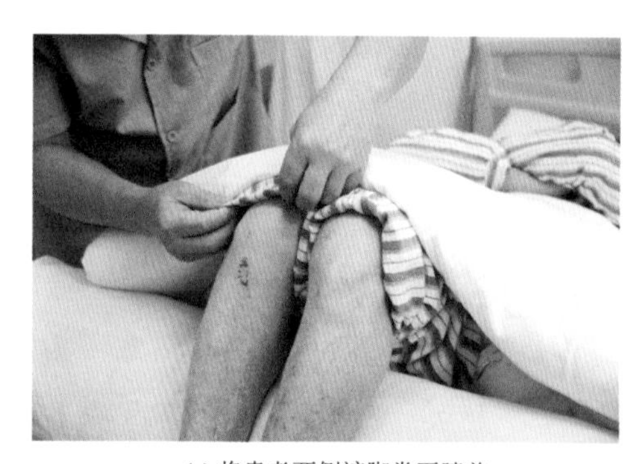

(a) 将患者两侧裤脚卷至膝盖

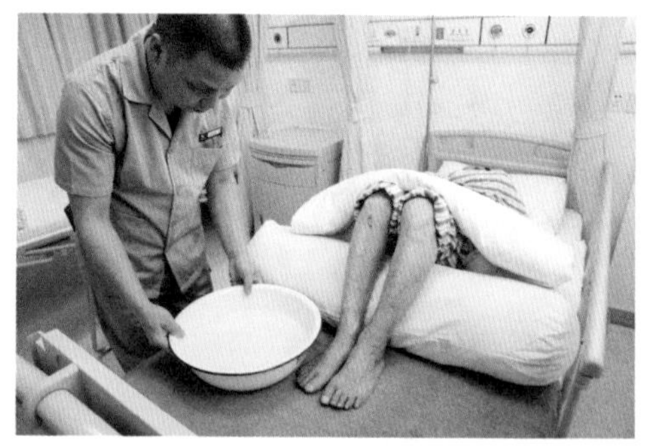

(b) 放置洗脚盆于浴巾上

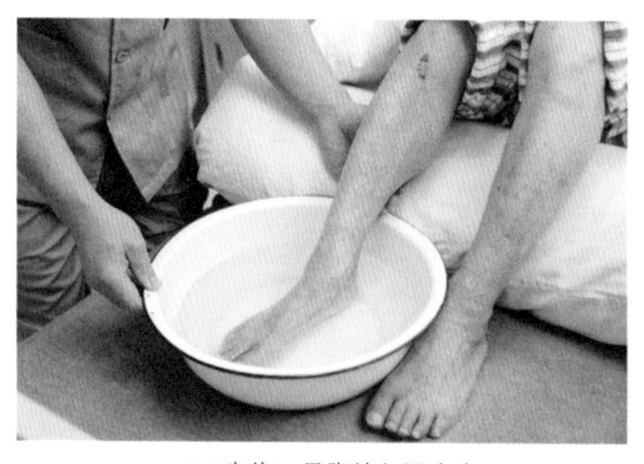

(c) 先将一只脚放入温水中

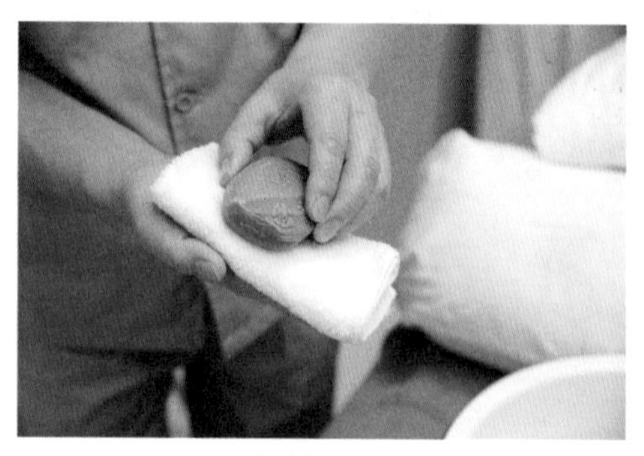

(d) 肥皂涂抹擦脚毛巾

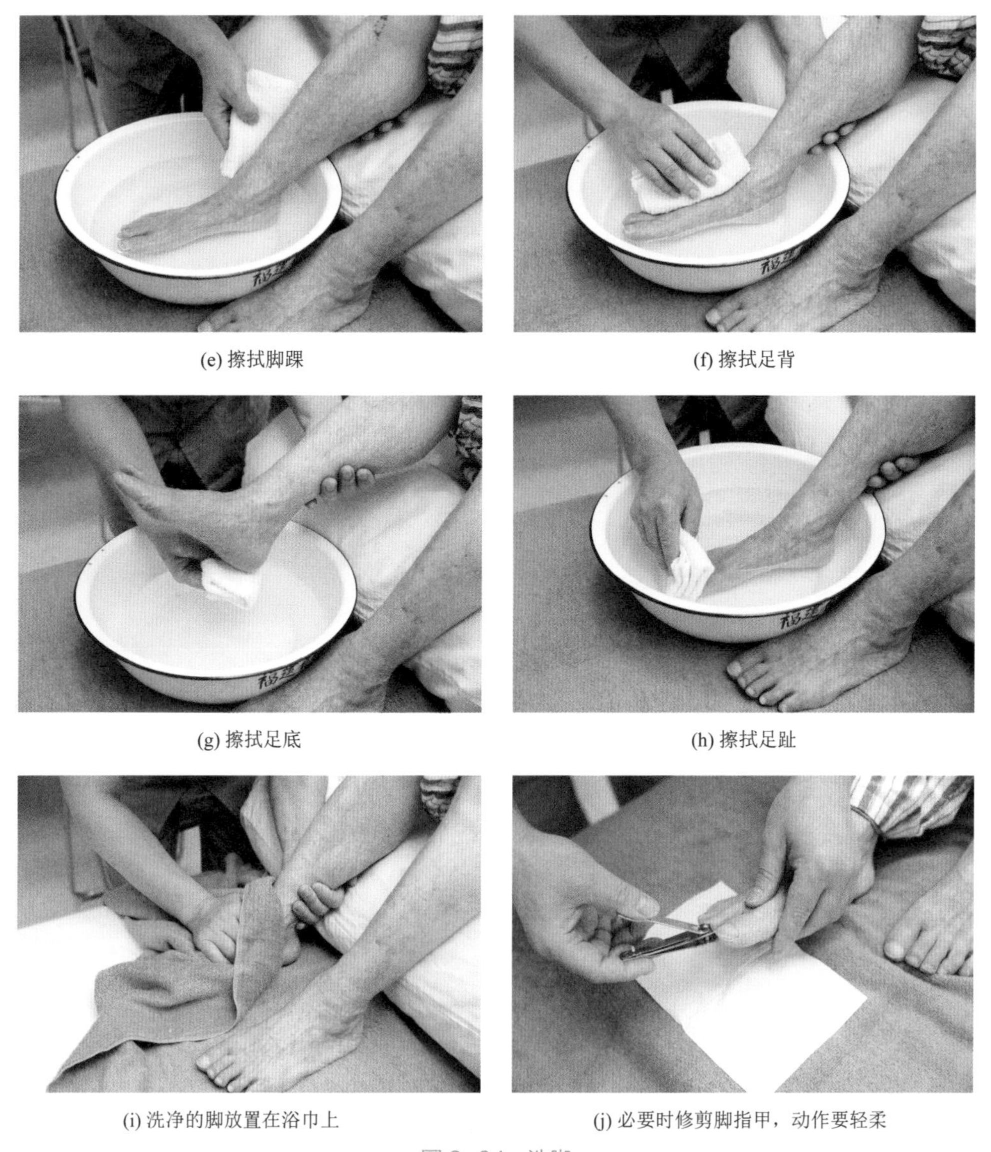

(e) 擦拭脚踝　(f) 擦拭足背

(g) 擦拭足底　(h) 擦拭足趾

(i) 洗净的脚放置在浴巾上　(j) 必要时修剪脚指甲，动作要轻柔

图 3-64　洗脚

8. 润肤

根据患者皮肤情况为患者足部涂上润肤露，避开伤口处，若有小创口，可用碘伏消毒，避免感染（见图 3-65）。

9. 整理用物

将患者的双脚裤管拉下，放下床尾盖被，整理用物，整理床单位（图 3-66）。

10. 舒适体位

再次洗手，为患者摆好舒适体位，询问患者感受（见图 3-67）。

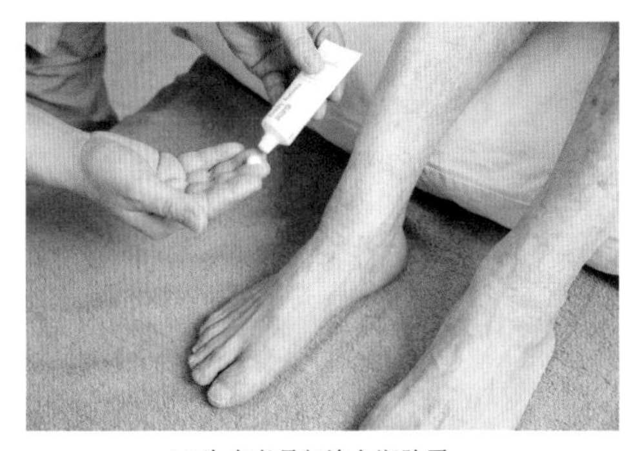

(a) 为患者足部涂上润肤露

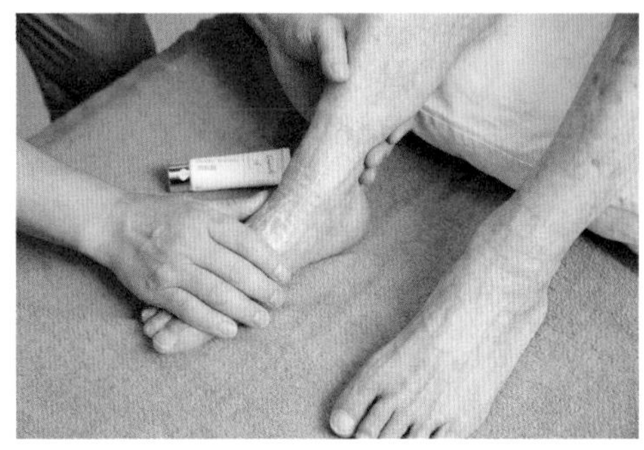

(b) 润肤露涂抹均匀

图 3-65　润肤

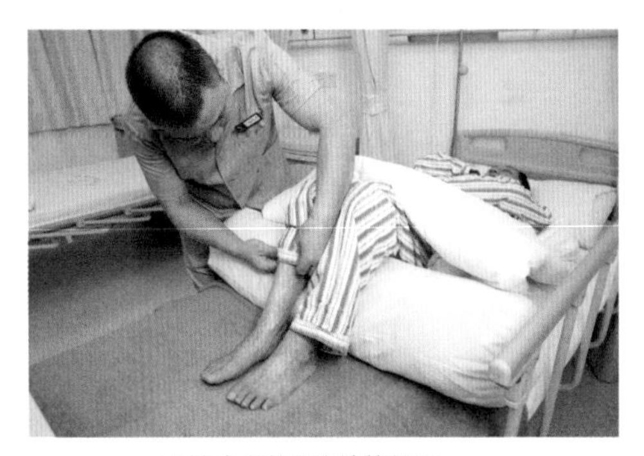

(a) 将患者的双脚裤管拉下

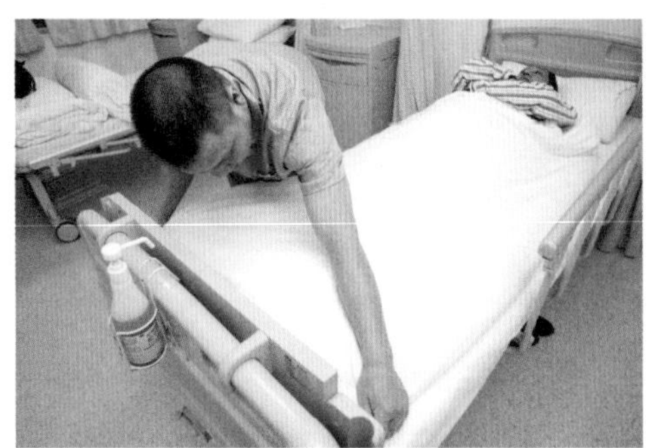

(b) 整理床单位

图 3-66　整理用物

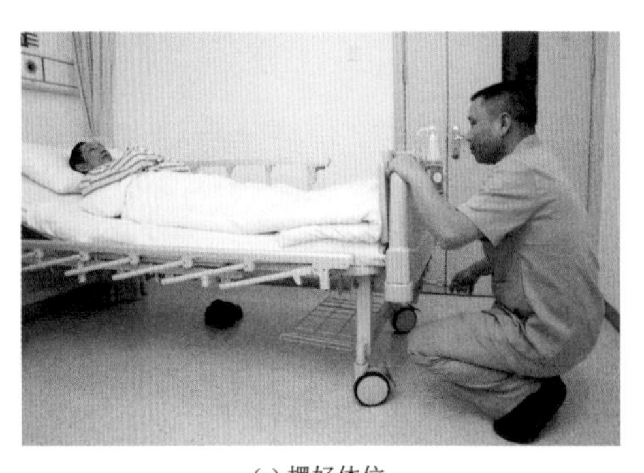

(a) 摆好体位

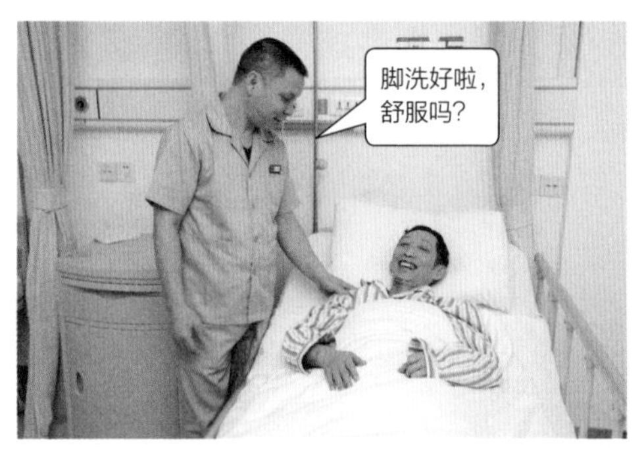

(b) 询问感受

图 3-67　舒适体位

二、照护误区

协助患者洗脚，使患者清洁、舒适的同时，不能忽略细节操作，在修剪脚指甲时，应该在足下铺一张纸巾，边修剪脚指甲边将修剪下的脚指甲碎屑集中在纸张上，再一起丢弃，避免脚指甲碎屑飞溅到床铺及浴巾上，不方便清理，并有可能划伤皮肤（见图 3-68）。

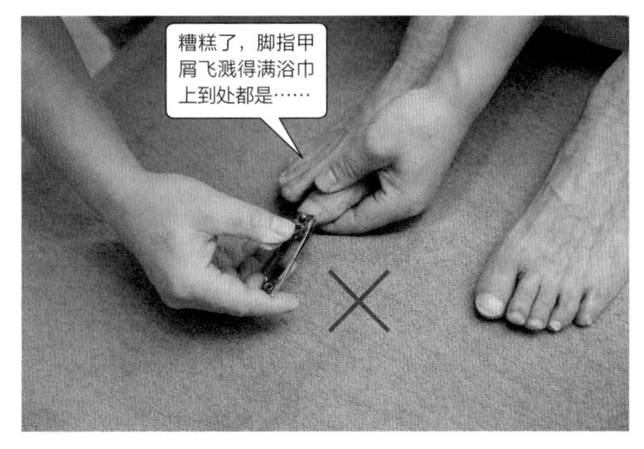

图 3-68　脚指甲直接剪在浴巾上

第七节 协助擦浴

人的皮肤会不断地分泌脂类、排泄汗液，若不及时清洗，则会增加感染的机会，如果有伤口，会对皮肤伤口产生一定的刺激，给患者带来身心不适。本节简要介绍护理员协助患者擦浴的方法，包括常见清洁用品的选择、具体的擦浴步骤及常见的照护误区。

一、清洁用品的选择

护理员可以根据患者的皮肤状况、喜好、清洁用品的功效选择适合患者的清洁护肤品。通常选择一款香皂或沐浴露，一款护肤产品即可。

洁肤香皂：一般皂基清洁剂，可以有效清洁皮肤，用后感觉清爽，但对皮肤的刺激性相对比较大。

沐浴露：较温和，目前较好的是以氨基酸为表面活性剂的产品。

温水清洗：皮肤特别干燥或皮肤有破损的患者，可以只用温水清洗。

润肤剂：可以在皮肤表面形成保护层，防止水分过度蒸发。

爽身粉：清洁患者身体并擦干后，轻轻将爽身粉抹在臀部、腋下、腘窝、颈下等皮肤皱褶处，既能吸收汗液、滑爽皮肤，又可以减少痱子、皮疹和压力性损伤（压疮）的发生。

二、床上擦浴操作方法

擦浴前，护理员应该了解患者的皮肤清洁度及清洁习惯，选择好清洁用品，床上擦浴步骤示意见图 3-69 ～图 3-80。

擦浴前准备：50% 乙醇（酒精）或按摩油、香皂或沐浴露、爽身粉；浴巾 1 条、毛巾 2 条、换洗衣物、被单；污水桶、脸盆；另备一桶净热水，水温 50 ～ 52℃（根据患者的年龄、习惯和季节调节水温）。

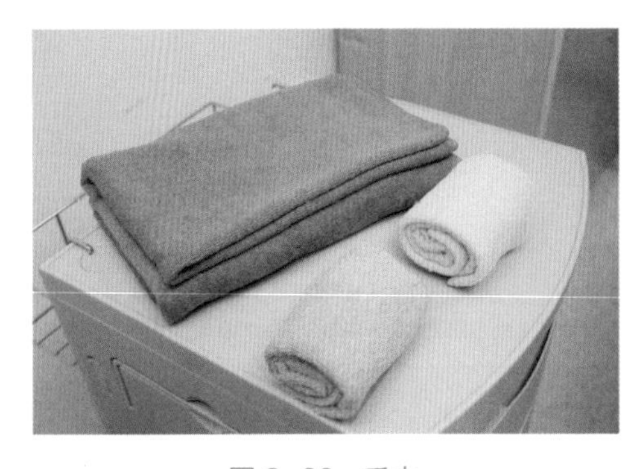

图 3-69　毛巾

毛巾使用顺序：先用涂有香皂（或沐浴露）的湿毛巾擦洗皮肤，再用清洁的湿毛巾擦净，最后用浴巾擦干，酌情在皮肤褶皱处或全身涂擦爽身粉

擦洗顺序：面部→上肢→换水→胸、腹、背部→皮肤护理（皮肤按摩）→更衣→换水→下肢→足浴→换水、换盆、换毛巾→会阴→换裤子

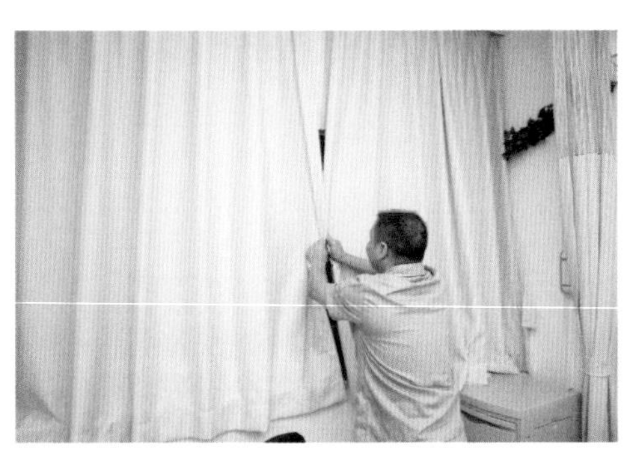

图 3-70　擦洗前准备

擦洗前，关闭门窗，调节好室温，先协助患者排空二便

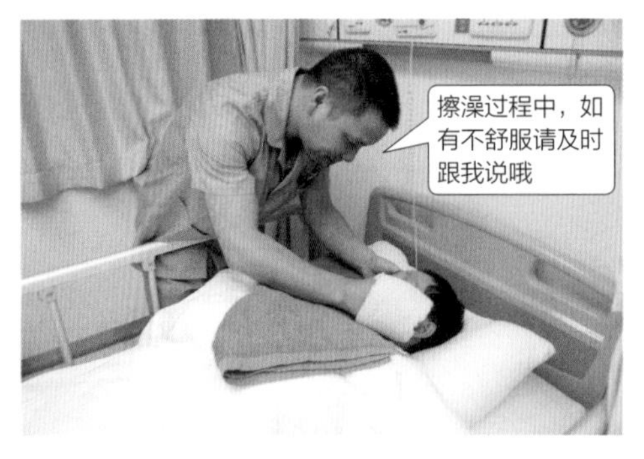

图 3-71　洗脸、颈部

为患者松开领扣，护理员将湿润的热毛巾包在手上，按照洗脸顺序操作

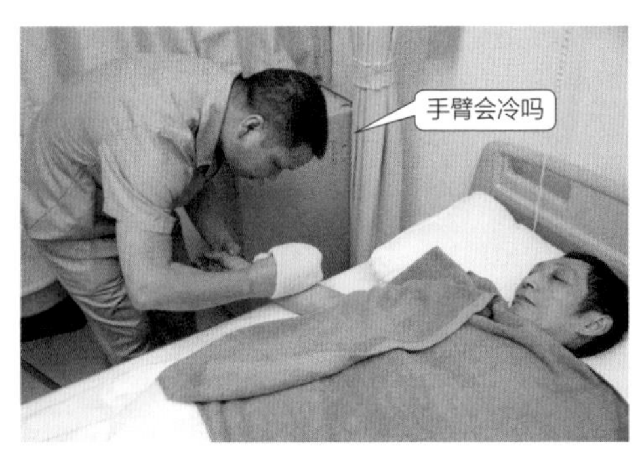

图 3-72　洗双上肢

帮患者脱掉上衣并置于污物桶，铺浴巾于手臂下；依次擦洗手臂外侧、腋下、手臂内侧

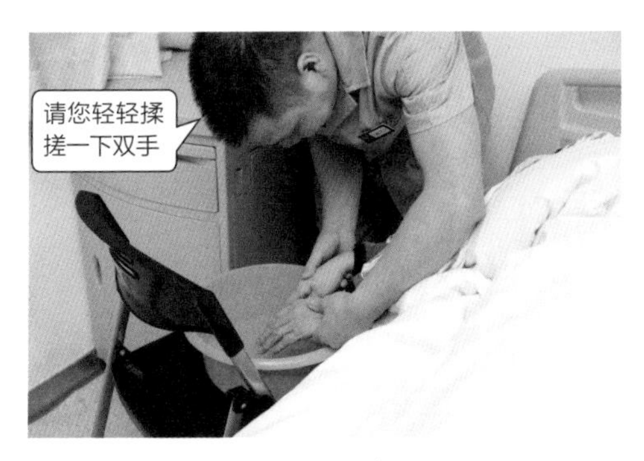

图 3-73　洗手

用热水浸泡、清洗双手，并擦干；逐一仔细擦拭手指和指缝

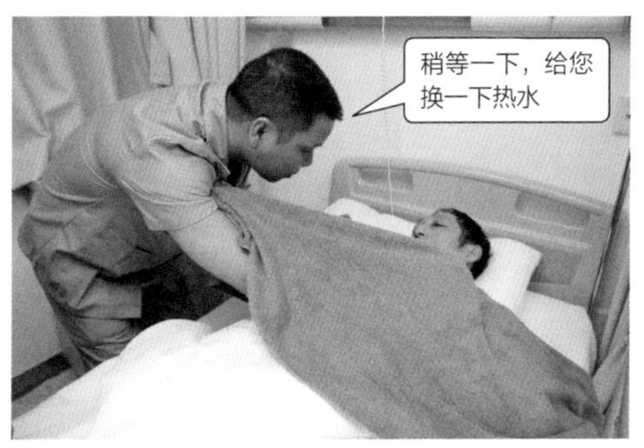

图 3-74　擦洗胸、腹背部

1. 注意力度，如患者出现面色苍白、寒战、心搏加快、呼吸短促等情况，应立即停止操作；
2. 顺序：由上到下擦洗胸部、腹部（最后脐部）；
3. 侧卧：依次擦洗颈、腰、背、臀部

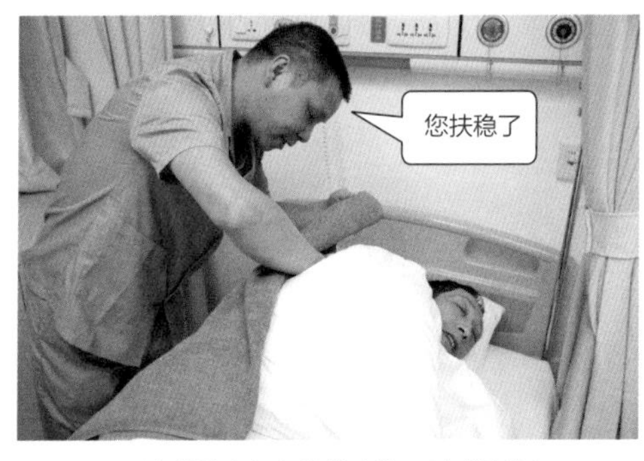

(a) 观察骨骼突起部位的皮肤，无明显发红、破损者用 50% 乙醇按摩

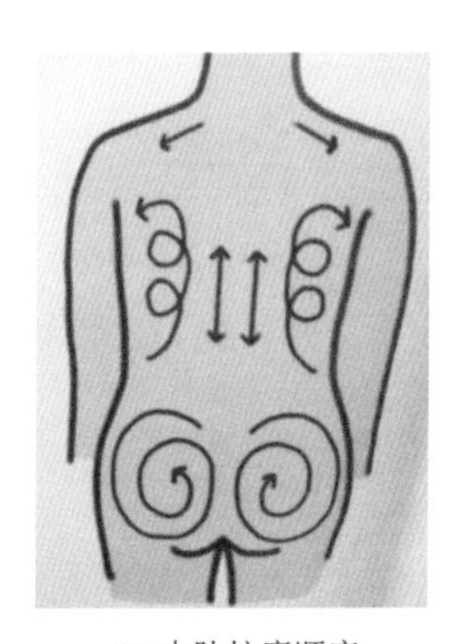

(b) 皮肤按摩顺序

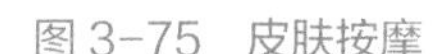

图 3-75　皮肤按摩

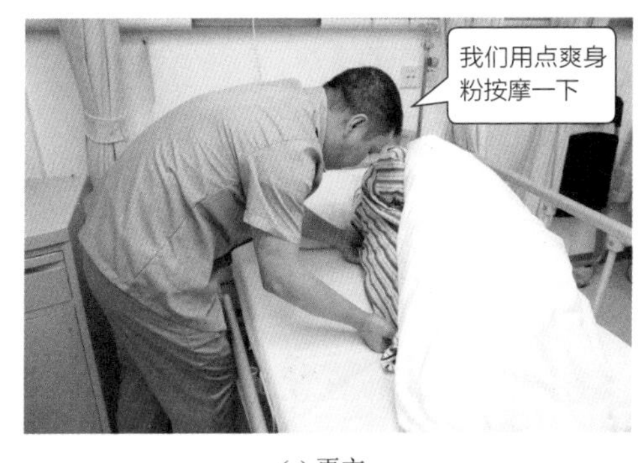

(a) 更衣

1. 擦洗完毕后涂擦爽身粉；
2. 撤下浴巾，协助患者穿衣

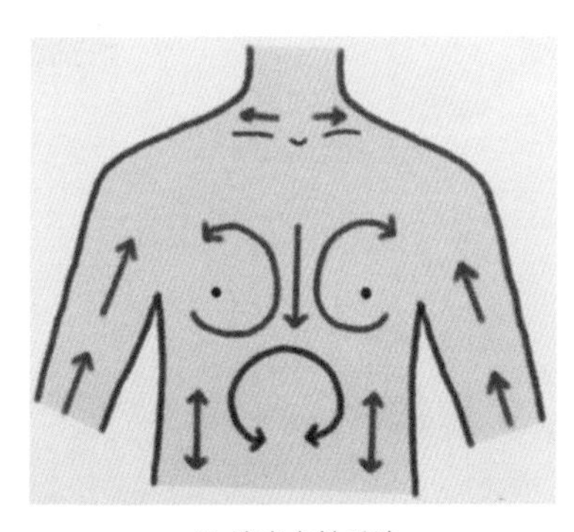

(b) 涂爽身粉手法

图 3-76　涂爽身粉，更衣

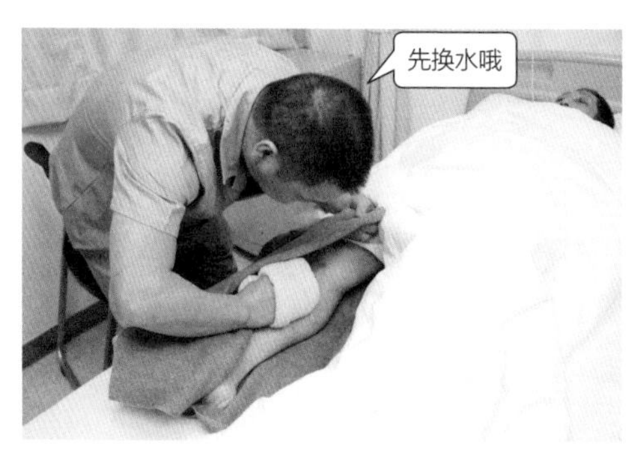

(a) 擦洗下肢示意

1. 帮患者脱下裤子，并铺浴巾；

2. 擦洗顺序：髋部→大腿→小腿→双足

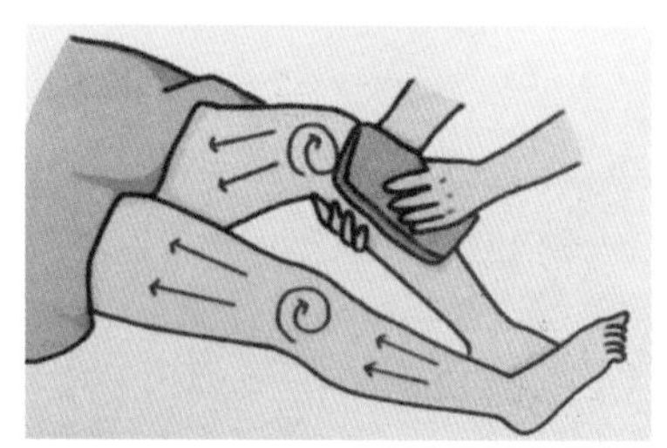

(b) 擦洗下肢手法

图 7-77　擦洗下肢

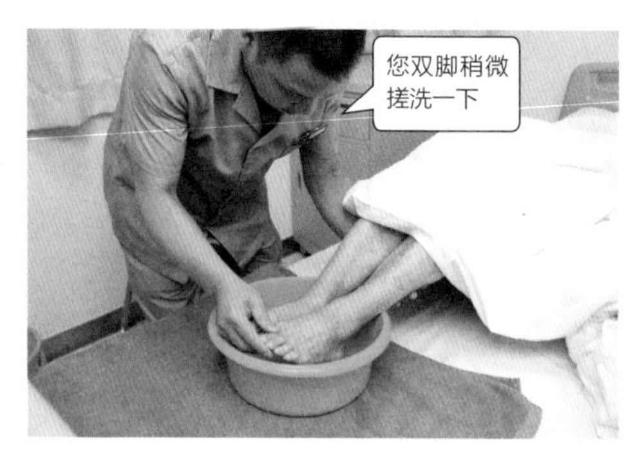

图 3-78　足浴

患者两腿屈膝，将浴巾铺于床尾，放热水盆泡脚、洗脚，擦干双脚后涂擦爽身粉

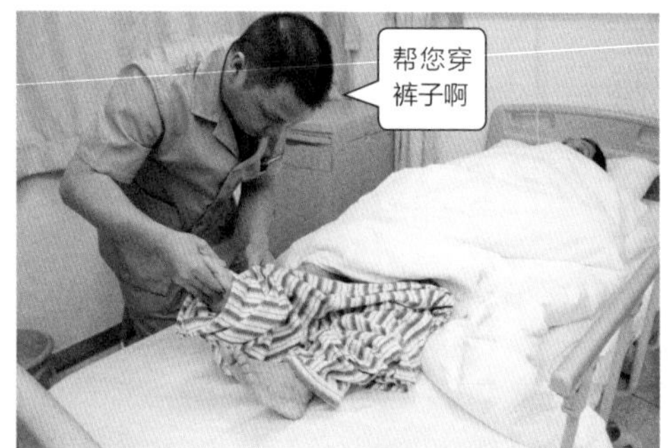

图 3-79　穿上干净的裤子

会阴擦洗：先换水、换盆、换毛巾，再擦洗会阴。

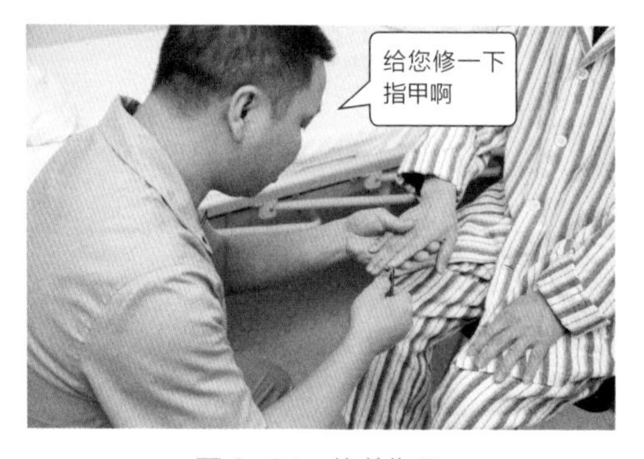

图 3-80　修剪指甲

梳头后更换干净的床单，最后清理用品。

温馨提醒

协助沐浴时，应事先查明身体状态，如出现与平常不同的状态时，应酌情暂缓沐浴；补充水分，预热浴室；确认水温，动作缓慢，防止跌倒。

三、照护误区

护理员在协助患者擦浴的过程中应考虑患者的节奏。患者特别是老年患者与护理员之间的身体动作、思考方式、对话等生活节奏存在很大差异，如果一味地将护理员的节奏强加于患者，对老年患者来说是一大痛苦。比如在帮助患者换上衣时，如果患者尚未准备好，护理员强行拉出袖子，势必会引起患者的不适，示意见图 3-81。

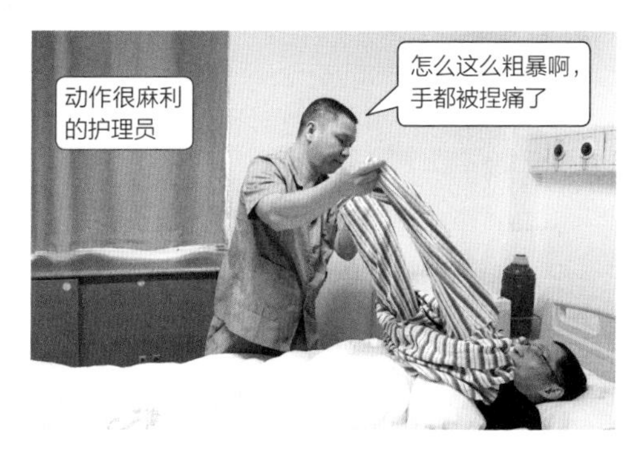

图 3-81　协助擦浴的照护误区

第八节 会阴清洁

会阴部比较潮湿，阴毛较密，利于微生物繁殖，经常清洁会阴，有助于阻止病原微生物的入侵，预防感染，增进患者的舒适度。本节介绍护理员协助女性患者冲洗会阴的方法及协助男性患者擦洗会阴的方法，包括会阴清洁前的物品准备、女性患者的会阴清洁、男性患者的会阴擦洗及照护误区。

一、会阴清洁前的准备

用物准备：10 支长棉签、一次性中单、一次性手套、卫生纸、免洗手消毒液、40℃温水（水壶）、便盆、消毒液、香皂、毛巾、浴巾、纱布。会阴清洁前的准备示意见图 3-82。

（1）患者仰卧位，腰臀部垫一中单，被服折于上半身保暖，裤子脱至膝盖处，如有尿管，将尿袋挂在床边，见图 3-82（a）。

（2）护理员戴口罩、一次性手套。

（3）注意保护隐私，关闭门窗，拉床帘。

（4）放下近侧护栏。

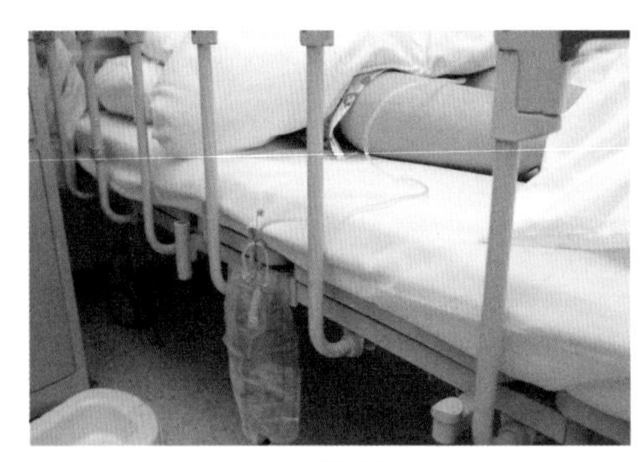

(a) 尿袋准备

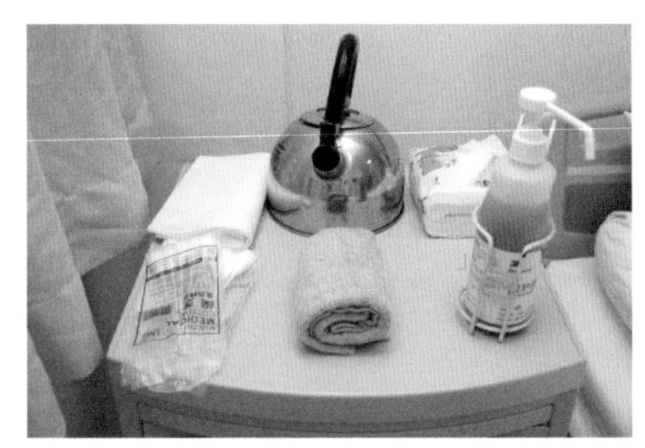

(b) 用物准备

图 3-82　会阴清洁前的准备

二、女性患者的会阴清洁

会阴清洁前，患者应该了解整个过程，了解如何配合操作，必要时排空膀胱，女性患者会阴清洁的具体步骤示意见图 3-83。

患者臀下放一便盆，护理员询问舒适度；抬高床头，患者屈膝，阴阜处放 2～3 张卫生纸，如图 3-83（a）所示。

护理员戴好手套，打开两包棉签，放于床尾，手腕内侧测试水壶的温度，右手持水壶，壶嘴朝床尾，左手拿棉签，见图 3-83（b）、（c）。

五道冲洗：随棉签，保持均匀的流水速度及量从上到下、从内到外冲洗，不可来回冲洗或擦洗。第一道：先尿道口后会阴，见图 3-83（d）。第二道：先对侧小阴唇后肛门，见图 3-83（e）。第三道：先近侧小阴唇后肛门，见图 3-83（f）。第四道：先对侧大阴唇后肛门，见图 3-83（g）。第五道：先近侧大阴唇后肛门，图 3-83（h）。

五道擦干：冲洗完，再用五根干棉签依次同一个走向擦干。

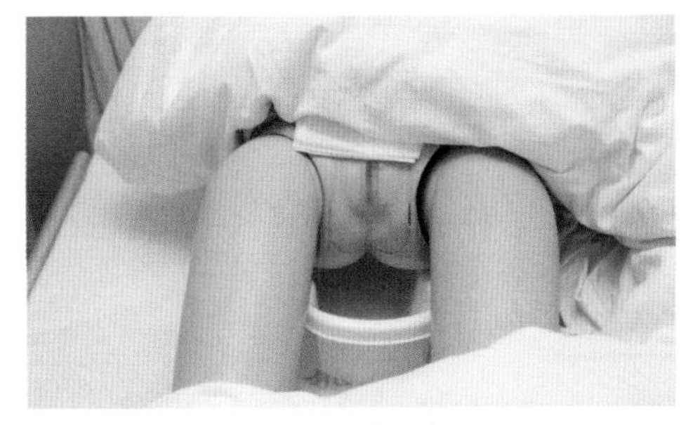

(a) 患者体位准备

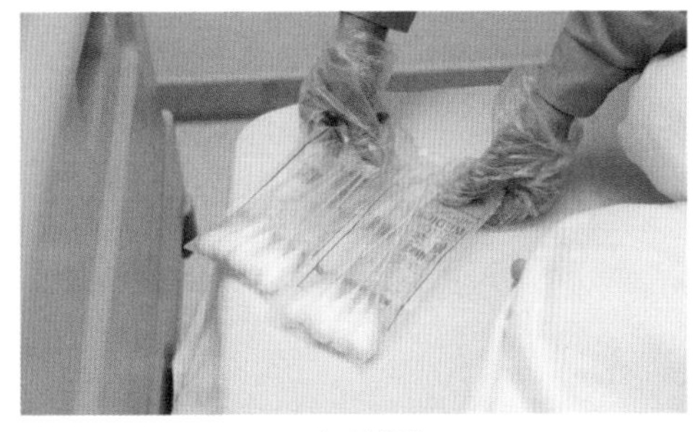

(b) 打开棉签

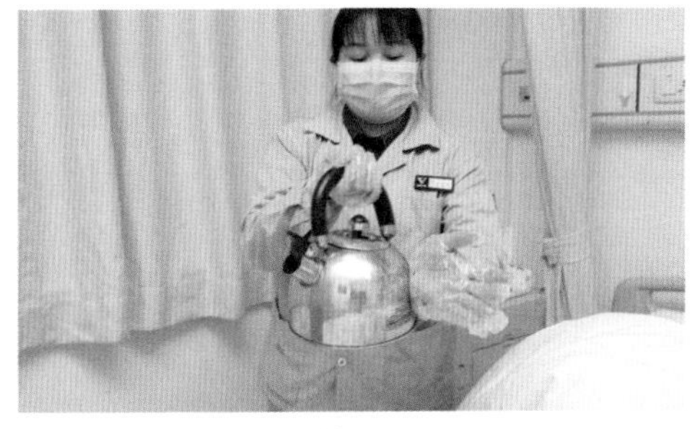

(c) 测水温

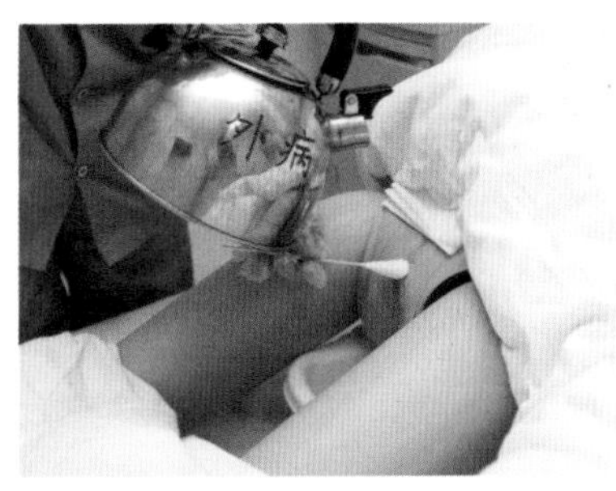

(d) 五道冲洗：尿道口→会阴

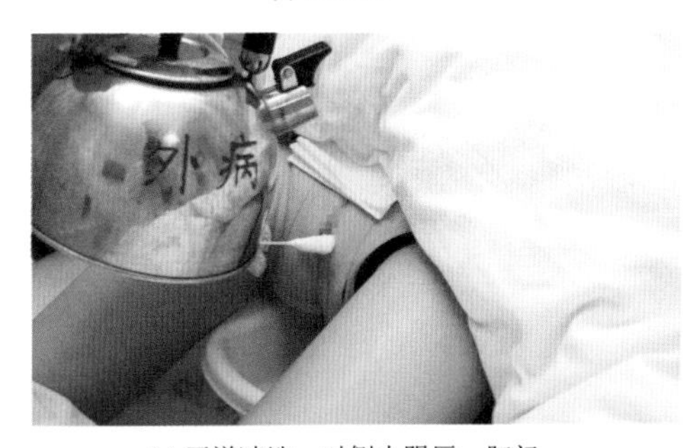

(e) 五道冲洗：对侧小阴唇→肛门

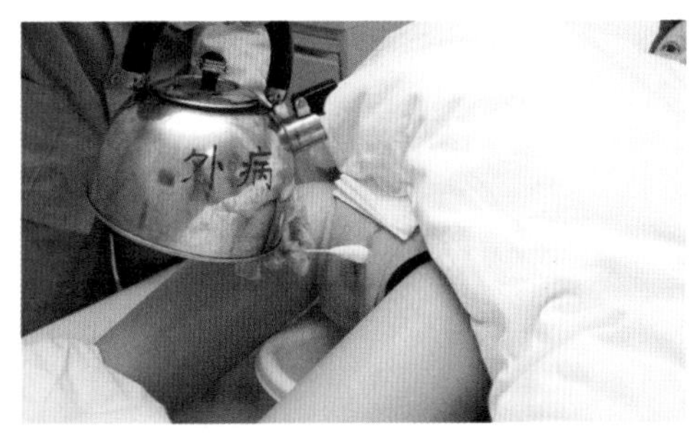

(f) 五道冲洗：近侧小阴唇→肛门

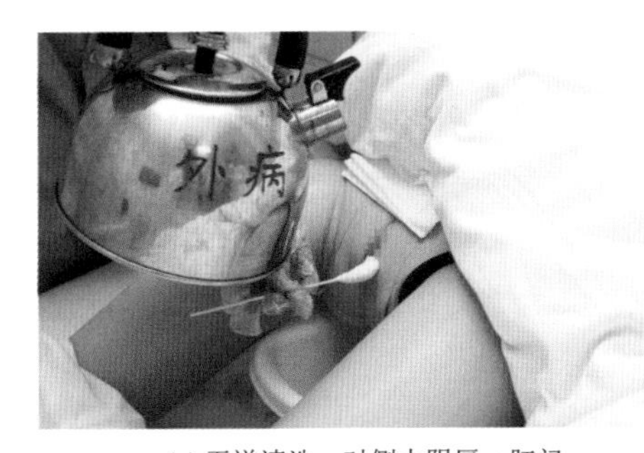

(g) 五道清洗：对侧大阴唇→肛门

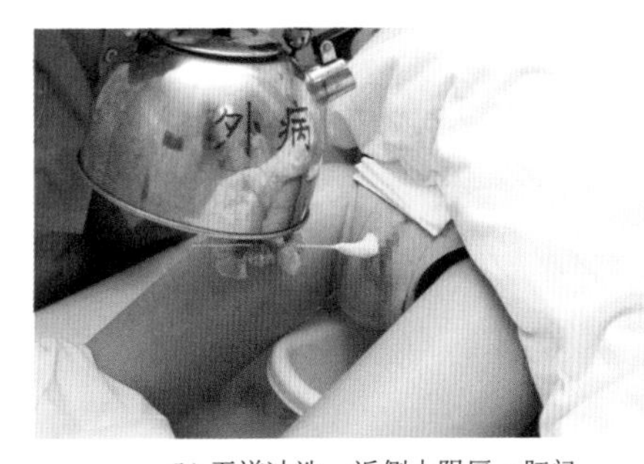

(h) 五道冲洗：近侧大阴唇→肛门

温馨提醒

消毒棉球的擦洗顺序同冲洗顺序

图 3-83

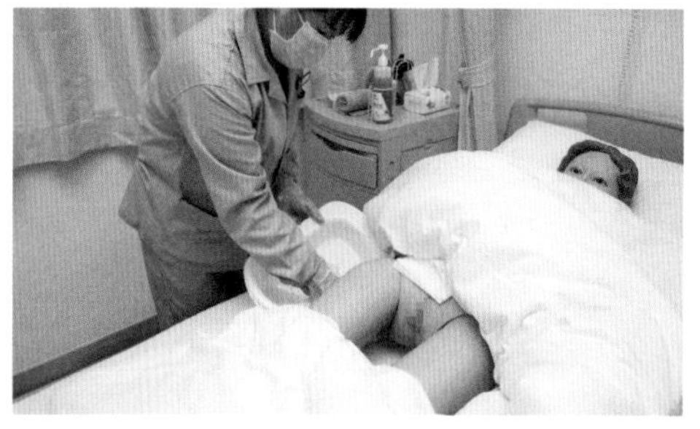

(i) 撤去便盆

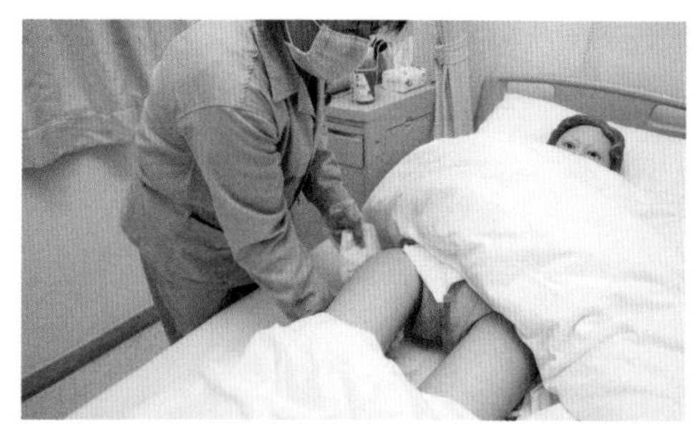

(j) 第一张卫生纸：擦干臀部水渍

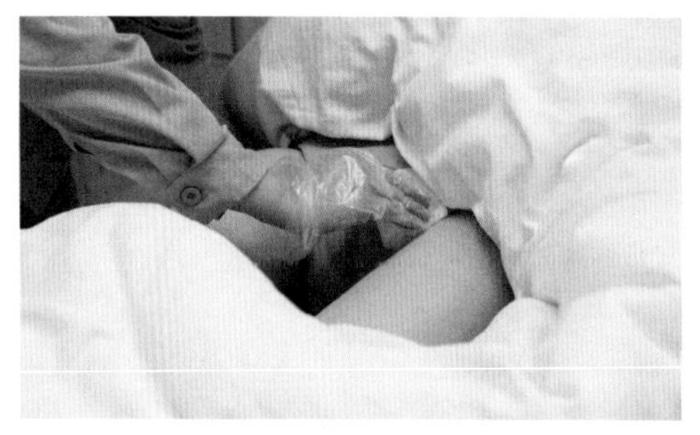

(k) 第二张卫生纸：擦干对侧大阴唇及对侧腹股沟水渍

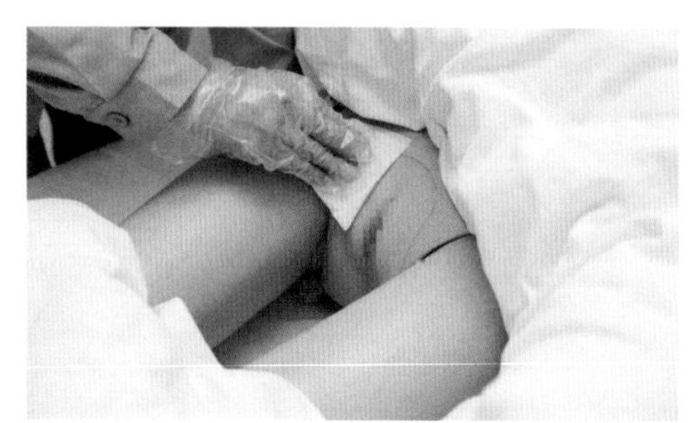

(l) 第三张卫生纸：擦干近侧大阴唇及近侧腹股沟水渍

图 3-83　女性患者会阴清洁的具体步骤

三、男性患者的会阴擦洗

会阴擦洗前做好皮肤的评估，查看有无留置导尿管等，取得患者的配合，男性患者会阴擦洗的具体步骤示意见图 3-84。

患者臀下垫一次性中单；护理员抬高床头；患者屈膝，阴阜处放 2 ～ 3 张卫生纸。

护理员戴好手套，打开棉签放于床尾，或食指、中指套纱布。

护理员右手持棉签，用水壶的温水淋湿棉签，适当涂香皂擦洗两侧大腿上部。

擦洗阴茎头部：轻轻提起阴茎，做包皮往后推的动作，由尿道口向外环形擦洗阴茎头部，更换棉签或纱布，反复擦洗，直至干净，见图 3-84（a）。

擦洗阴茎体部：由上往下，注意阴茎下皮肤，见图 3-84（b）。

将包皮轻轻的撸下来

用水冲洗

纱布
肥皂泡

将纱布打湿后，
轻轻地将包皮垢擦掉

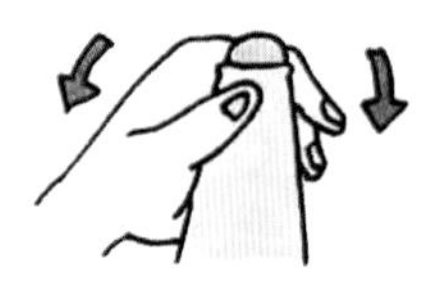

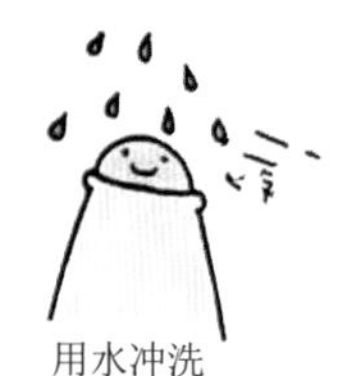

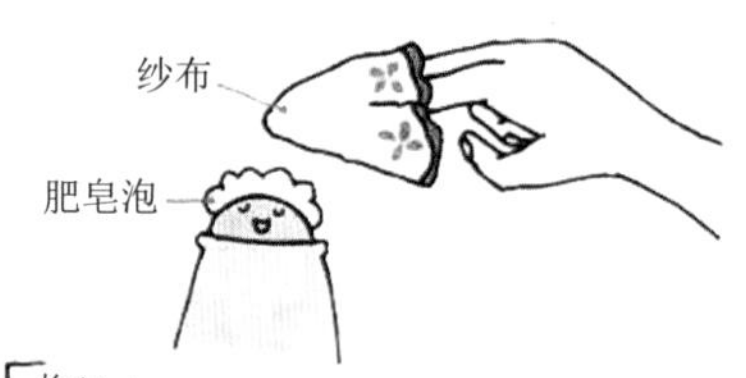

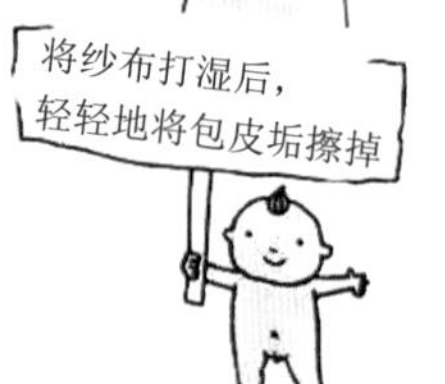

(a) 擦洗阴茎头部

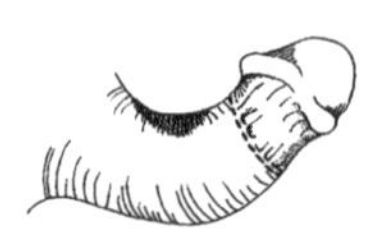

(b) 擦洗阴茎体部

图 3-84　男性患者会阴擦洗的具体步骤

擦洗阴囊：托起阴囊，擦洗皮肤皱褶处。

撤去便盆，擦干水渍（同女患者）：用第一张卫生纸擦干臀部水渍；用第二张卫生纸擦干对侧会阴部及对侧腹股沟水渍；用第三张卫生纸擦干近侧会阴部及近侧腹股沟水渍；撤去中单，处理用物。

四、照护误区

在协助女性患者会阴清洁过程中，护理员手持棉签不可来回反复擦拭或冲洗，注意控制水量，如果冲洗太快，水量太大，难免弄湿患者的衣服及被子，降低舒适度，示意见图 3-85。

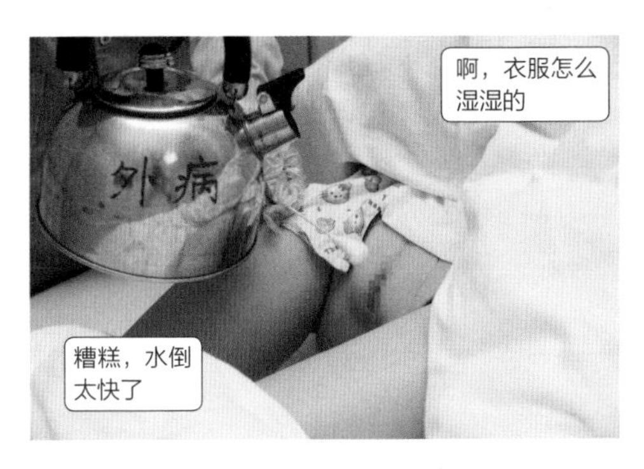

图 3-85　会阴清洁的照护误区

第九节 协助进食

患者因疾病或身体状况而导致自我进食的能力减弱，护理员应采取针对性的照护措施协助患者摄取足够的营养。本节主要介绍协助患者进食的体位、饮食的种类、卧床患者的进食及鼻饲患者的照护要点，以及操作过程中的照护误区。

一、进食的体位

根据病情协助患者采取舒适的就餐姿势进食。如病情许可，可协助患者下床就餐，下床不便可协助采取：床上坐位进食体位、轮椅上进食体位、卧床患者进食体位（见图 3-86 ～图 3-88）。

（1）床上坐位进食体位　用枕头支撑头颈部，使头部不会后仰，避免引起呛咳。

（2）轮椅上进食体位　轮椅要刹车固定，调整桌子的高度，保持患者身体不倾斜，手肘要固定，脚底贴合地板。

（3）卧床患者进食体位　膝盖稍弯曲，垫子垫在脚底，以防臀部下滑。用枕头或者毛巾垫在颈部，头部前倾。侧卧位或仰卧位头偏向一侧。

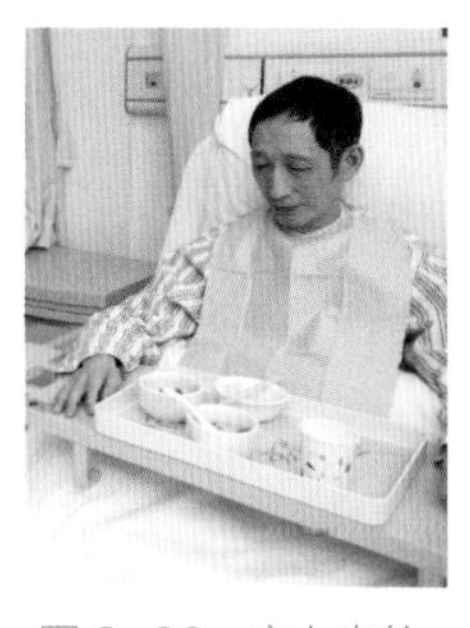

图 3-86　床上坐位进食体位

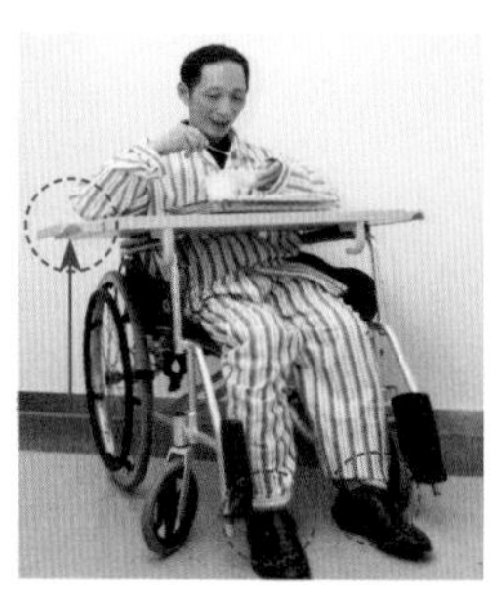

图 3-87　轮椅上进食体位

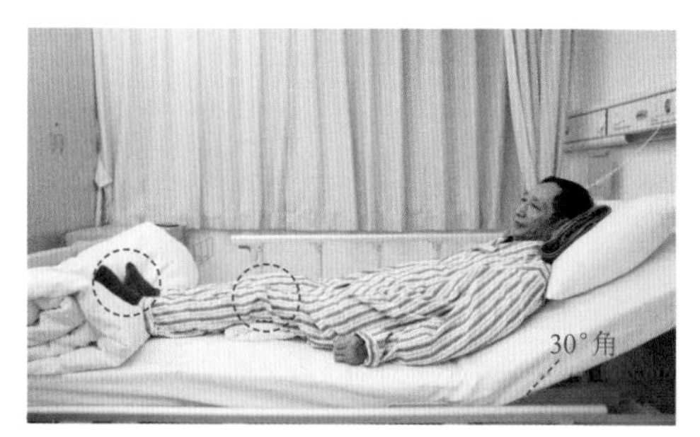

图 3-88　卧床患者进食体位

二、饮食的种类

护理员应知晓营养知识与饮食类别，如普食、软食、半流质饮食、流质饮食，根据患者的疾病及营养状况，合理安排饮食。

1. 普食

与健康人伙食相似，适用于消化功能无障碍患者，饮食不限制。

2. 软食

适用于轻度发热、消化不良、咀嚼不便、胃肠疾病患者等。

3. 半流质饮食

如粥、线面等。半流质饮食介于软食与流质饮食之间，适用于发热、口腔疾病、咀嚼困难、胃肠炎、消化功能不好的患者等。

4. 流质饮食

流质饮食比半流质饮食更易于吞咽和消化，适用于高热、口腔炎症、急性胃肠炎、消化道出血、胃肠术后患者等。自制流食：牛奶、米汤、豆浆、米糊、果汁等。

三、卧床患者进食

护理员根据患者情况（生活自理、生活不能自理）协助患者进食，确保患者用餐的清洁和舒适，使患者心情舒畅，增进食欲。具体流程如图 3-89 所示。

用物准备 → 环境准备 → 进食前准备 → 协助进食 → 整理记录

图 3-89　卧床患者进食流程

1. 用物准备

提前备好筷子、勺子、吸管、毛巾、手套、围兜、温开水、食物。对家属或访客带来的食物，应检查是否适合患者食用（见图 3-90）。

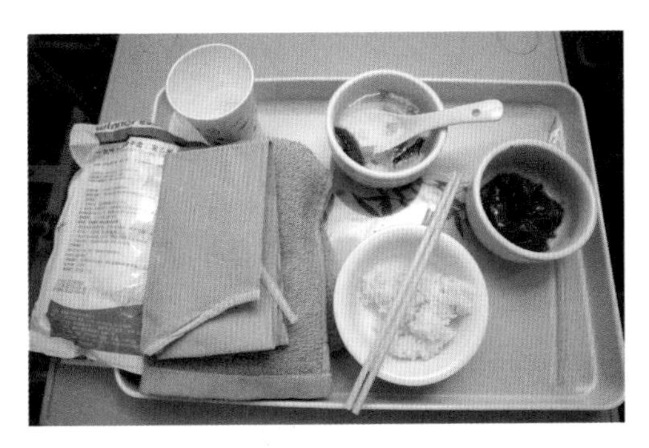

图 3-90　用物准备

2. 环境准备

以整洁、安静、舒适、空气清新为原则。开窗通风，光线适宜，进食前半小时停止打扫，餐板干净、整洁。按需协助患者如厕。

3. 进食前准备

护理员洗手，协助清洁患者双手，协助患者取舒适体位，护理员抬高床头。放好餐板，协助患者围上围兜，避免污染床单位及衣服。用手腕内侧测试食物温度，避免过热、过冷（见图 3-91）。

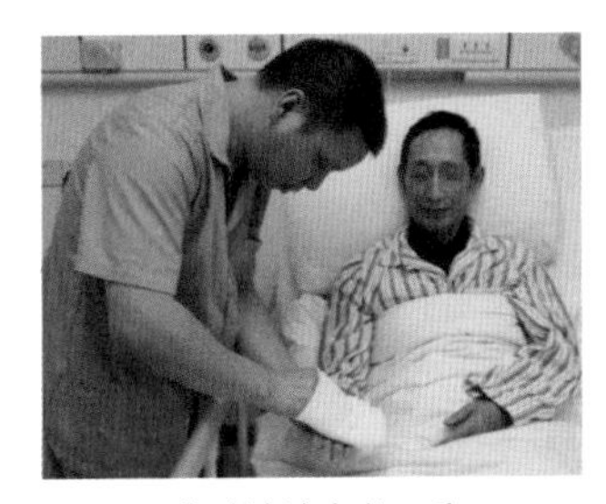

(a) 协助清洁患者双手

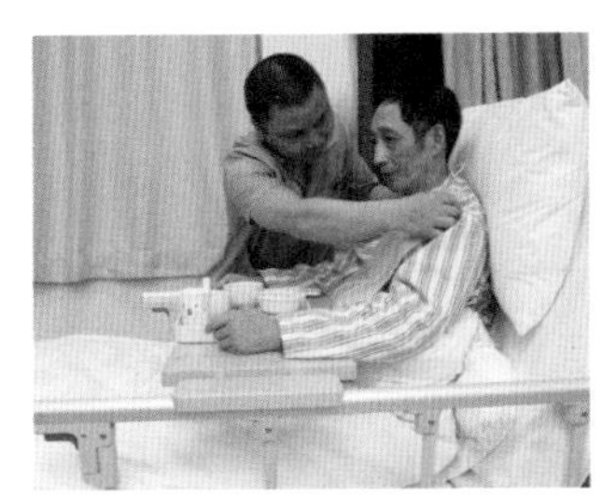

(b) 协助围围兜

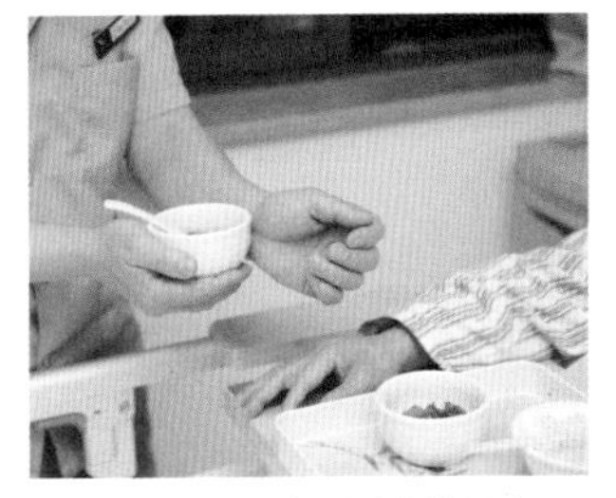

(c) 用手腕内侧测试食物温度

图 3-91　进食前准备

4. 协助进食

（1）协助生活能自理的患者进食　将食物、餐具等放在患者易取放的位置，鼓励患者自行进食，提供相应的帮助（如传递食物和餐具）（见图 3-92）。

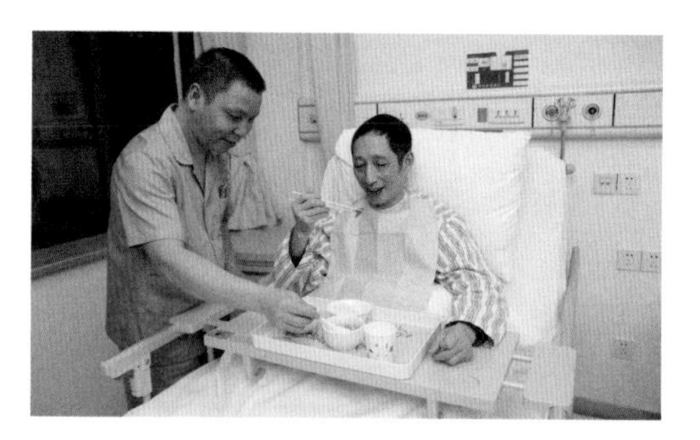

图 3-92　协助生活能自理的患者进食

（2）协助生活不能自理的患者进食　进食顺序要合理，饭、菜和汤或固体和液体轮流喂食。喂食速度适中，汤勺要放入患者的嘴里，一次量不能太多。确认患者口唇紧闭后，抽出汤勺。在咀嚼时避免交谈以免诱发误吸。患者出现恶心时，应停止喂食，并使患者深呼吸缓解症状（见图 3-93）。

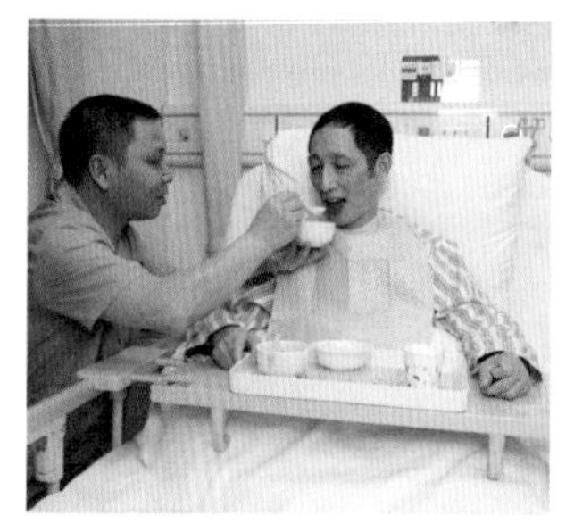

(a) 患者张开嘴巴

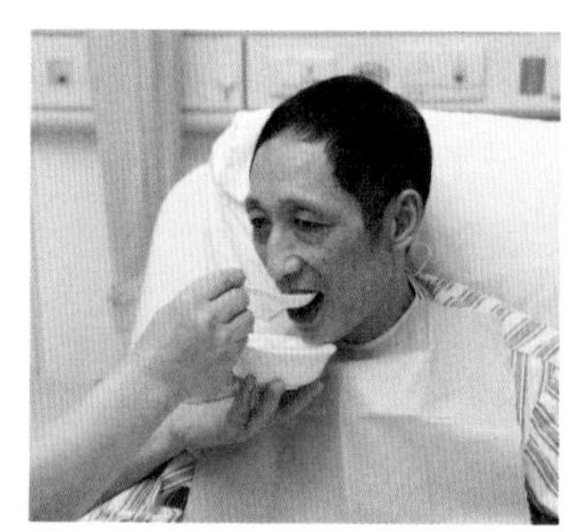

(b) 汤勺放入患者嘴里

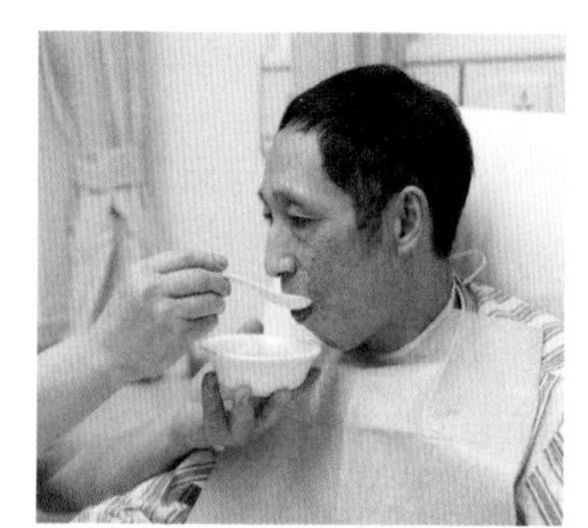

(c) 抽出汤勺

图 3-93　协助生活不能自理的患者进食

5. 整理记录

及时撤去餐具，清理食物残渣，协助患者漱口，以确保患者用餐后的清洁和舒适。根据需求做好用餐后记录（进食种类、反应等）。饭后避免立即平躺。对照护的患者延缓进食或出现的特殊情况应做好交接工作（见图 3-94）。

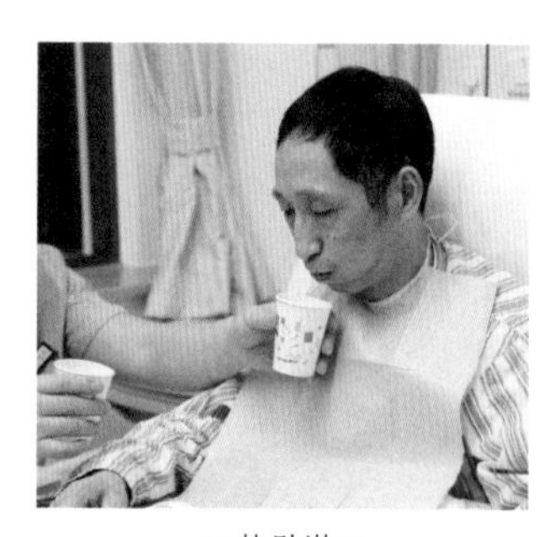

(a) 协助漱口

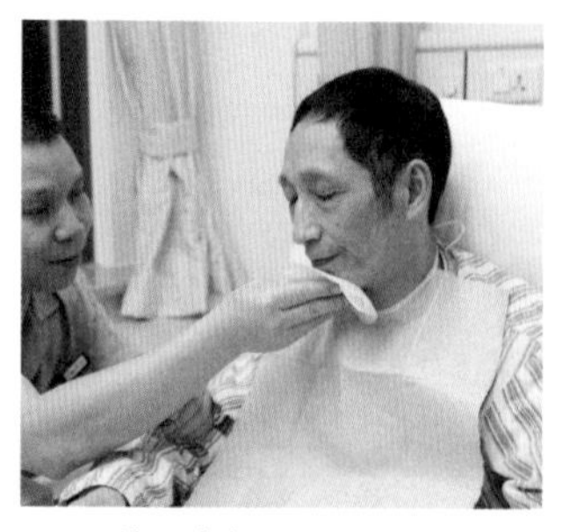

(b) 清理嘴角及衣物上的污渍

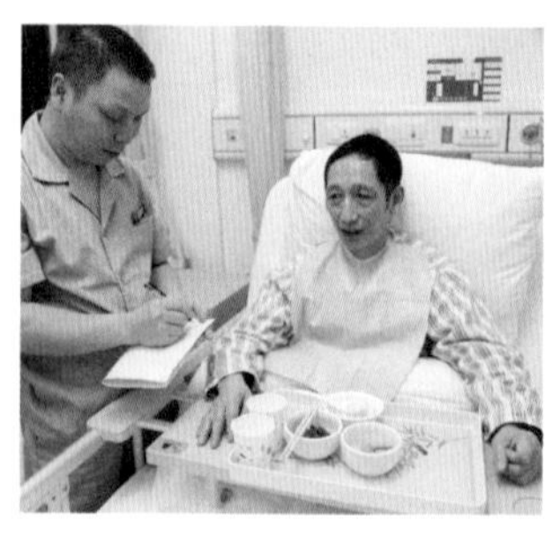

(c) 观察记录

图 3-94　进食后整理记录

四、鼻饲患者的照护要点

护理员准备好鼻饲用物，协助患者摆好体位后由护士进行鼻饲操作。护理员要知晓胃管固定照护要点（见图 3-95、图 3-96）。

1. 用物准备

① 一次性 50 毫升注射器。

② 温开水（38 ～ 40℃）。

③ 鼻饲液：

医用肠内营养液：能全力、瑞代等。

自制肠内营养液：米汤、牛奶、菜汁等。

药液。

④ 纸巾。

⑤ 围兜。

2. 体位准备

床头抬高，与床板呈 30°～ 45°角。

3. 胃管固定照护要点

（1）日常观察　固定胃管的寸带松紧度适宜，避免皮肤受压（耳郭、脸颊）。寸带有污染时应及时更换。

（2）避免脱管　观察胃管外露的长度，对意识不清或躁动不合作者要预防拔管。

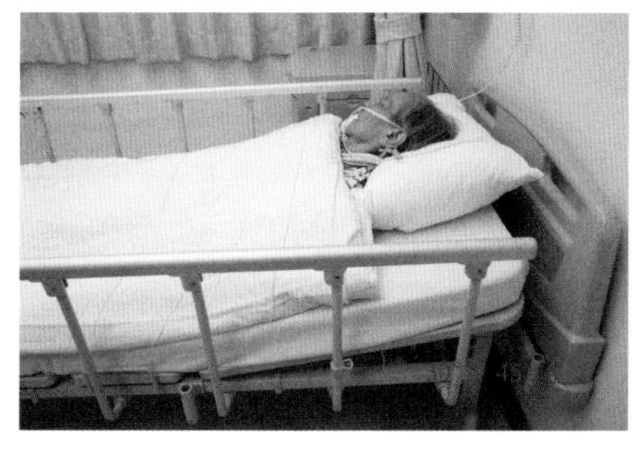

图 3-95　床头抬高

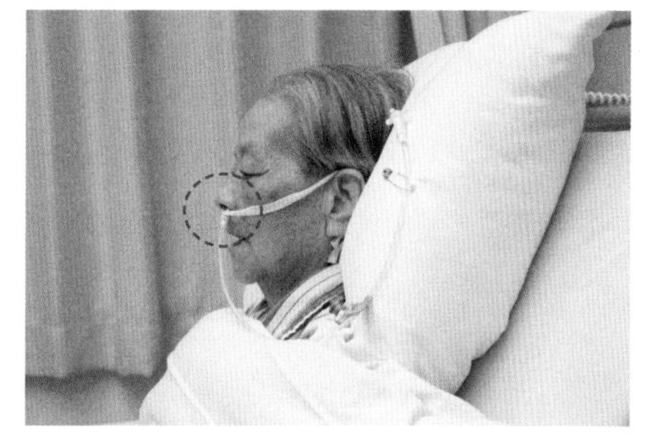

图 3-96　胃管固定照护要点

五、照护误区

（1）俯视患者是服务的禁忌，站在比患者高的位置喂食是不正确的。

（2）患者头后仰这种姿势很容易造成误吸、呛咳（图 3-97）。

（3）喂食过程中避免交谈以免诱发误吸。

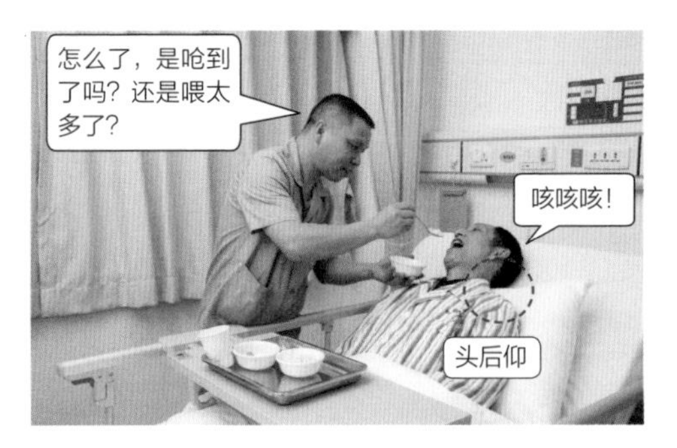

图 3-97　患者头后仰造成呛咳（照护误区）

第十节 协助排泄

患者因疾病或自理能力下降导致排泄功能出现问题。护理员应根据患者的不同情况，采取不同方法协助排泄。本节主要介绍如厕环境；协助患者使用尿壶、便盆、纸尿裤等用品辅助排泄；协助便秘患者使用开塞露，采取人工取便法通便，以解除患者的痛苦；以及对于肠造口或留置导尿的患者如何倾倒排泄物，避免操作过程中存在照护误区。

一、如厕环境

应为患者创造一个独立、隐蔽、宽松的如厕环境。能够行走和乘坐轮椅的患者，应尽量辅助患者入厕排泄，不习惯在床上排泄的患者，病情许可时可协助其使用移动式坐便器于床旁排泄（见图 3-98、图 3-99）。

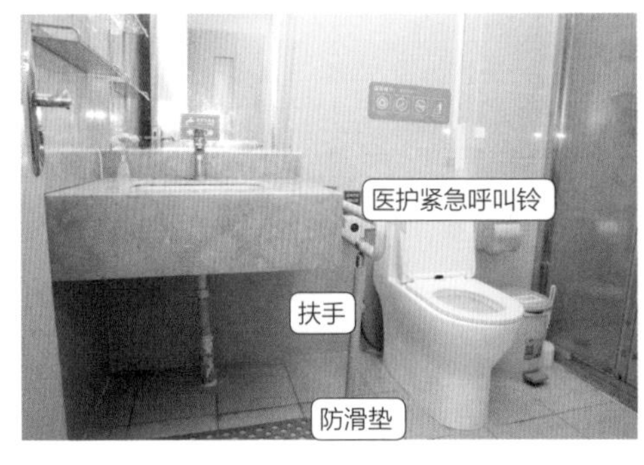

图 3-98　卫生间如厕环境

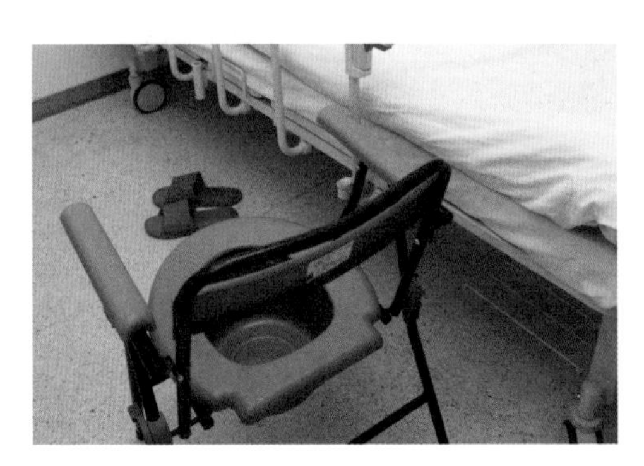

图 3-99　床旁如厕环境

（1）卫生间如厕环境　地板干燥，周围环境安全，坐便器无破损。如厕前开启排风扇。

（2）床旁如厕环境　可使用移动坐便器，坐便器马桶盖应处于清洁干燥状态。注意保护患者隐私。

二、协助使用尿壶

因病情需要卧床及生活不能自理的患者，护理员可协助患者使用尿壶排尿。协助患者使用尿壶的具体流程如图 3-100 所示。

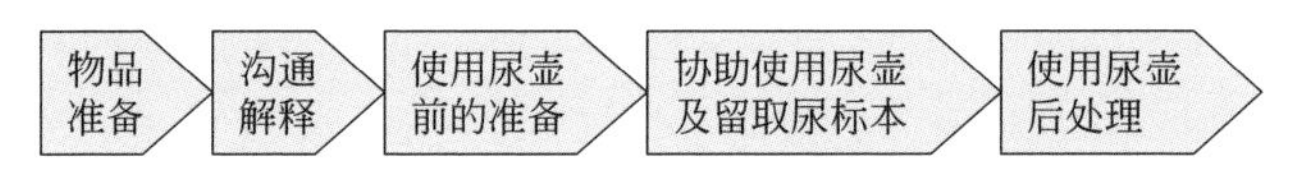

图 3-100　协助患者使用尿壶的具体流程

（1）物品准备　准备毛巾、尿壶（图 3-101）、一次性护理单、口罩、一次性手套、厕纸、温水（40℃）。

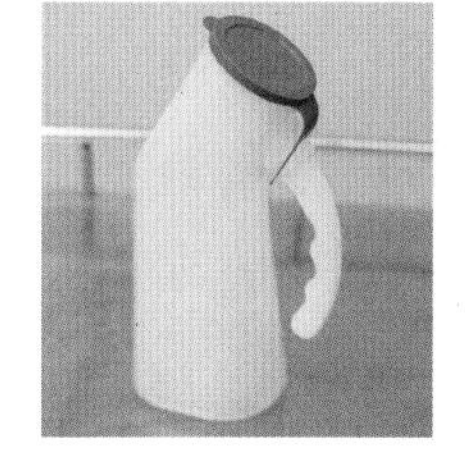

图 3-101　尿壶

（2）沟通解释　询问患者有无尿意，向患者说明使用尿壶的时间和方法，取得患者的配合，协助患者取半卧位（图 3-102）。

（3）使用尿壶前的准备　拉床帘、窗帘，掀开被子，脱裤子至双膝。臀下垫一次性护理单，以防被褥打湿。注意要保护患者隐私，注意保暖（见图 3-103）。

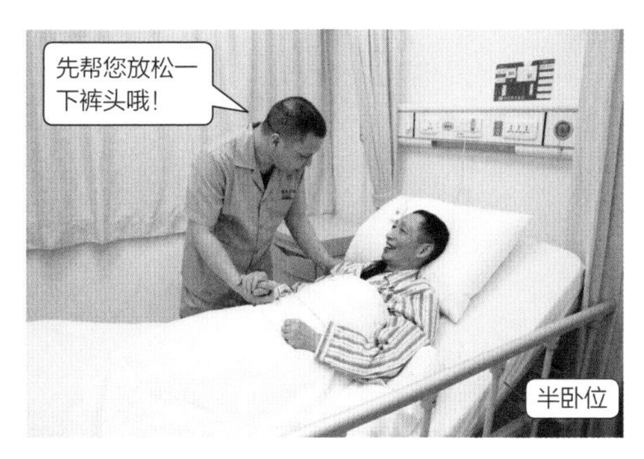

图 3-102　沟通解释

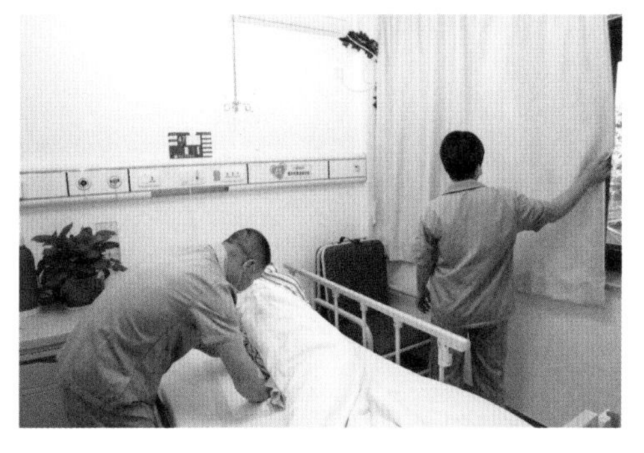

图 3-103　使用尿壶前的准备

（4）协助使用尿壶及留取尿标本　将阴茎放入尿壶内，让患者自行排尿。若需留取尿标本送检，在核对患者信息及标本容器后，需从尿壶倒 30 毫升尿液于尿标本容器中，并及时通知护士送检（图 3-104）。

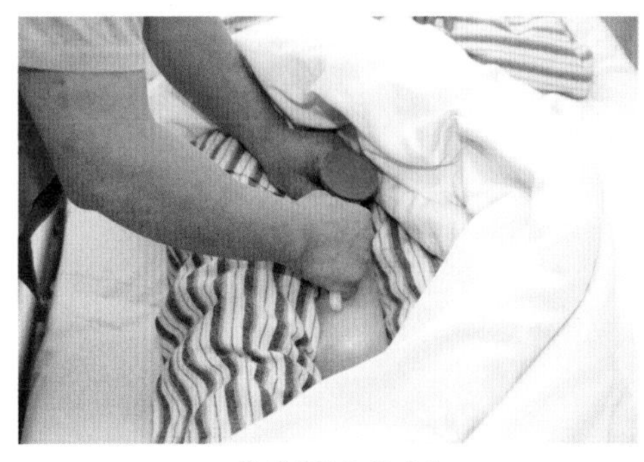

(a) 将阴茎放入尿壶内

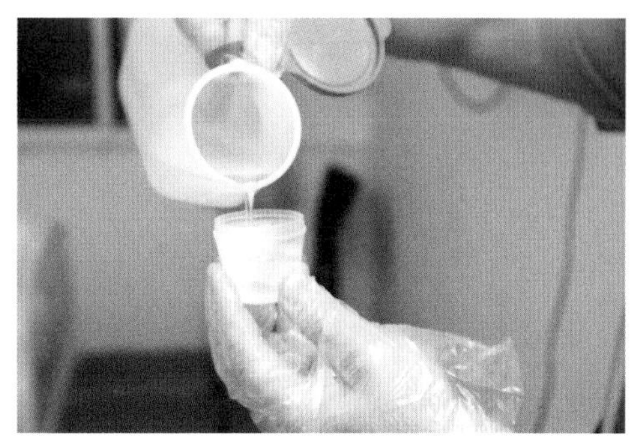

(b) 留取尿标本

图 3-104　协助使用尿壶及留取尿标本

（5）使用尿壶后处理　护理员洗手，整理床单元，协助患者取舒适体位，拉好床栏，开窗通风。排完尿后，冲洗尿壶，晾干备用。见图 3-105。

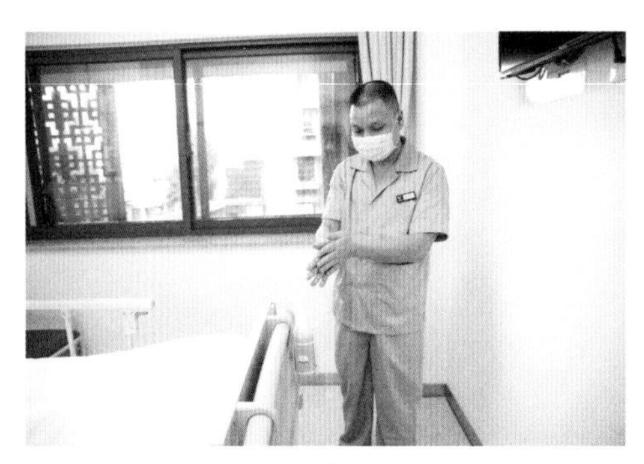

(a) 洗手

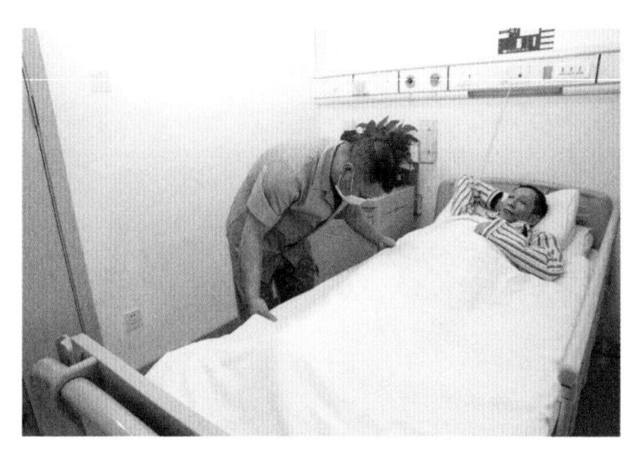

(b) 整理床单元

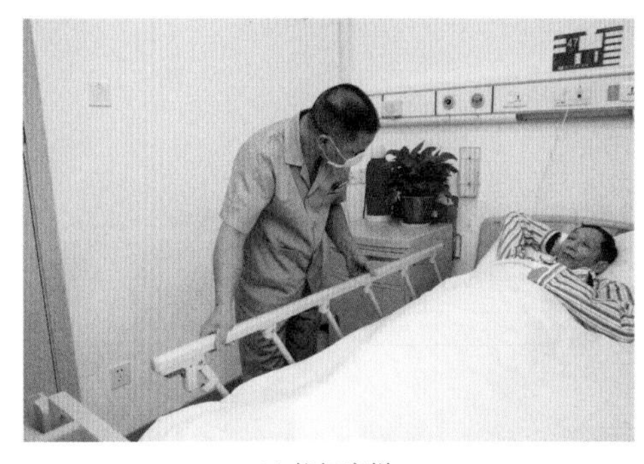

(c) 拉好床栏

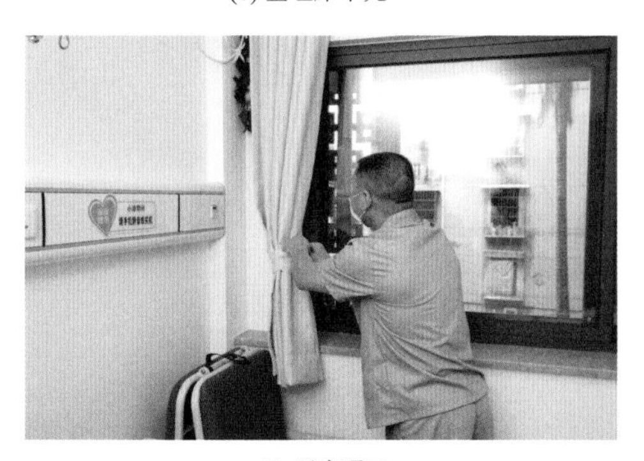

(d) 开窗通风

图 3-105　使用尿壶后处理

三、协助使用便盆

因病情需要卧床及生活不能自理的患者，护理员可协助患者使用便盆排泄。协助使用便盆流程如图 3-106 所示。

物品准备 → 沟通解释 → 使用便盆前准备 → 放置便盆 → 使用便盆中 → 使用便盆后处理

图 3-106 协助使用便盆流程

（1）物品准备　准备毛巾、便盆（图 3-107）、一次性护理单、口罩、一次性手套、厕纸、温水（40℃）。

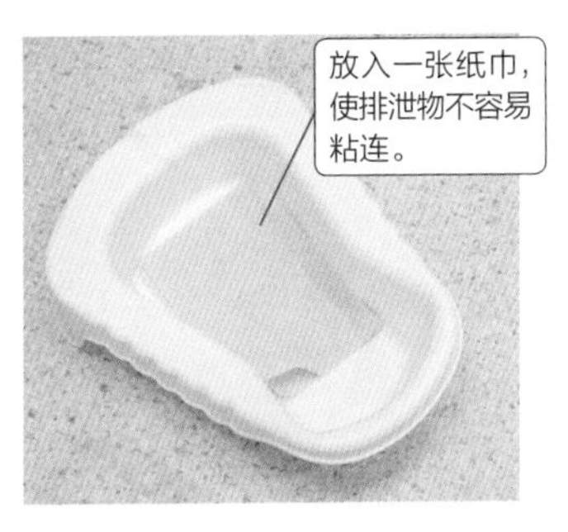

图 3-107 便盆

（2）沟通解释　询问患者有无便意，提醒患者定时排便，协助患者取舒适体位。见图 3-108。

（3）使用便盆前准备　拉窗帘及床帘，保护隐私。掀开被子，脱裤子至双膝。臀下垫一次性护理单，以防被褥打湿。见图 3-109。

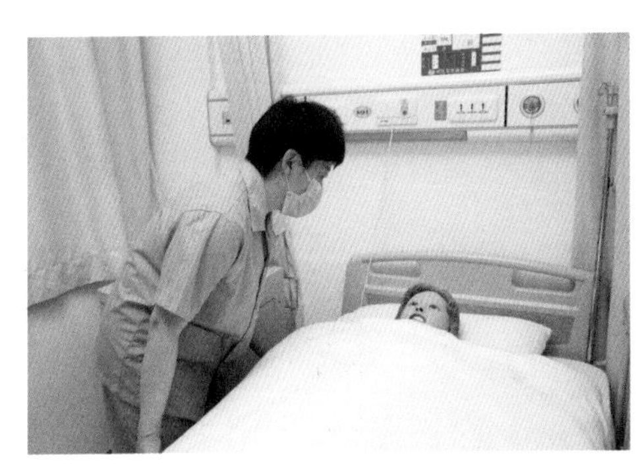

图 3-108 沟通解释

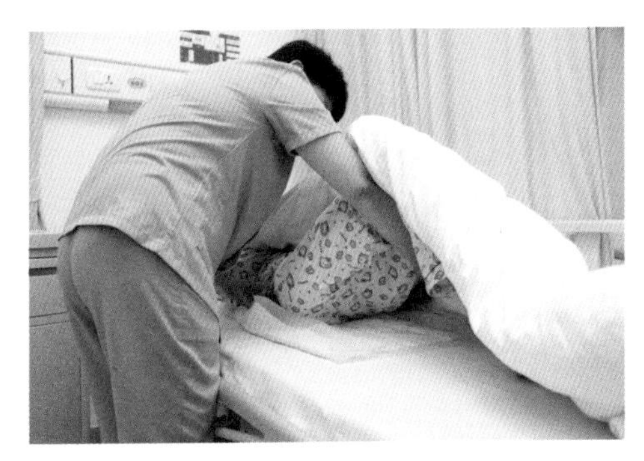

图 3-109 使用便盆前的准备工作

（4）放置便盆

① 方法一：仰卧位放置便盆法　嘱患者屈膝抬高臀部，护理员一手托起患者的臀部，另一手将便盆放置于臀下，便盆窄口朝向足部（见图 3-110）。

② 方法二：侧卧位放置便盆法　双手扶住患者的肩部及髋部翻转身体，使患者面向自己呈侧卧位，将便盆扣于患者臀部，便盆窄口朝向足部（见图 3-111）。

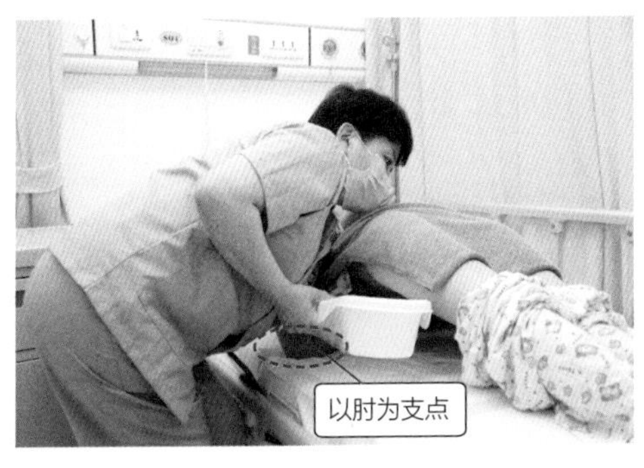

图 3-110 仰卧位放置便盆

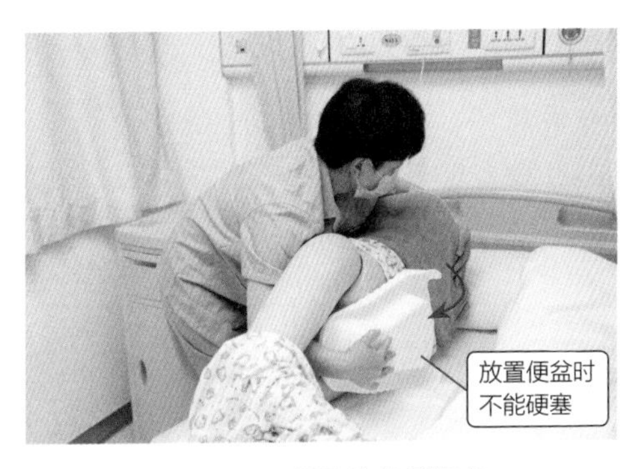

图 3-111 侧卧位放置便盆

（5）使用便盆中　要防止排泄物溅出污染床单位。注意保暖。呼叫铃、床头铃放在患者可以拿得到的地方。见图 3-112。

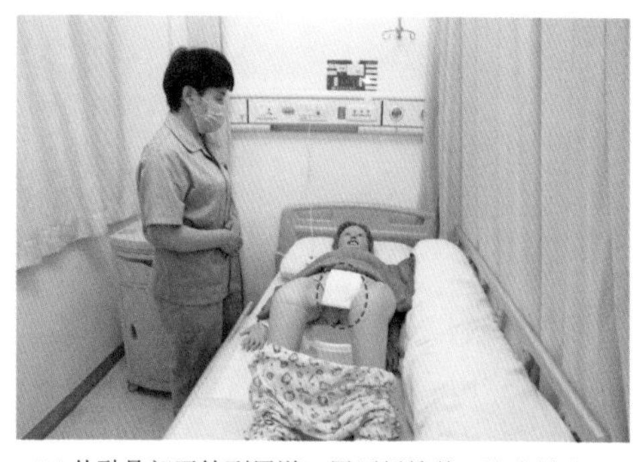

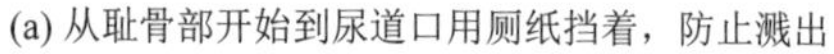

(a) 从耻骨部开始到尿道口用厕纸挡着，防止溅出

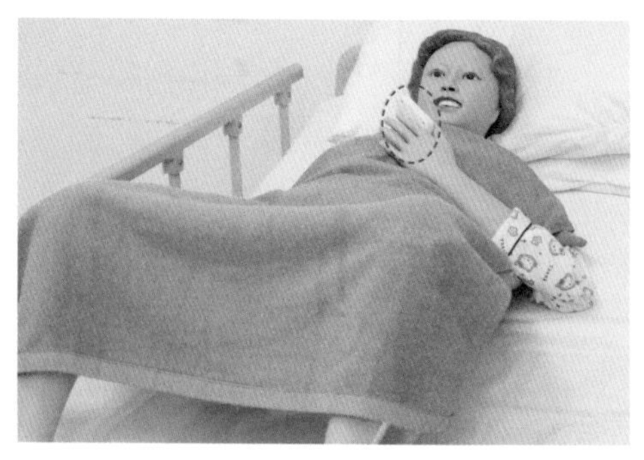

(b) 注意保暖，拉好护栏

图 3-112　使用便盆过程中照护要点

（6）使用便盆后处理　肛周、会阴部等用温水清洗擦干后取出便盆，取出便盆时动作要轻柔，防止拖拽。观察排泄物的量、颜色、性状。冲洗便盆，晾干备用。见图 3-113。

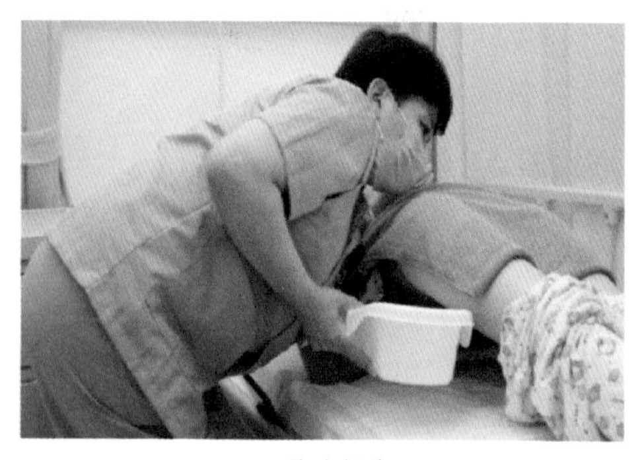

(a) 取出便盆

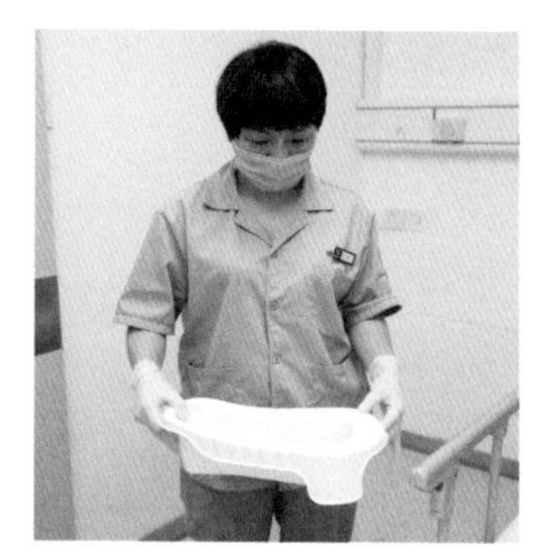

(b) 观察排泄物

图 3-113　使用便盆后照护要点

四、协助使用纸尿裤

照护大小便失禁使用纸尿裤的患者，护理员应及时更换纸尿裤，保持患者皮肤清洁干燥。协助使用纸尿裤流程如图 3-114 所示。

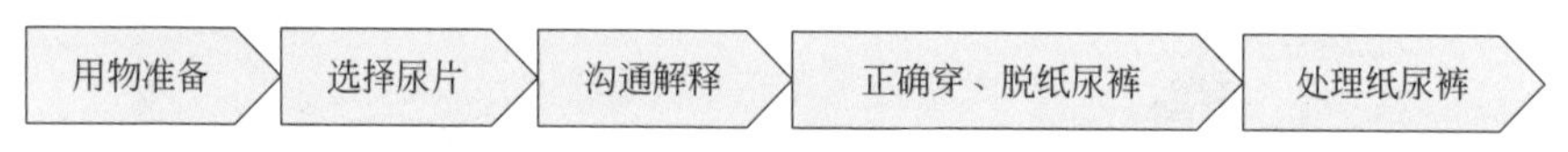

图 3-114　协助使用纸尿裤的流程

（1）用物准备　如图 3-115 所示，准备纸尿裤（根据患者体型选择纸尿裤大小）、一次性护理单、洗护用品（必要时）、口罩、一次性手套、厕纸。

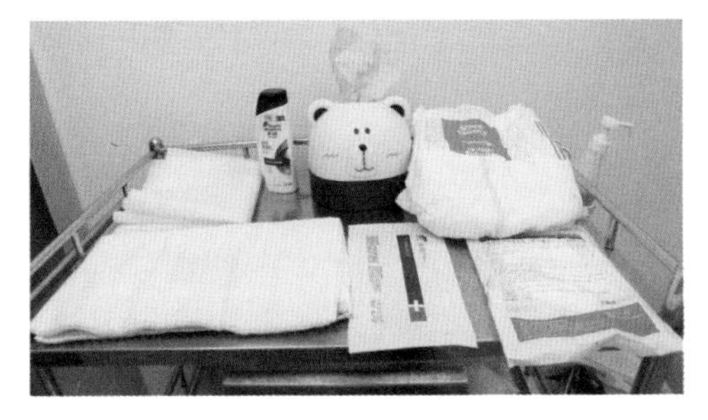

图 3-115　用物准备

（2）选择尿片　尿片的种类，常分为以下 4 种，根据患者的情况帮助患者选择适合的尿片进行穿戴。见图 3-116。

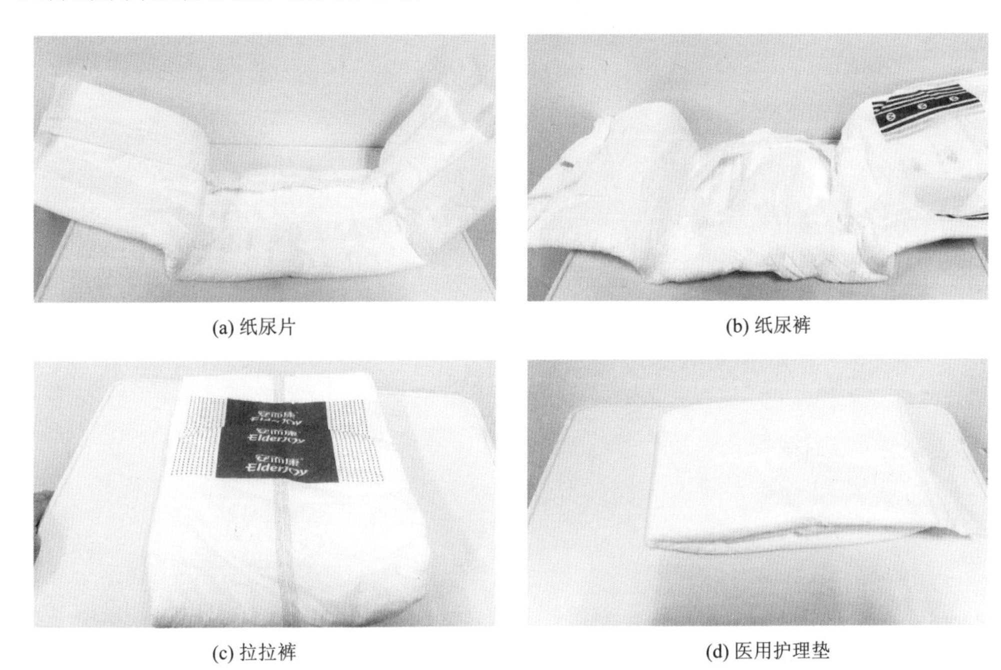

(a) 纸尿片　(b) 纸尿裤

(c) 拉拉裤　(d) 医用护理垫

图 3-116　尿片的种类

① 纸尿片　U 型片，与女性用的卫生巾形状相似，粘在内裤内使用。适用于排泄量少、配合的患者。

② 纸尿裤　适用于卧床及行动不便者。纸尿裤吸收量多，用于排泄量多的情况下。使用纸尿裤有潜在的皮肤问题。

更换时机：根据尿显条变色来判断，拉拉裤和纸尿裤中间有三条线，称为尿显条，这三条线如果都变色了说明纸尿裤已经尿满；观察纸尿裤膨胀程度，如果从外面摸起来，纸尿裤已经比较厚重了，也要更换。

③ 拉拉裤　穿法如短裤，方便。更换时机同纸尿裤。

④ 医用护理垫　适用于术后卧床护理、辅助失禁护理及其他相关检查时做污染防污垫使用等。

（3）沟通解释　取得患者配合，掀开被子，脱裤子至双膝。见图 3-117。

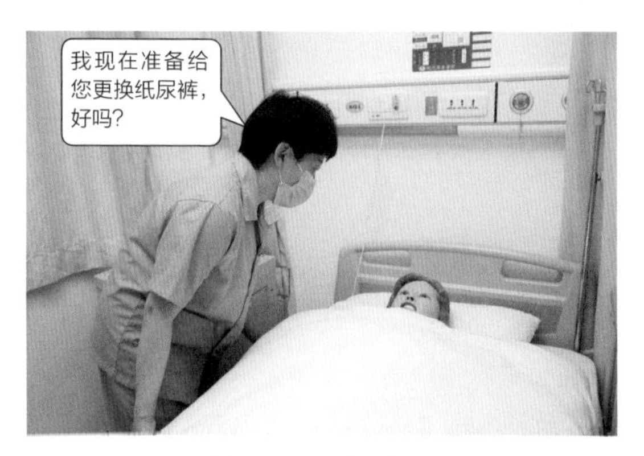

图 3-117　沟通解释

（4）穿纸尿裤　协助患者侧卧将纸尿裤平铺于床铺，后嘱患者平卧、腿略分开，屈膝抬起臀部，适当调整左右位置，使纸尿裤位于身体正下方。将纸尿裤的前片穿过两腿之间，贴于腹部，适当调整上下位置，让纸尿裤完全贴合身体，将粘扣粘于前腰贴区，适当调整粘贴位置，再次确保纸尿裤完全贴合身体。见图 3-118。

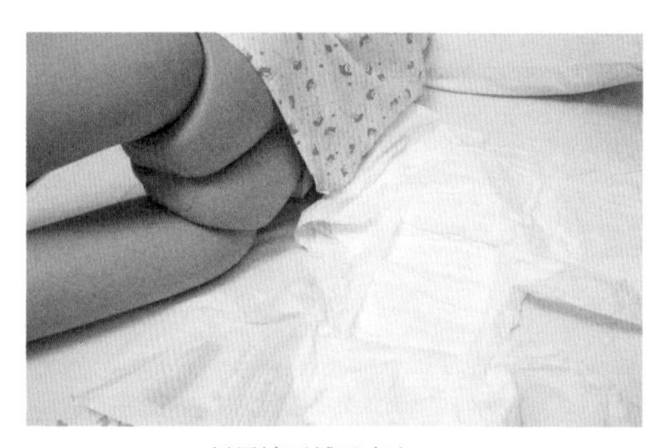

(a) 纸尿裤平铺于床上

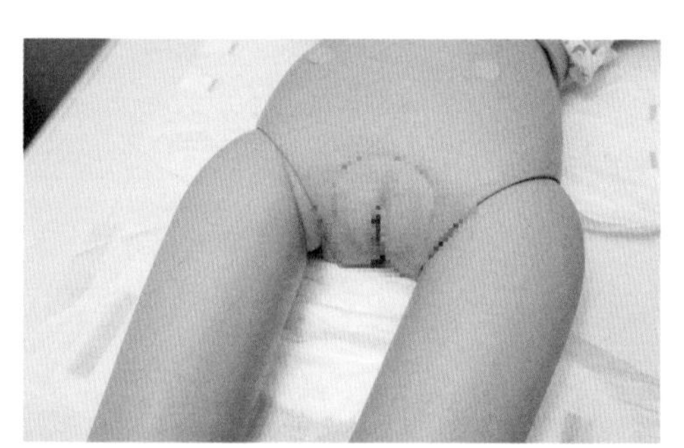

(b) 调整纸尿裤左右位置

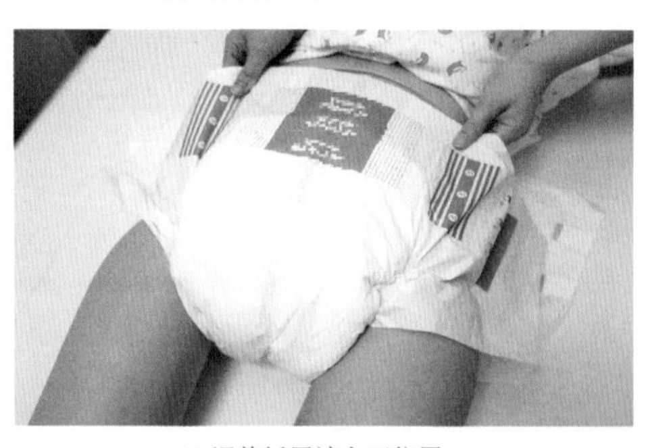

(c) 调整纸尿裤上下位置

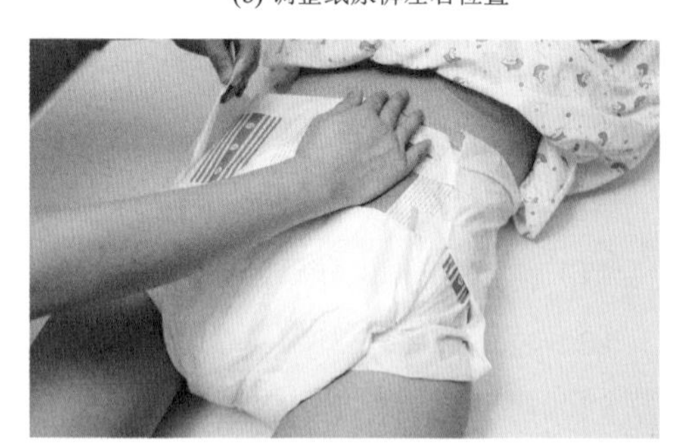

(d) 粘贴纸尿裤

图 3-118　穿纸尿裤方法

（5）调整纸尿裤　向外拉出腿侧裤缘弹性褶边，防止尿液外漏。见图 3-119。

（6）脱纸尿裤　撕开粘贴的部位，取下纸尿裤后应观察皮肤情况，擦净臀部。见图 3-120。

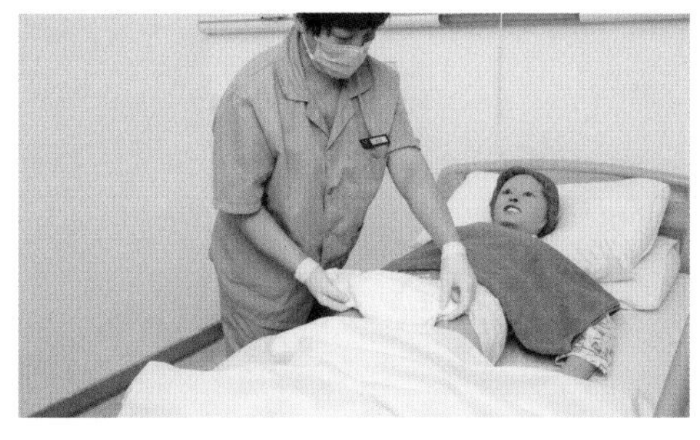

图 3-119　调整纸尿裤

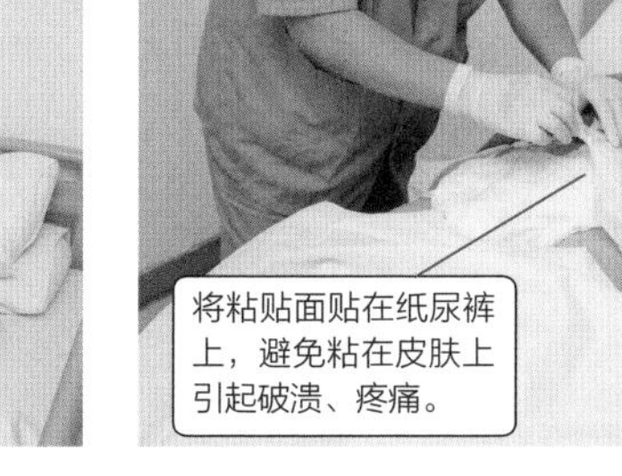

图 3-120　脱纸尿裤

（7）处理纸尿裤　使用后的纸尿裤卷成一团，放进垃圾桶（图 3-121）。洗手。

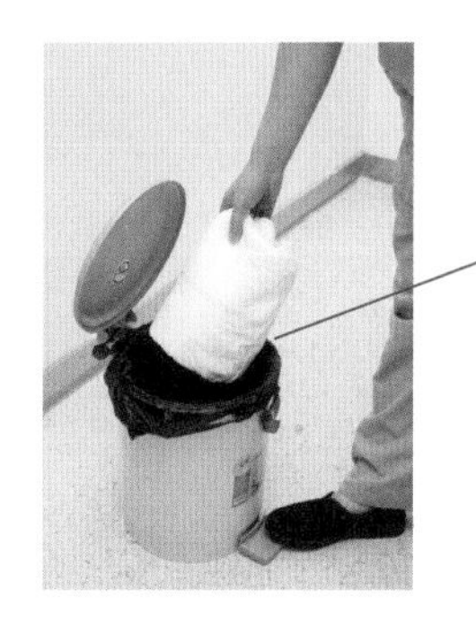

图 3-121　处理纸尿裤

五、协助使用移动式坐便器

不习惯在床上排泄的患者，病情许可时，护理员可协助使用移动式坐便器在床旁排泄，具体流程如图 3-122 所示。

协助患者坐起
协助于床旁坐稳
协助站起
协助转移到坐便器旁
协助坐到坐便器上
排便后处理
协助转移到床上

图 3-122　协助使用移动式坐便器流程

（1）协助患者坐起　见图 3-123。

（2）协助患者于床旁坐稳　整理衣服，并穿好防滑鞋，预防跌倒。见图 3-124。

（3）协助患者站起　护理员站在患者前面，降低重心，用膝关节抵住患者的双膝，双手抱住患者的腰背部。嘱患者身体前倾，双手绕住护理员脖子，防止跌倒（图 3-125）。

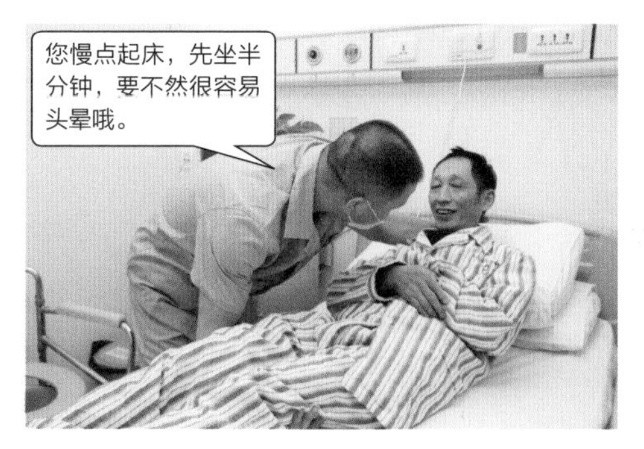

图 3-123　协助患者坐起

（4）协助患者转移到坐便器一侧　护理员支撑好患者，将裤子脱下后，扶患者坐下。注意在患者无法站稳的情况下，需请另外一名护理员协助。见图 3-126。

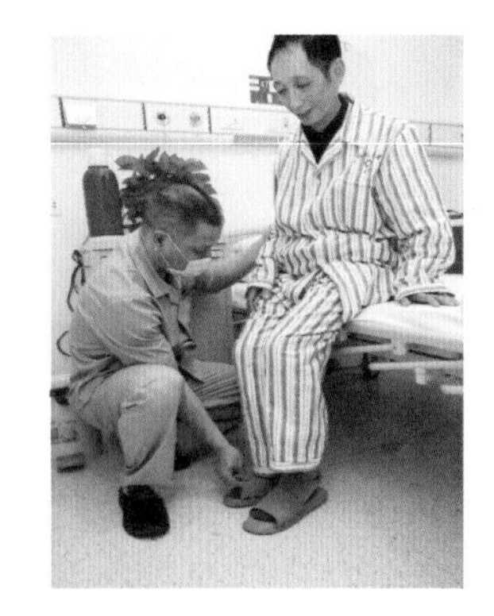

图 3-124　床旁坐稳

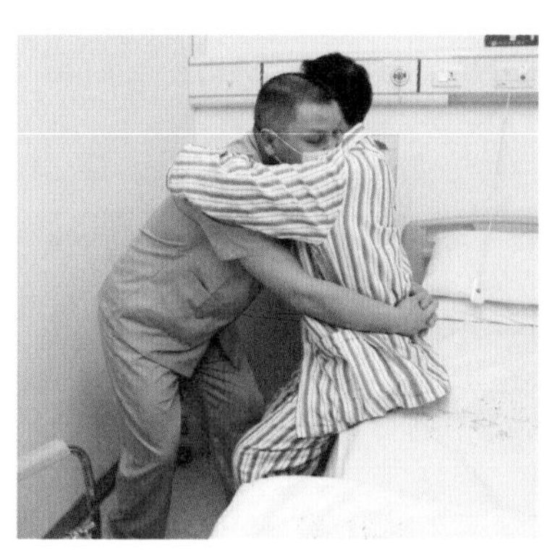

图 3-125　协助患者站起

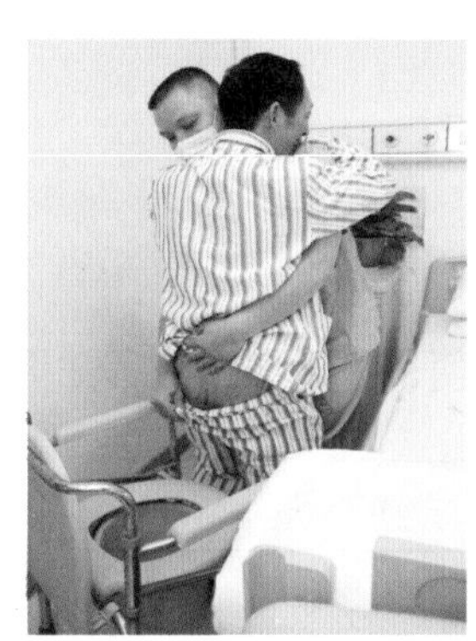

图 3-126　协助患者转移到坐便器一侧

（5）协助患者坐在坐便器上排便　保护隐私，注意保暖，用浴巾盖好。给予充裕的排便时间，消除紧张情绪，便于排便。见图 3-127。

（6）排便后处理　协助清洁，保持皮肤干燥。洗手。见图 3-128。

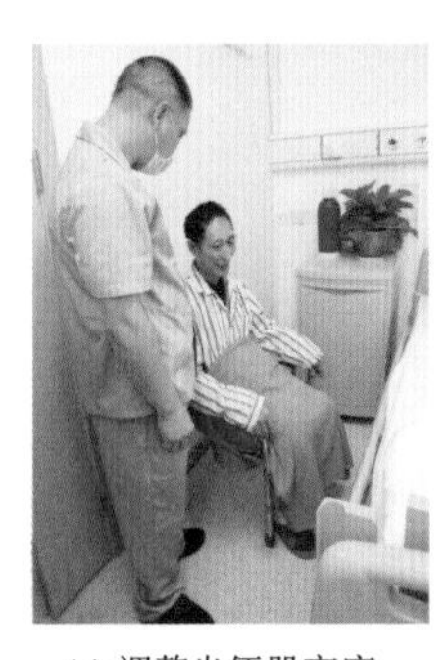

(a) 调整坐便器高度，安置体位

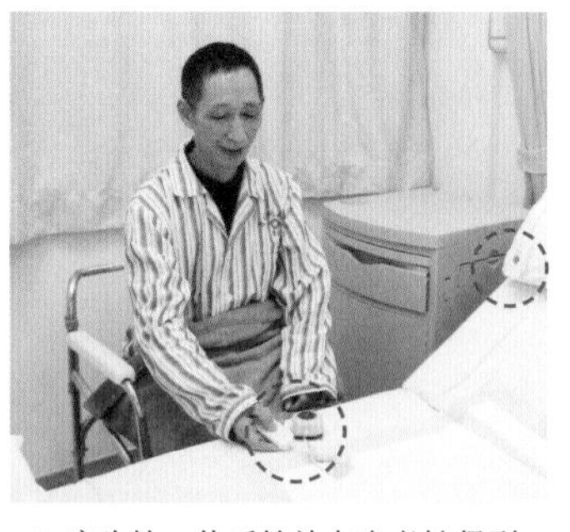

(b) 床头铃、传呼铃放在患者够得到的位置

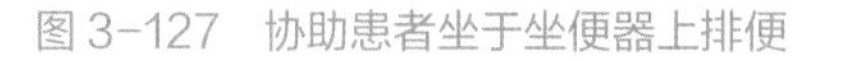

图 3-127　协助患者坐于坐便器上排便

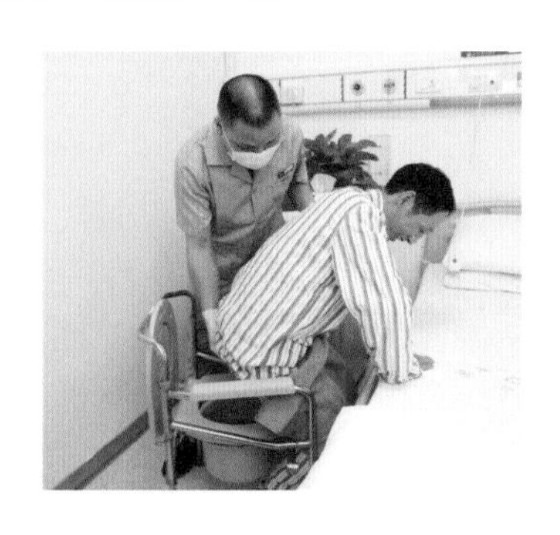

图 3-128　排便后处理

（7）从坐便器转移到床上　排便结束后将患者从坐便器转移到床上。转移过程中要注意观察患者，如有异常情况出现，及时报告医护人员。见图 3-129。

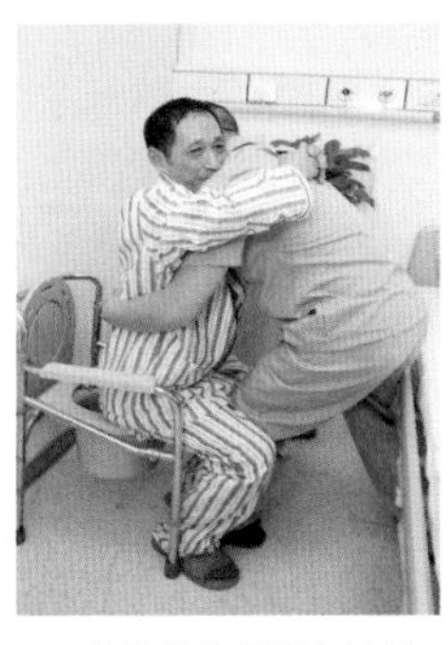
(a) 协助从坐便器上站起

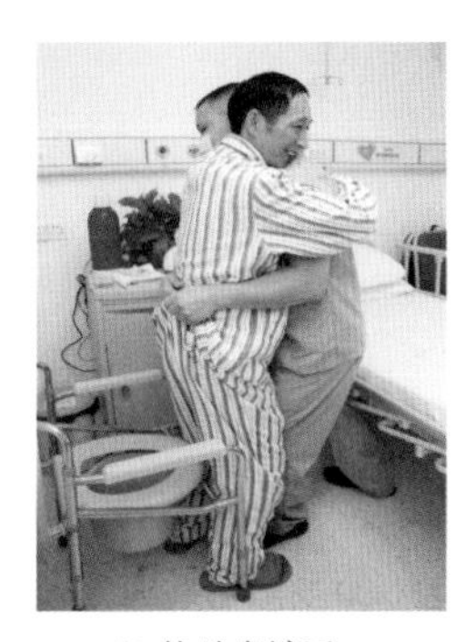
(b) 协助穿裤子

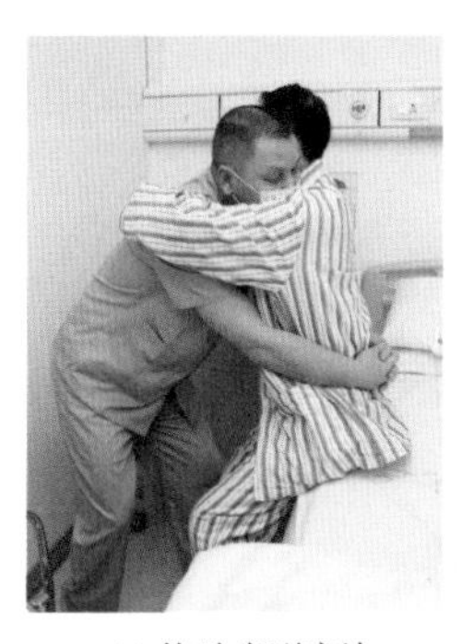
(c) 协助坐到床边

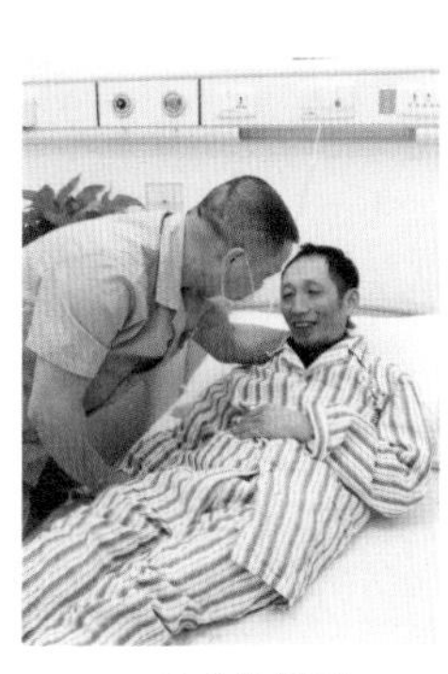
(d) 协助躺下

图 3-129　从坐便器转移至床上

六、简易通便法

老年、久病卧床及严重便秘的患者，可使用开塞露，采取人工取便法协助患者排便。具体操作流程如图 3-130 所示。

物品、环境、人员准备 → 协助使用开塞露 → 人工取便 → 留取粪标本 → 清洁、整理

图 3-130　人工取便法操作流程

（1）物品准备　准备毛巾、便盆、一次性护理单、开塞露或石蜡油（图 3-131）、一次性手套、厕纸、温水（40℃）、粪标本容器。

（2）环境准备　室温适宜，注意保暖，拉床帘、窗帘。

（3）人员准备　着装整洁，洗手，戴口罩、手套。

（4）沟通解释　保护隐私，给予充裕的排便时间，消除紧张情绪。见图 3-132。

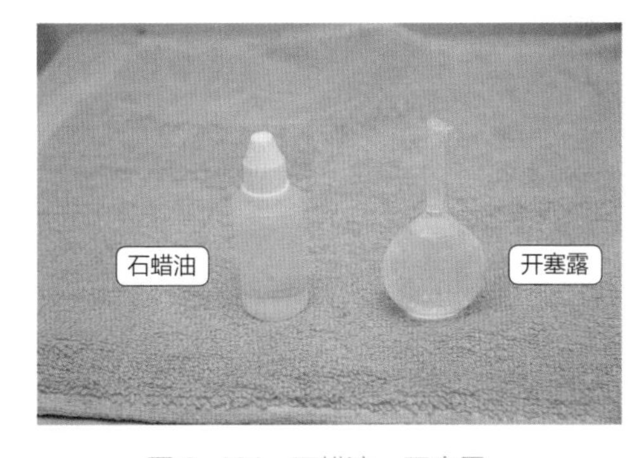

图 3-131　石蜡油、开塞露

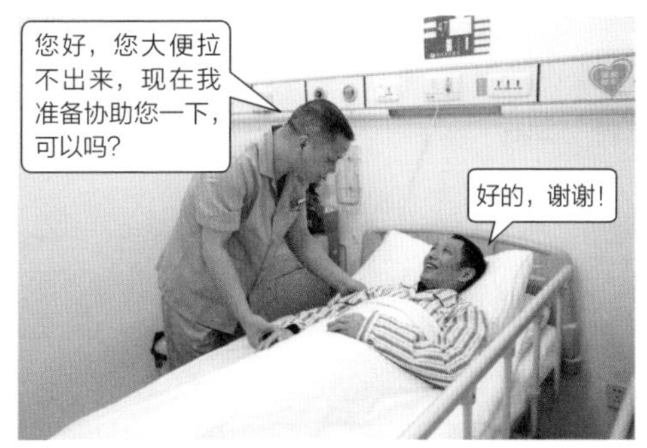

图 3-132　沟通解释

（5）协助使用开塞露　操作时嘱患者深呼吸放松。将药液（20 毫升）全部挤入直肠内，嘱保留 5 ～ 10 分钟后排便。见图 3-133。

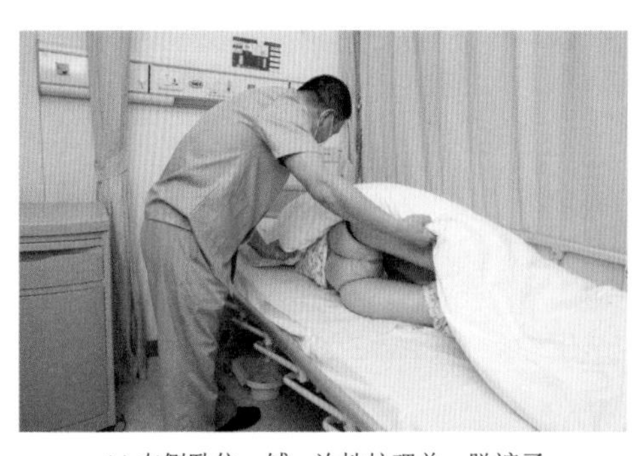

(a) 左侧卧位，铺一次性护理单，脱裤子至大腿部，暴露臀部

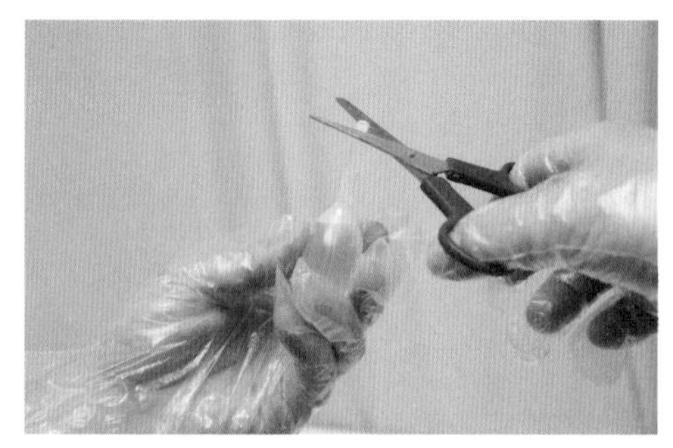

(b) 剪去封口端，使边缘圆滑，避免损伤黏膜

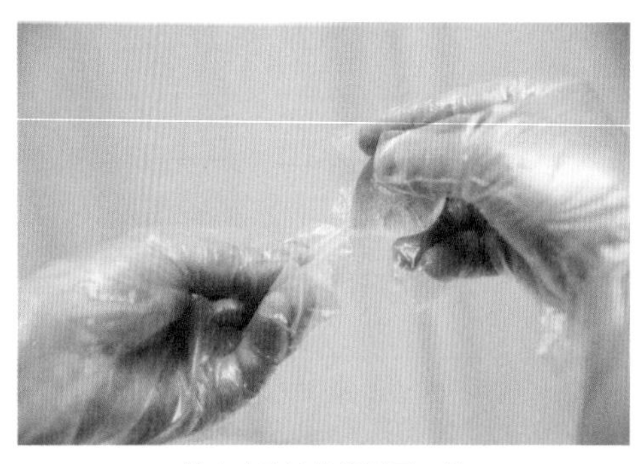

(c) 挤出少许液体润滑开口处

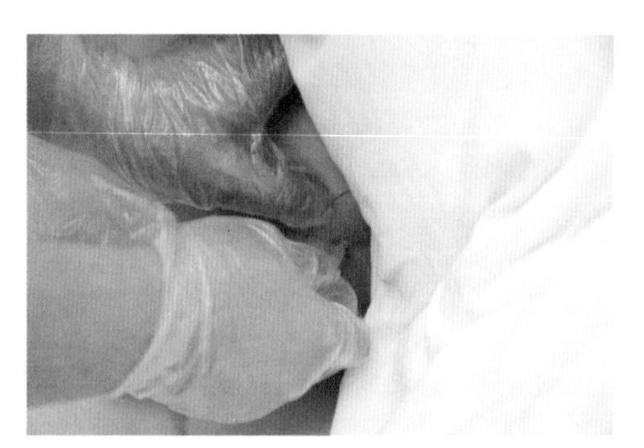

(d) 将开塞露前端轻轻插入肛门

图 3-133　协助使用开塞露

（6）人工取便　动作轻柔，勿损伤肠黏膜。操作时嘱患者深呼吸放松，待肛门松弛时，右手食指沿直肠一侧轻轻插入直肠内，慢慢地由浅入深将粪便掏出，并放于便盆内。见图 3-134。

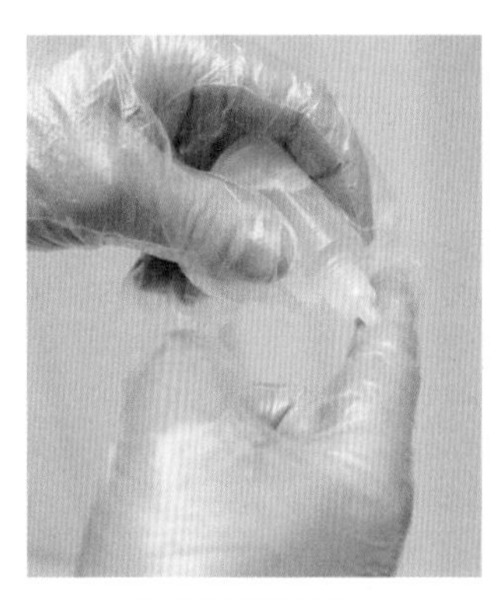

(a) 涂石蜡油润滑

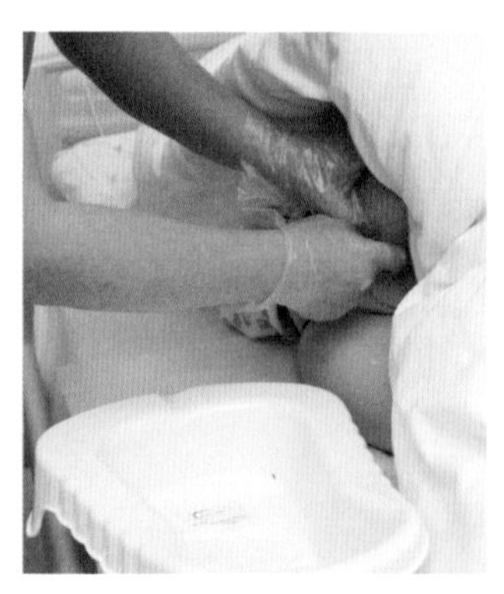

(b) 左手分开臀部，右手食指插入直肠内

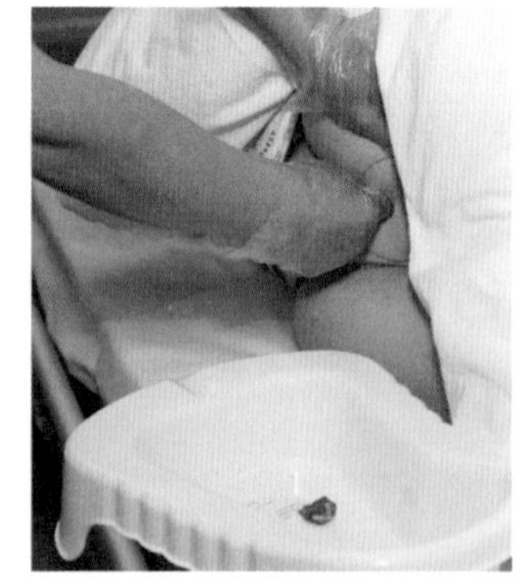

(c) 抠取粪便并放于便盆内

图 3-134　人工取便

（7）留取粪标本　核对患者身份信息后留取标本。注意不得从尿布、便池、地面上舀取，以免影响检验结果。挑取有黏液、脓血或其他异常外观的部分送检并报告医务人员。见图3-135。

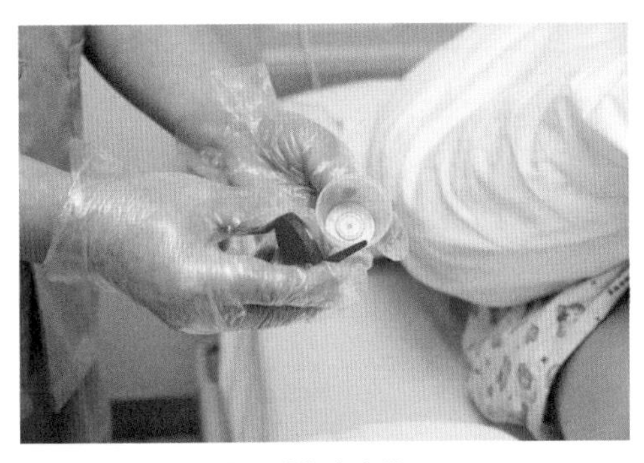

(a) 打开粪标本容器

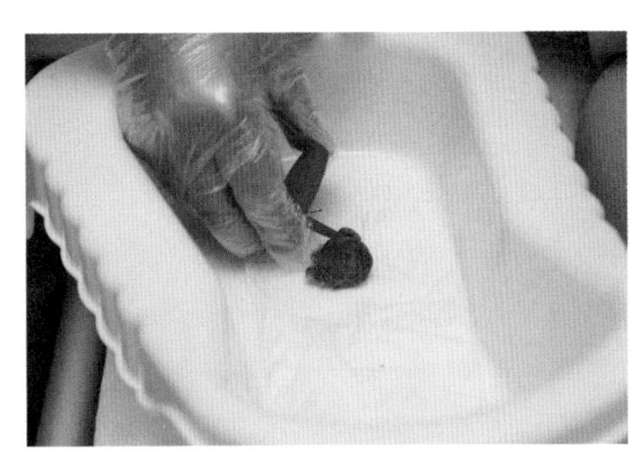

(b) 捡便匙取粪便

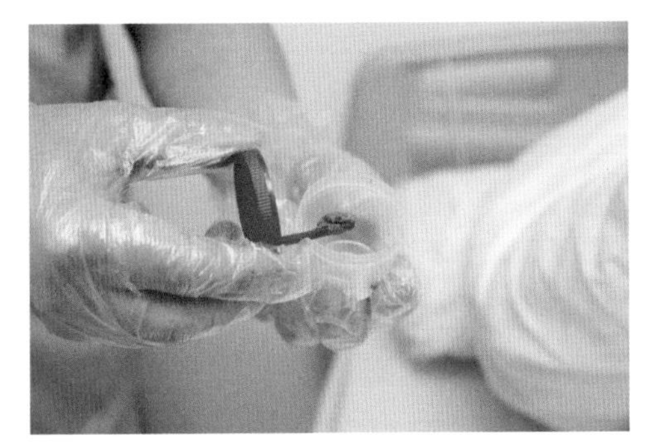

(c) 留取的大便约蚕豆大小

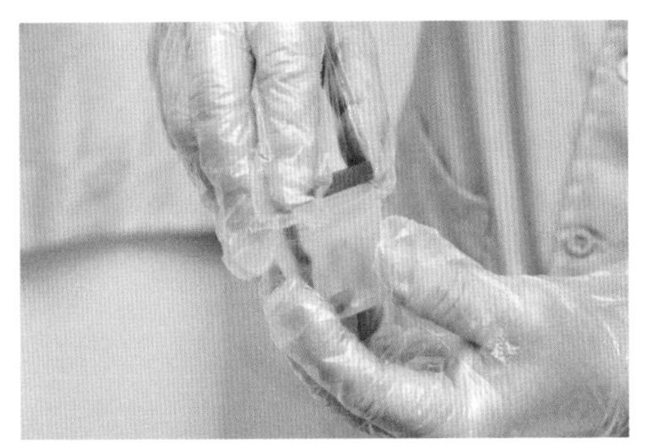

(d) 盖上容器盖子，放指定位置，立即通知护士送检

图3-135　留取粪标本

（8）清洁、整理　用温水清洁肛门，并擦净；协助穿裤子，取舒适体位（见图3-136）。洗手。

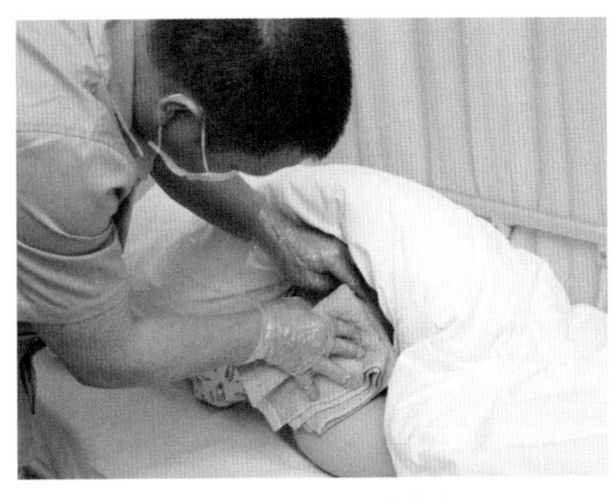

(a) 用温水清洁肛门，并擦净

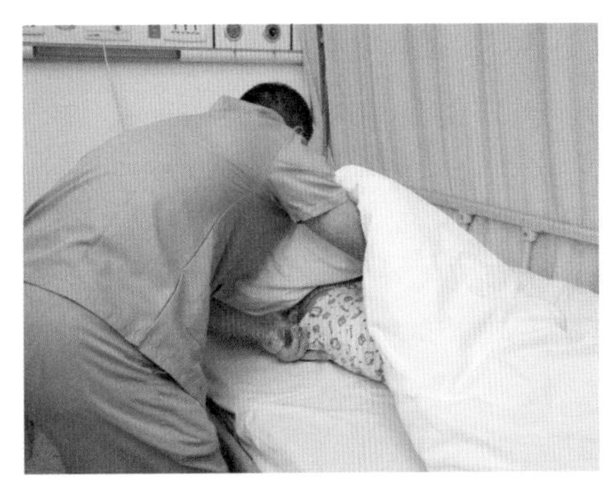

(b) 协助穿裤子

图3-136　清洁、整理

七、协助肠造口患者处理排泄物

照护肠造口的患者时，护理员应注意造口袋的使用情况，及时倾倒造口袋内的粪便，使患者舒适。具体操作流程如图 3-137 所示。

物品准备、环境准备、人员准备 → 沟通解释 → 倾倒二件式造口袋粪便 → 倾倒一件式造口袋粪便

图 3-137　协助倾倒造口袋粪便操作流程

（1）物品准备　造口袋（图 3-138）分为一件式和两件式，一件式是一次性的，简单易使用；两件式造口袋的袋子与底盘可分开，不用撕开底盘便可更换袋子，使用方便。

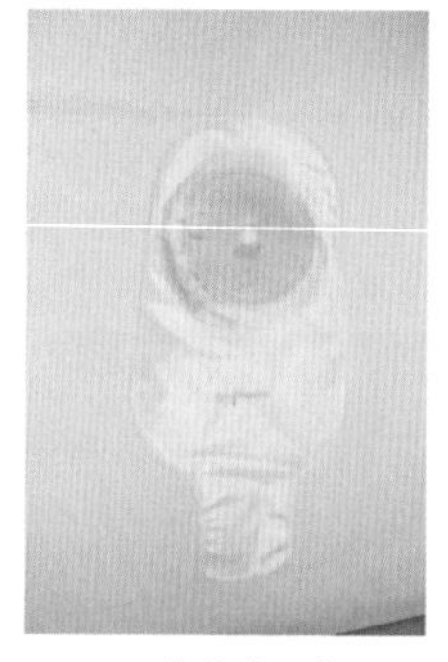

(a) 一件式造口袋

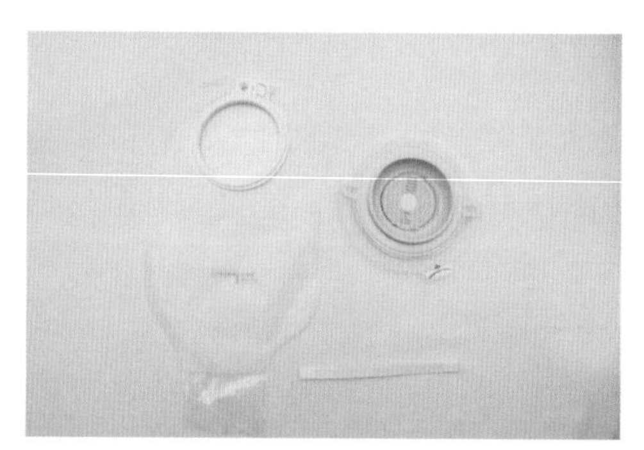

(b) 两件式造口袋

图 3-138　造口袋分类

准备毛巾、便盆、一次性护理单、口罩、一次性手套、厕纸、温水（40℃）、清洁且干燥造口袋 1 个。

（2）环境准备　保护隐私，拉床帘及窗帘，注意保暖。

（3）人员准备　着装整齐，洗手，戴口罩、手套。

（4）沟通解释　沟通好，协助摆体位（见图 3-139）。

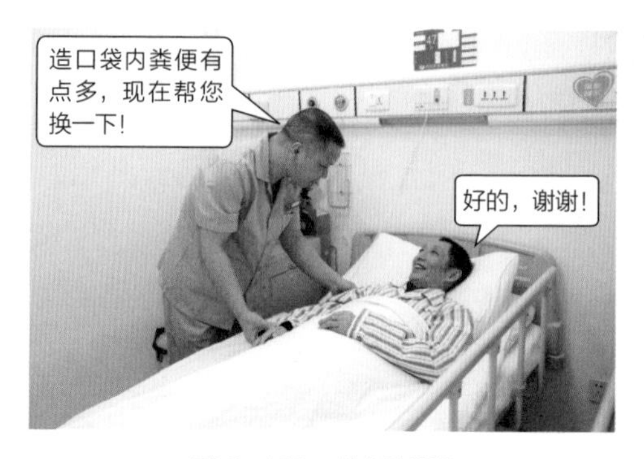

图 3-139　沟通解释

（5）倾倒肠造口粪便　造口袋满 1/3 时要及时更换。注意保护隐私。

① 二件式造口袋（图 3-140）　协助暴露造口的部位，开始更换，最后扣紧扣环后用手向下牵拉造口袋，确认造口袋固定牢固，造口袋出口用夹子夹闭。将粪便倾倒于厕所内，清洗造口袋，晾干备用。洗手。

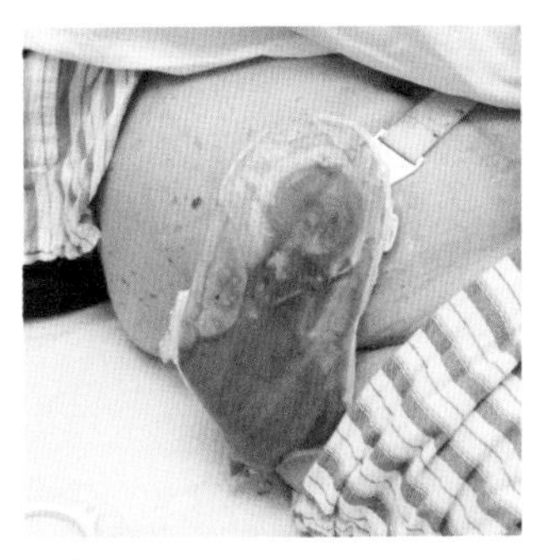

(a) 暴露造口部位，垫一次性护理单

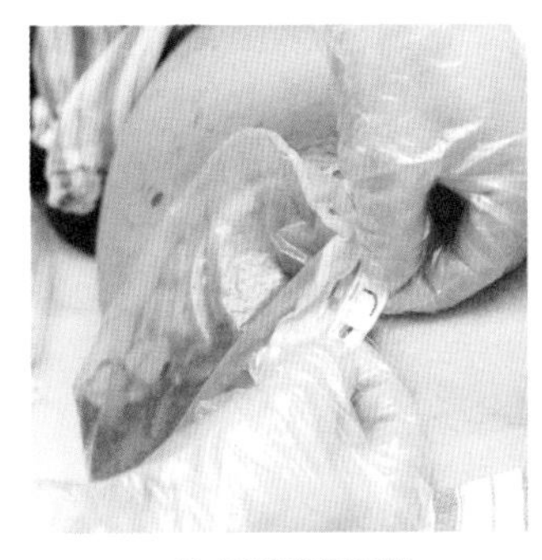

(b) 打开底盘扣环

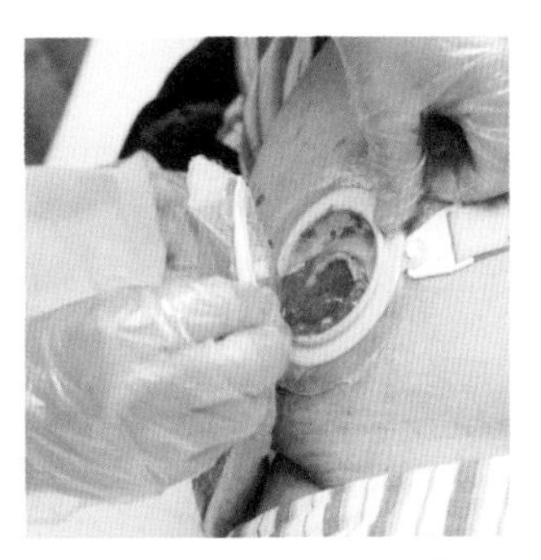

(c) 取下造口袋，放于便盆

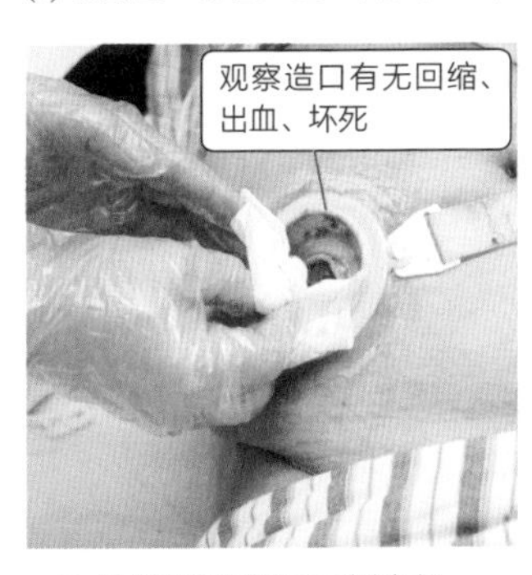

(d) 用纸巾擦拭造口周围粪便

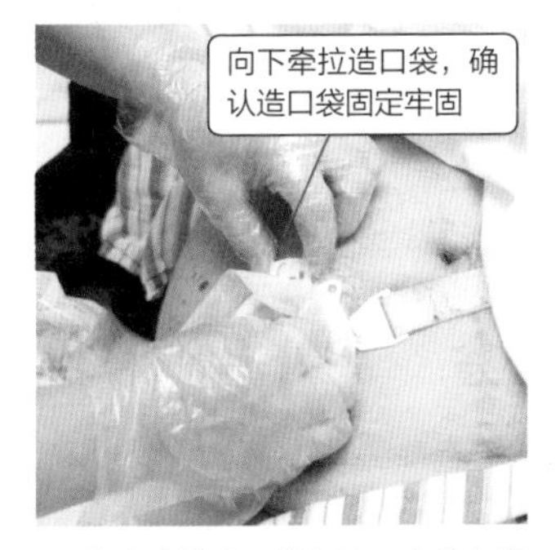

(e) 将清洁的造口袋与造口底盘扣紧

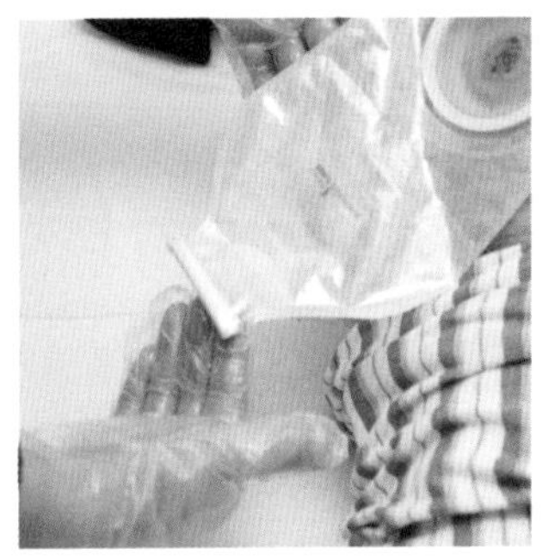

(f) 夹闭造口袋出口

图 3-140　倾倒二件式造口袋粪便

② 一件式造口袋（图 3-141）　打开造口袋下方的夹子，将粪便倒入便盆，夹闭造口袋出口，操作结束后将粪便倾倒于厕所内。洗手。

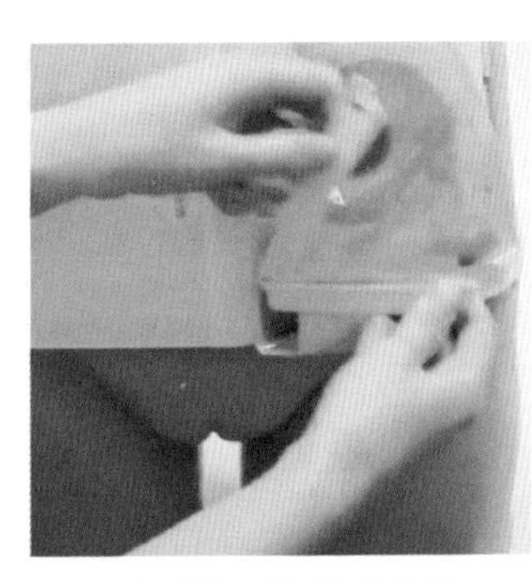

(a) 打开造口袋下方的夹子

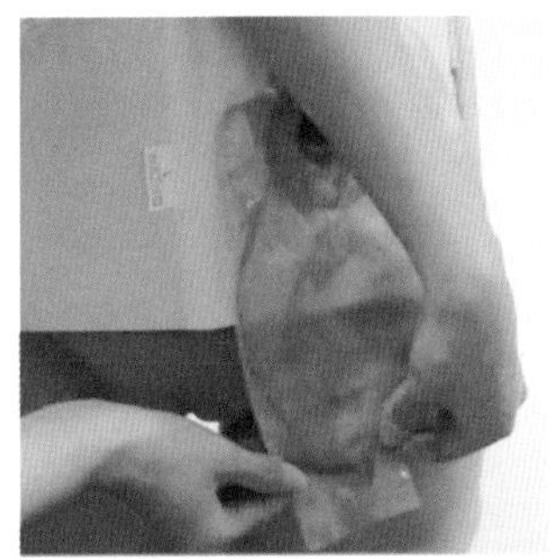

(b) 将粪便倒入便盆

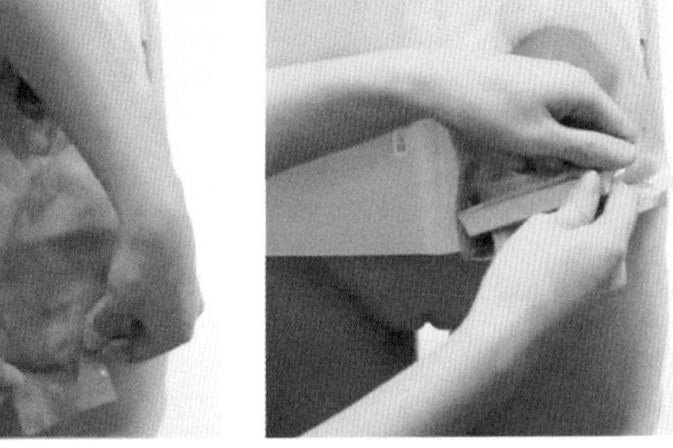

(c) 夹闭造口袋出口

图 3-141　倾倒一件式造口袋粪便

八、协助留置导尿患者处理尿液及留取尿标本

照护留置导尿患者时，护理员应注意观察留置导尿袋中尿液的情况，尿袋满2/3时应及时倾倒尿液，以免引起逆流感染，如需送检则协助留取尿标本。具体操作流程如图3-142所示。

图3-142　倾倒尿液及留取尿标本流程

（1）观察尿液　观察尿液的量、颜色、性状。正常尿液呈淡黄色，如呈血色、浓红茶色、酱油色、乳白色应及时报告医务人员（图3-143）。正常成人24小时尿量为1000～2000毫升。尿袋固定在床旁，位置低于会阴的高度。

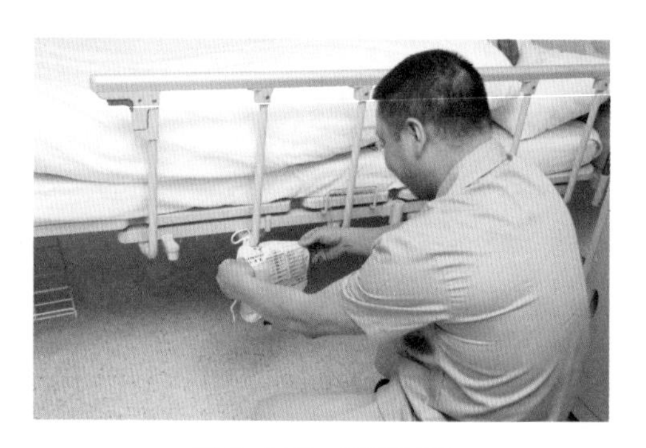

图3-143　观察尿液

（2）倾倒尿液　打开尿袋放尿端口,将尿液放入尿壶中，关闭放尿端口。注意放尿端口不要碰到尿壶口，注意定时夹闭尿袋上的开关，每2小时放尿一次训练膀胱功能。见图3-144。

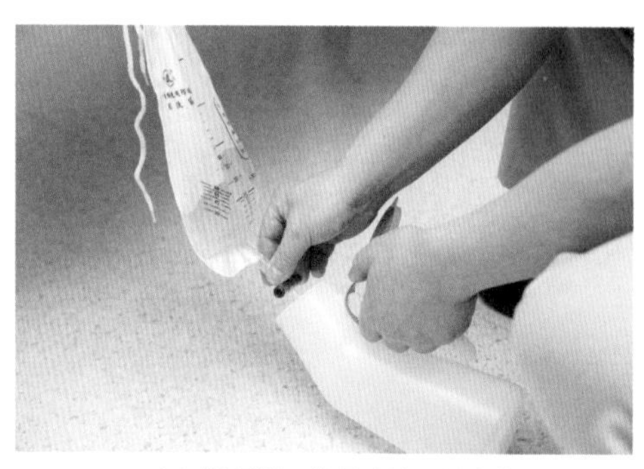

(a) 打开放尿端口将尿液放入尿壶中

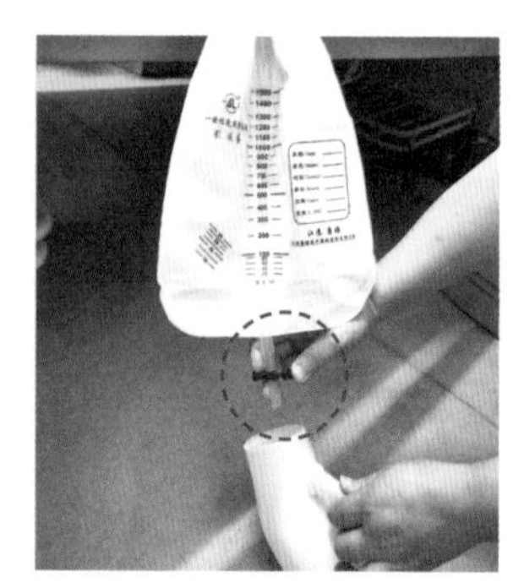

(b) 关闭放尿端口

图3-144　倾倒尿液

（3）协助留置导尿患者留取尿标本　核对标本容器及患者信息，应将尿袋内尿

液放空，夹闭尿管 2 小时后留取尿标本，及时通知送检。见图 3-145。

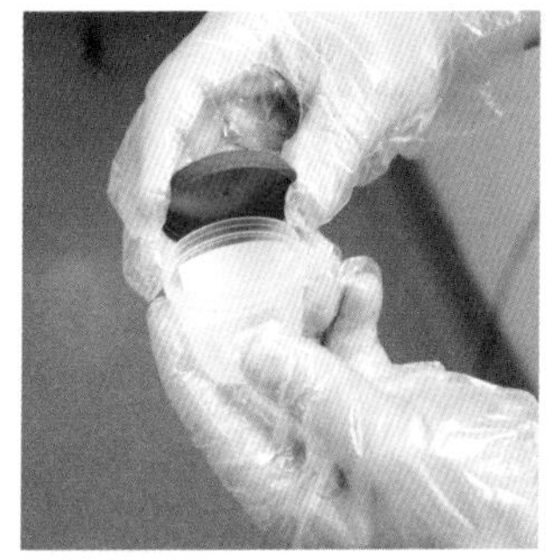

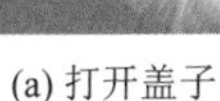

(a) 打开盖子

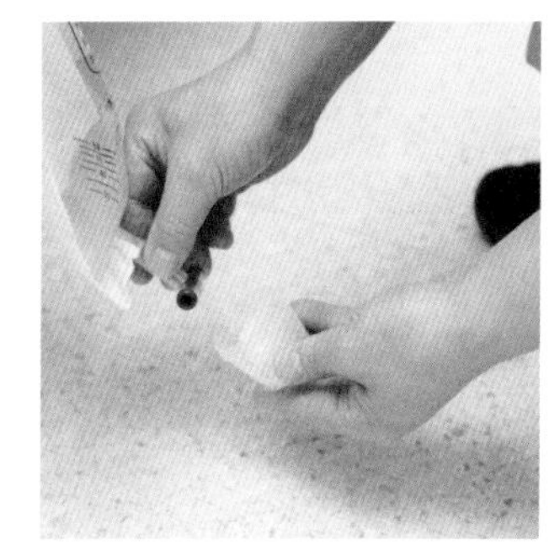

(b) 打开放尿端口，将尿液放入标本容器中

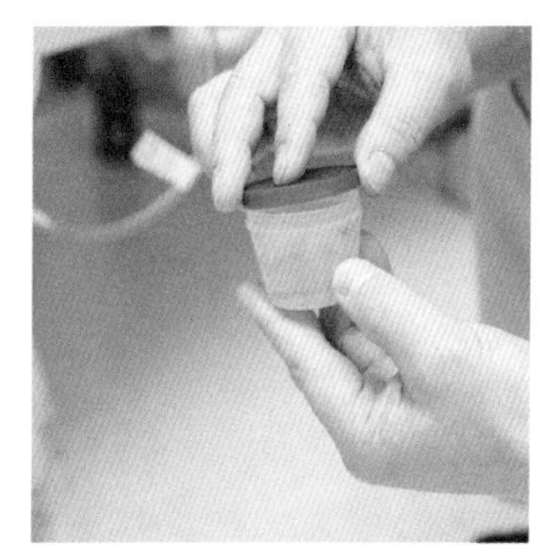

(c) 盖上盖子，及时通知送检

图 3-145　协助留置导尿患者留取尿标本

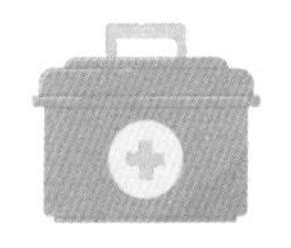

九、照护误区

（1）操作时动作粗鲁；

（2）换下纸尿裤直接扔地板上。

以上照护误区（图 3-146）会导致患者不适，弄脏及污染地板。

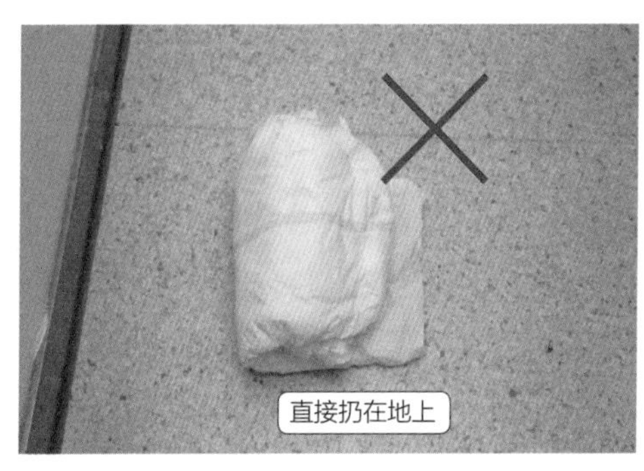

(a)

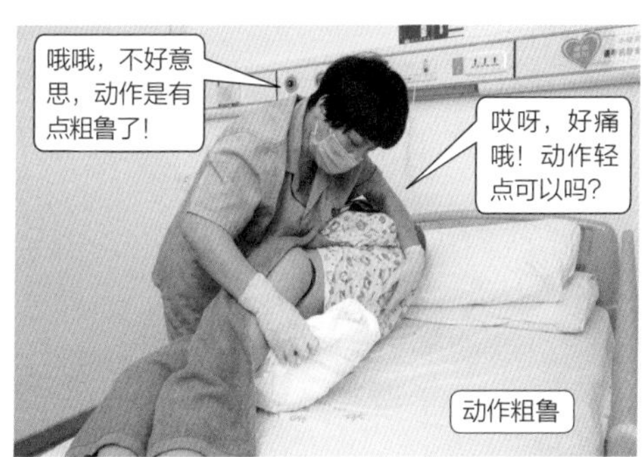

(b)

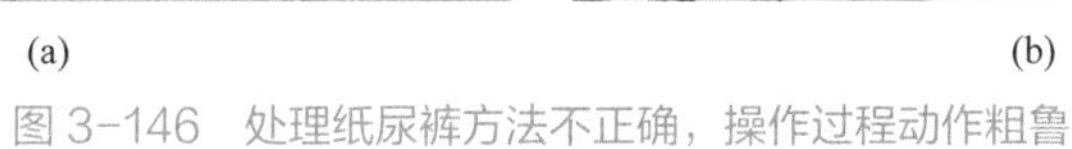

图 3-146　处理纸尿裤方法不正确，操作过程动作粗鲁

第十一节 协助排痰

长期卧床的患者，胸部、腹部等部位的肌肉会发生萎缩、无力，从而无法将痰或分泌物顺利咳出，需要借助护理员有规律的拍背产生的胸壁振动，以协助排痰，

预防感染。本节主要介绍协助排痰的流程及协助排痰过程中常见的照护误区。

一、协助排痰的流程

在协助排痰前，护理员需充分评估患者的意识、配合程度，再酌情协助拍背排痰，具体流程如下。

1. 准备

（1）物品准备　准备纱布、抽纸（用于擦拭痰液或口水），示意见图 3-147。

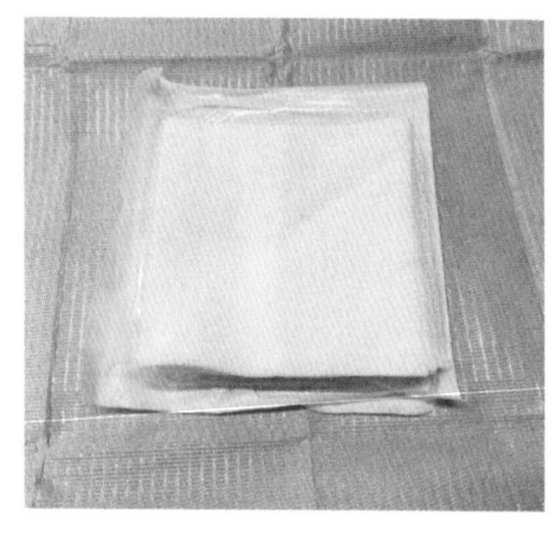

图 3-147　纱布

（2）时间准备　拍背安排在饭后 2 小时至饭前 30 分钟完成，避免饭前饭后立即拍背。

（3）衣着准备　拍背宜避免直接在赤裸的皮肤上进行，应在皮肤上垫上薄棉布或穿上衣服后再操作。

2. 拍背的体位

拍背的体位有三种，即侧卧位、坐位、头低脚高位，示意见图 3-148。

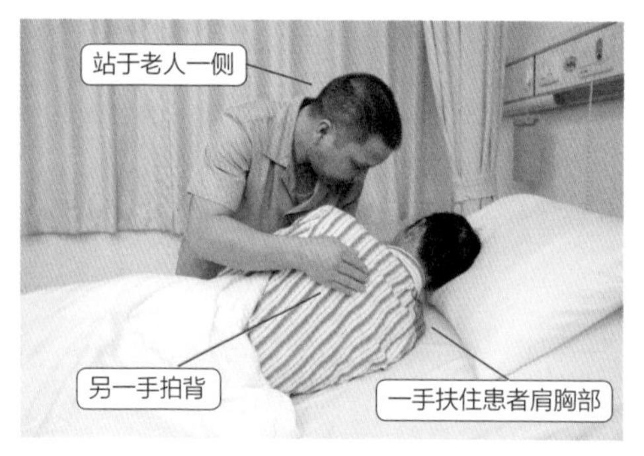

(a) 侧卧位

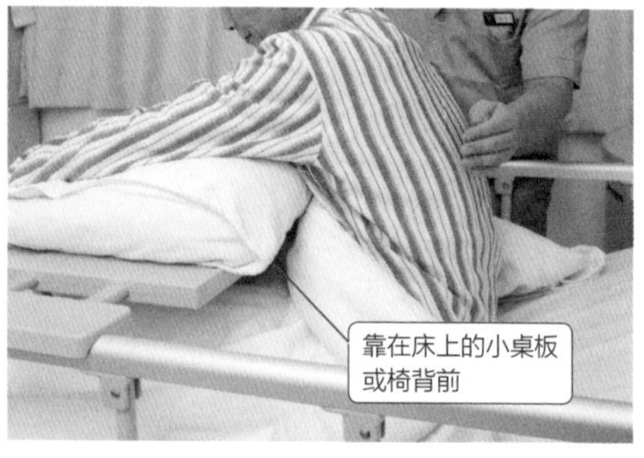

(b) 坐位

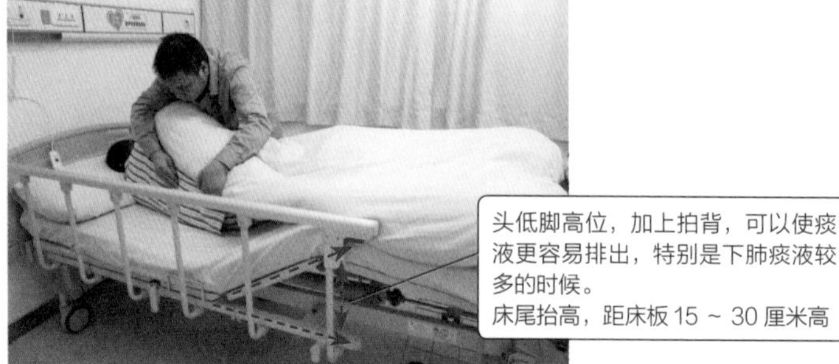

(c) 头低脚高位

图 3-148　拍背的体位

3. 拍背的手势

手掌合成空杯状，手背隆起，手掌中空，拇指紧靠食指，掌指关节稍屈曲，示意见图 3-149。

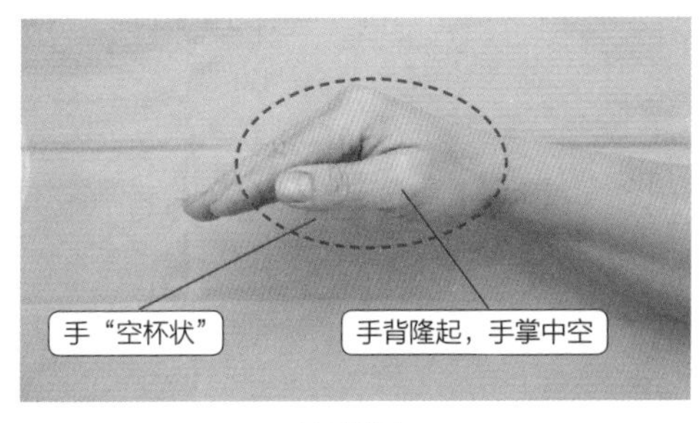

(a) 手势 1

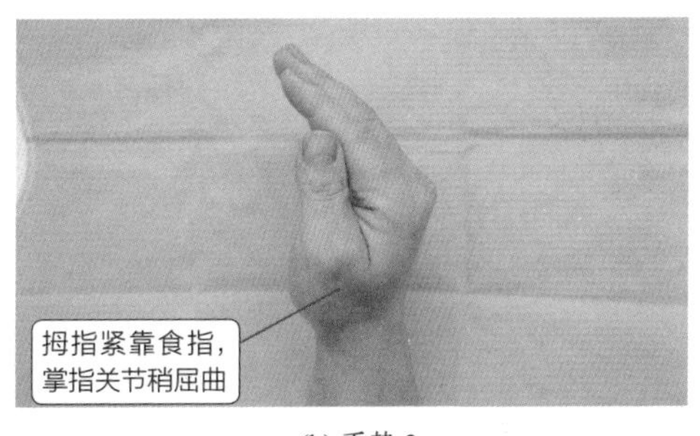

(b) 手势 2

图 3-149　拍背手势

4. 拍背的顺序

拍背顺序：自下而上、由外向内，示意见图 3-150。

叩击时间：5 ～ 15 分钟 / 次。

叩击力量：手腕发力，力量适中，以不使患者感到疼痛为宜。

拍背过程中，如果有痰液或分泌物从口、鼻流出，及时用纸巾擦拭。

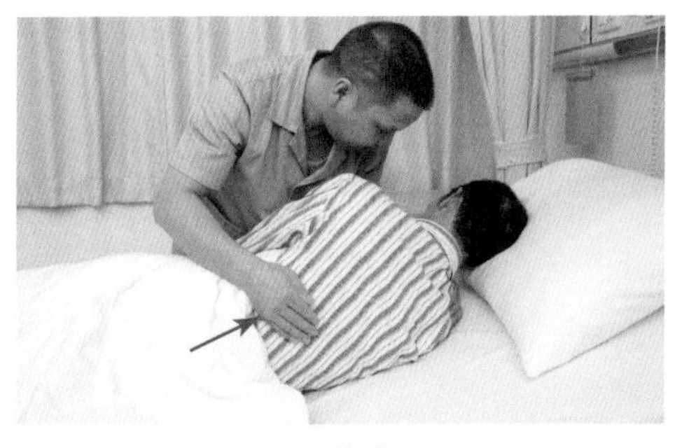

(a) 外下

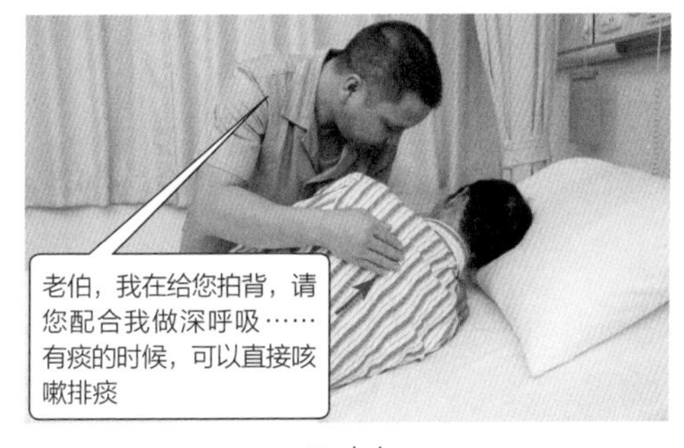

(b) 内上

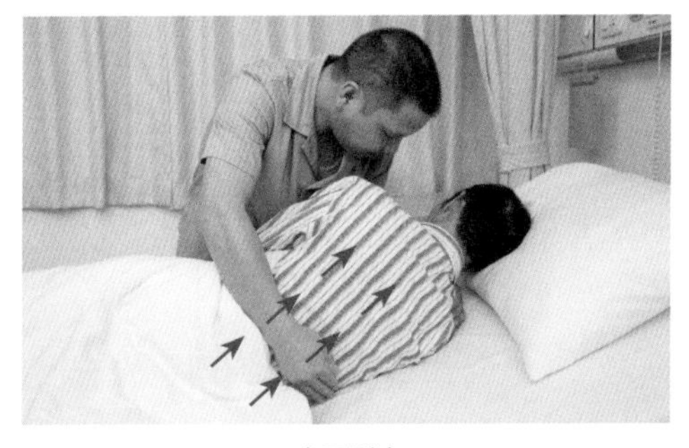

(c) 由下至上

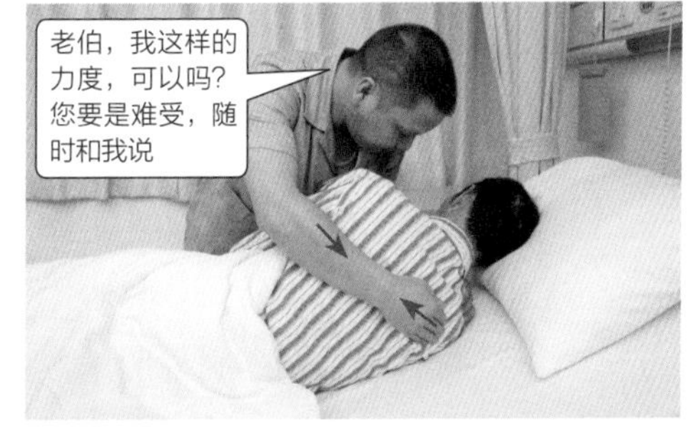

(d) 由外向内

图 3-150　拍背顺序

二、照护误区

天气凉的时候注意保暖，不能因为拍背而使患者着凉。如图 3-151 所示，拍背的时候，应避开脊柱和伤口，手心应保持空杯状，否则拍下去患者会感到疼痛。

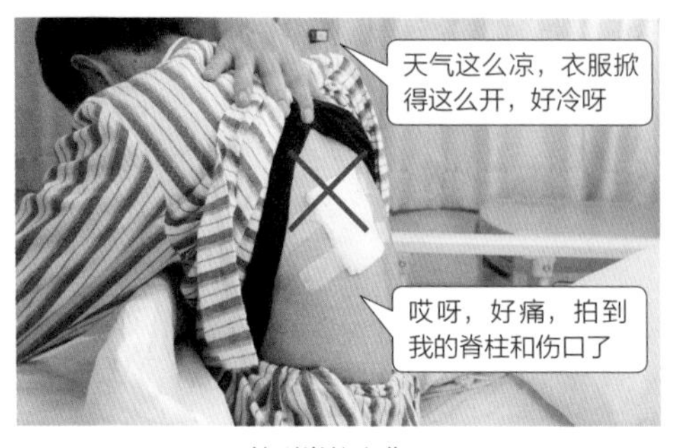

(a) 拍到脊柱和伤口

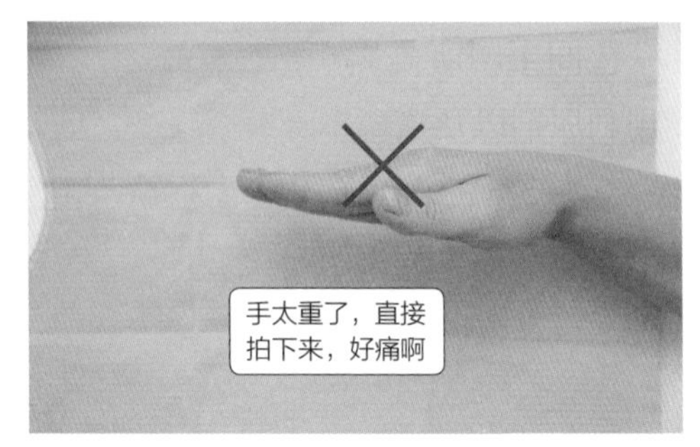

(b) 手未成空杯状

图 3-151 拍背误区

第十二节 协助入睡

睡眠是人体的基本生理需要，是人类赖以生存的必要条件，更是患者获得健康的必要因素。充足良好的睡眠可以帮助患者消除疲劳，保护大脑神经细胞的生理功能，稳定神经系统的平衡，促进康复。如果长期失眠或睡眠不足会加速神经、细胞的衰老和死亡，严重损害患者的身心健康，影响患者的生活质量。本节主要介绍患者失眠的特点、影响住院患者睡眠的因素、促进睡眠的方法、协助入睡流程及协助入睡过程中常见的照护误区。

一、患者失眠的症状

（1）入睡困难。即入睡时间超过 30 分钟（老年患者入睡时间比成年人延长，是成年人的 2 ～ 4 倍）。

（2）维持睡眠困难。夜间觉醒次数大于 2 次（老年患者容易受到声、光、温度等外界因素及自身疾病产生的症状干扰，夜间觉醒的次数增加，平均 5 ～ 10 次，且时间延长）。

（3）早醒。早醒且不能再入睡（老年患者更容易早醒，睡眠趋向早睡早起）。

（4）醒后不解乏。

二、影响住院患者睡眠的因素

1. 夜间上厕所对睡眠的影响

夜间上厕所是影响住院患者夜间睡眠的最主要因素，可能与饮水过多、输液、使用利尿剂以及疾病本身有关。

2. 声音对睡眠的影响

声音在很大程度上影响了住院患者的夜间睡眠。平时即使听起来很小的脚步声或说话声在夜间也可能会被患者视为很大的噪声干扰。

3. 疾病本身带来的不适对睡眠的影响

疾病本身带来的不适（如咳嗽、呼吸不畅、疼痛等）及治疗带来的不适感（如鼻胃管）直接影响患者的睡眠状况，而这些又都是疾病发展过程中难以避免的。

4. 病情的担心对睡眠的影响

一方面，对病情的担心在很大程度上影响了住院患者的睡眠；另一方面，睡眠质量差的人往往持消极的态度看待事物，而消极情绪与身心疾病关系密切，示意见图 3-152。

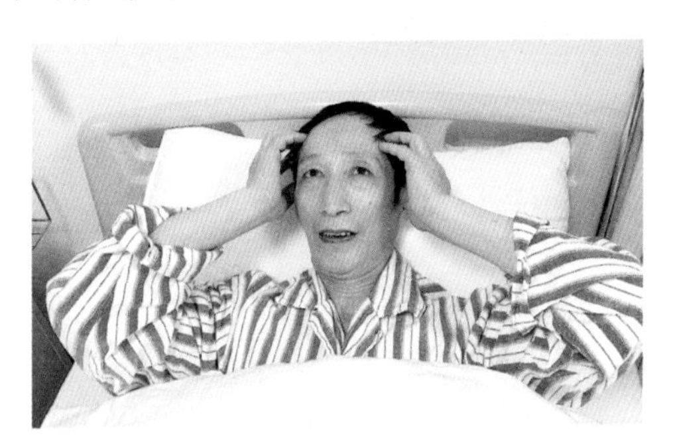

图 3-152　失眠

三、促进睡眠的措施

1. 创建良好的睡眠环境

（1）室内环境温度及湿度　室温：夏季 25 ～ 28℃，冬季 18 ～ 22℃。相对湿度：50% ～ 60%。

注意老年患者的体温调节能力差，对温度的敏感性变差。

（2）声光及色彩　患者睡眠易受声光的影响，病室环境要保持安静，光线要柔和，示意见图 3-153。

① 声音　照护人员夜间操作及巡视做到走路轻、操作轻、关门轻、说话轻。

② 光线　睡眠环境中的窗帘选用遮光性较好的深色窗帘并拉好，遮挡室外光线射入，在患者睡前关闭大灯，适当开启壁灯或地灯。

③ 色彩　墙壁颜色淡雅，可避免患者情绪兴奋或焦虑。

（3）通风换气　入睡前进行居室的通风换气，清除室内异味及污浊空气，使老年人感到呼吸顺畅。

（4）床上用品　被褥、褥垫、枕头、床铺适宜，示意见图 3-154。

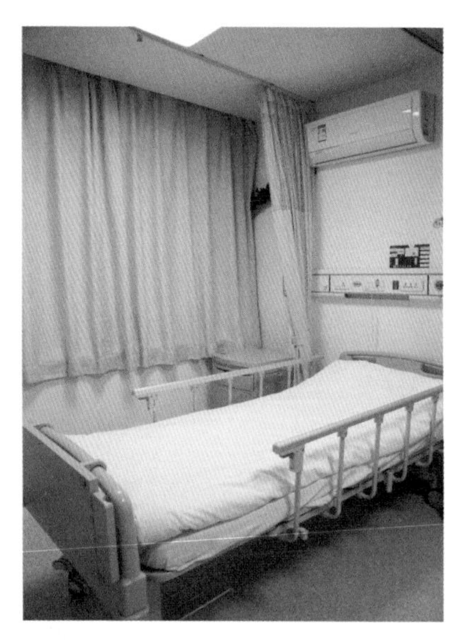

图 3-153　睡眠环境的声光及色彩

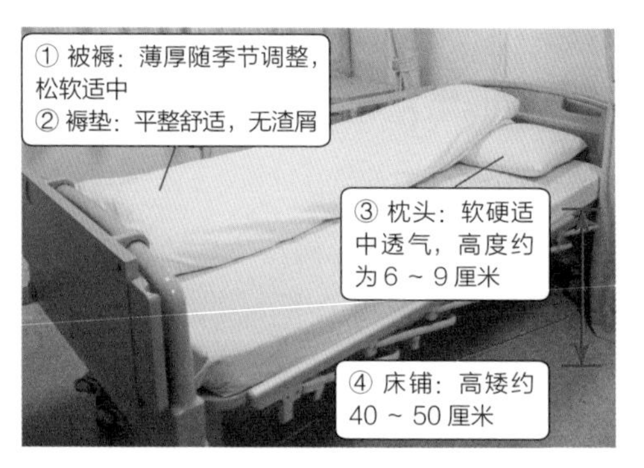

图 3-154　床上用品注意要点

2. 协助患者解除身体不适

① 倾听患者所述不适；

② 配合护士采取相应的措施；

③ 缓解患者的疼痛或其他不适症状，示意见图 3-155。

3. 减轻患者情绪变化

① 协助患者活动，做力所能及的事情，示意见图 3-156；

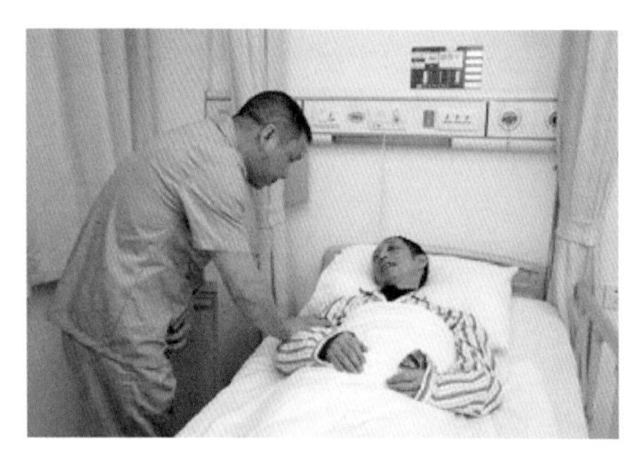

图 3-155　倾听患者所述不适

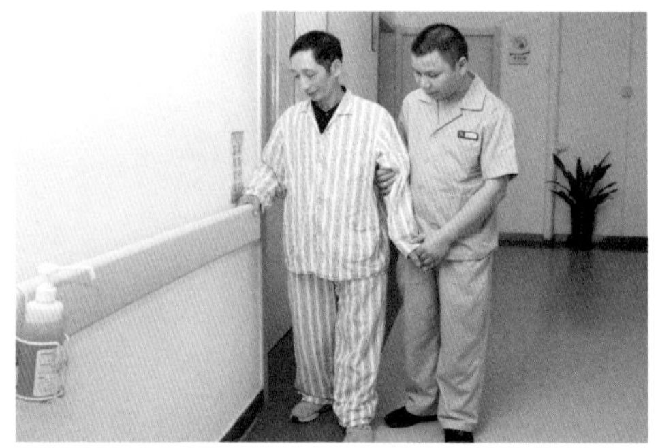

图 3-156　协助患者活动

② 夜间经常巡视，让患者安心；

③ 配合护士为患者播放放松疗法等音频，帮助放松心情。

4. 帮助患者建立良好睡眠习惯

① 白天尽量不睡觉，或是午睡不超过 30 分钟；

② 下午 4 时以后，避免使用咖啡、茶、尼古丁以及其他刺激性物质；

③ 夜间避免过多饮水，减少患者夜间如厕的频率；

④ 睡前不进食不易消化的食物；

⑤ 睡前听轻音乐、看书、喝牛奶，放松心情；

⑥ 适当使用眼罩或者耳塞。

四、协助入睡流程

协助患者做好睡前准备，为其营造舒适的睡眠环境，满足患者的睡眠需求，协助其入睡。

入睡前需要先和患者沟通，了解其需求，协助老年患者上床前排空大小便，避免和减少起夜对睡眠的影响。对于行动不便的老年患者，在睡前将所需物品（如水杯、痰桶、便器等）放置于适宜位置。

开窗通风，调节室温，拉窗帘避免光线进入，及时关电视，减少声音刺激，协助患者上床就寝、盖好盖被，关大灯，开启床头灯和走廊地灯。协助入睡流程见图 3-157。

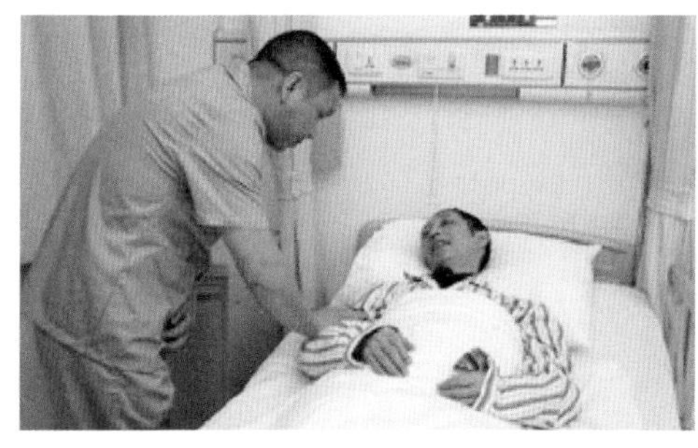

(a) 沟通，了解需求

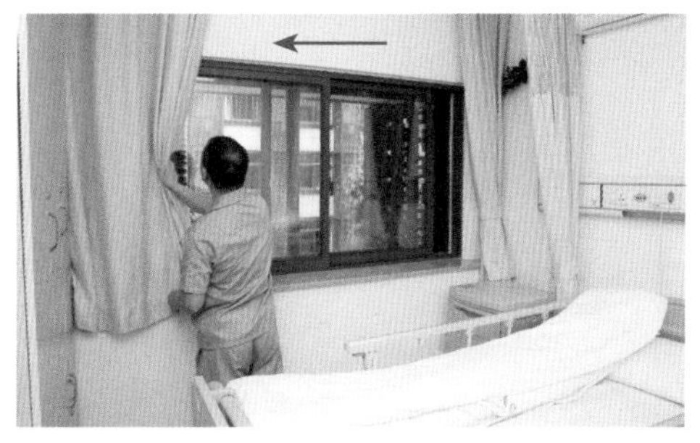

(b) 通风：10 分钟，调节室温

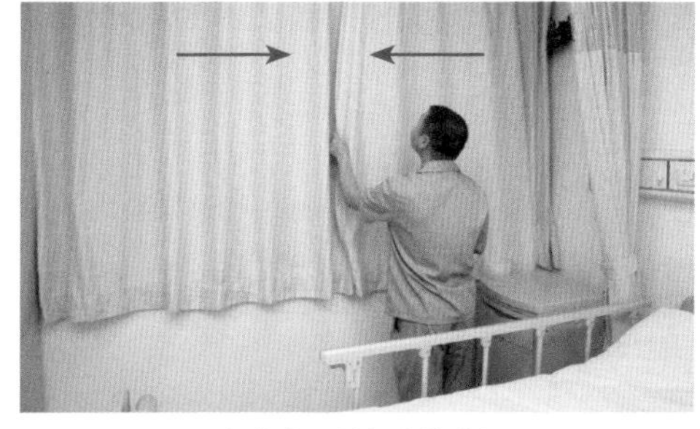

(c) 拉窗帘（避免光线进入）

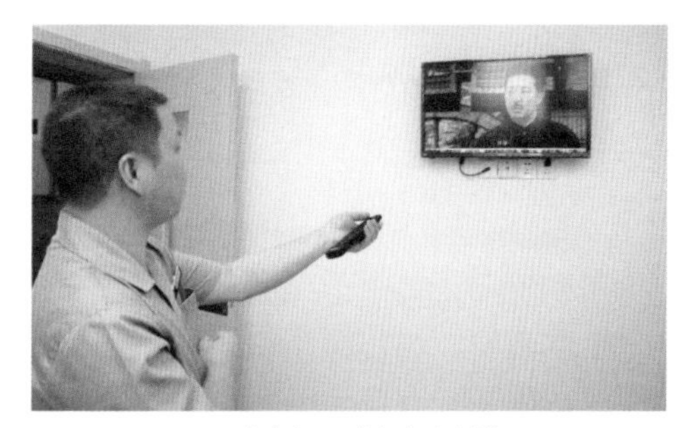

(d) 关电视（减少声音刺激）

图 3-157

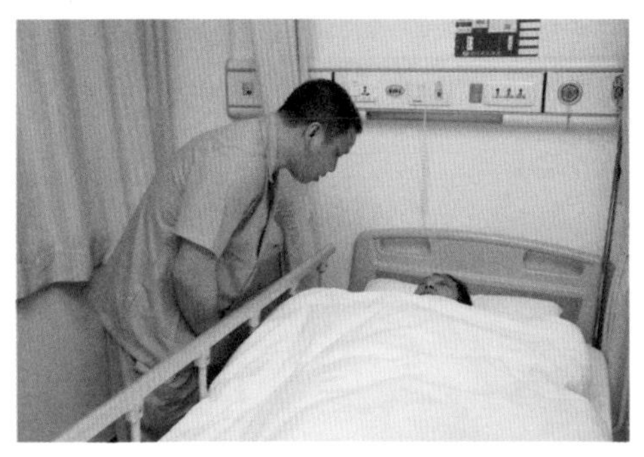

(e) 协助上床就寝，盖好盖被

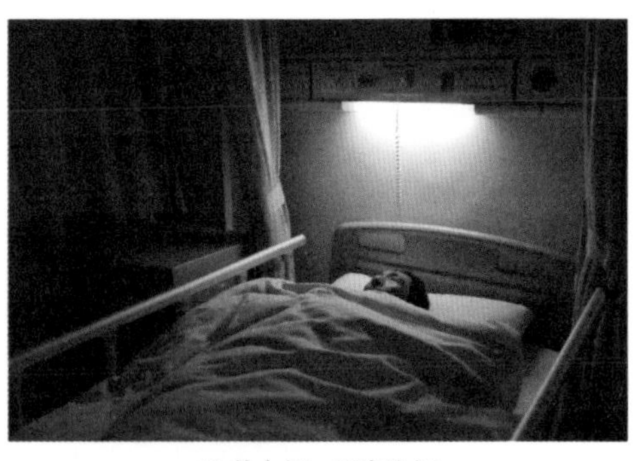

(f) 关大灯，开床头灯

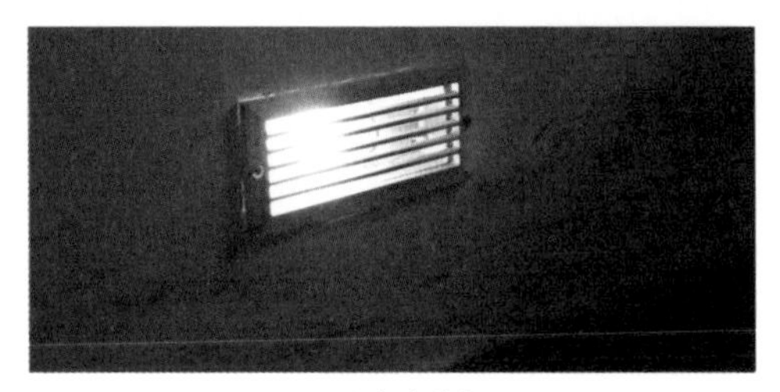

(g) 开走廊地灯

图 3-157 协助入睡

五、照护误区

睡不着时，在床上闭眼轻松地躺着，身体有些机能的确在修复。但护理员在照护的过程中，如果发现有些患者躺在床上，努力想要睡着，这时，躺在床上已不是在休息，而是带着压力躺在床上，可能本来可以睡得着，反而越躺越焦虑，翻来覆去，无法成眠，示意见图 3-158。

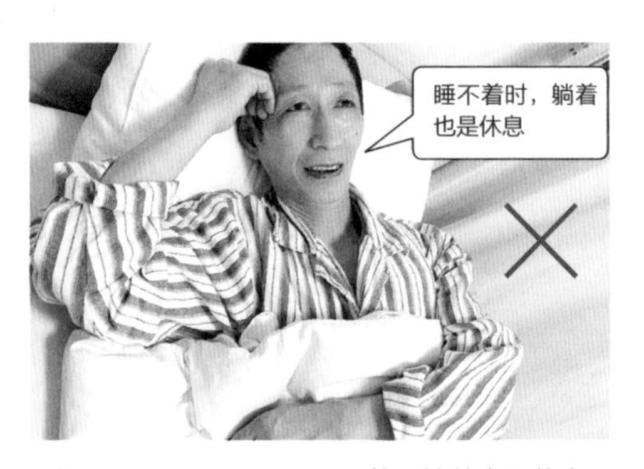

图 3-158 误区——睡不着，躺着也是休息

正常来说，躺在床上 20 分钟，就应该要进入睡眠状态，若超过 20 分钟仍无法入睡，护理员可以协助患者起床，甚至离开房间会更好。

（罗坤金 杨佳玲 徐 艳 李 静 陈 清）

第四章

移动照护

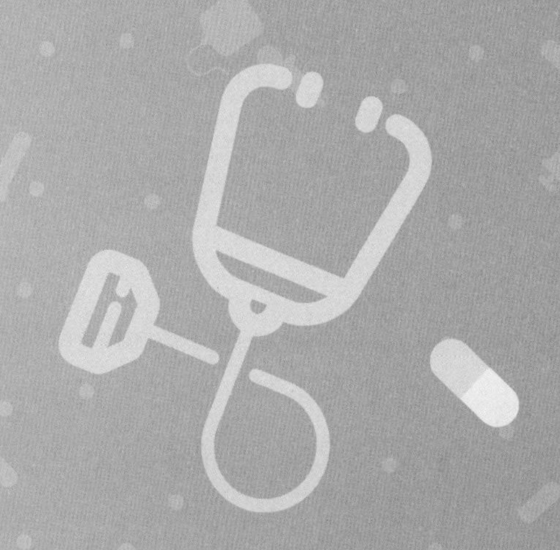

第一节 ♥ 协助翻身

患者长期卧床，由于局部组织持续受压，血液循环障碍，容易发生压力性损伤，因此翻身是必不可少的一项护理项目。护理员应督促并协助长期卧床的患者经常更换卧位，增进舒适度，预防并发症的发生。本节主要介绍患者常用的卧位、协助患者翻身的方式及翻身的误区。

一、卧位介绍

卧位是指患者休息时所采取的卧床姿势。护理员应协助和指导患者采取正确、舒适、安全的卧位。患者特别是老年患者常用的卧位有平卧位、侧卧位、半坐卧位、端坐卧位，见图 4-1 ～图 4-4。

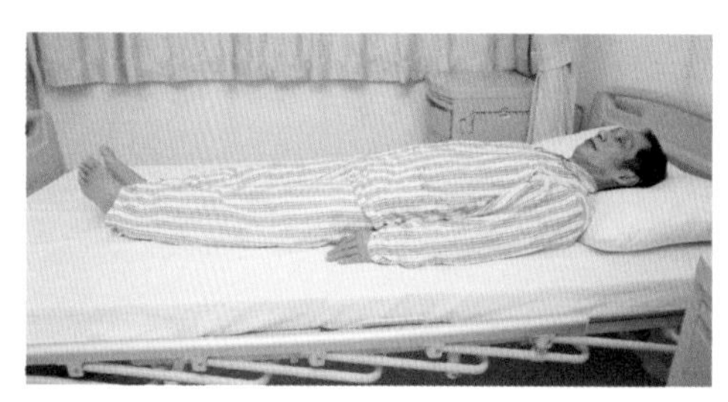

图 4-1 平卧位

仰卧，头下放一枕头，两臂放于身体两侧，两腿自然放平

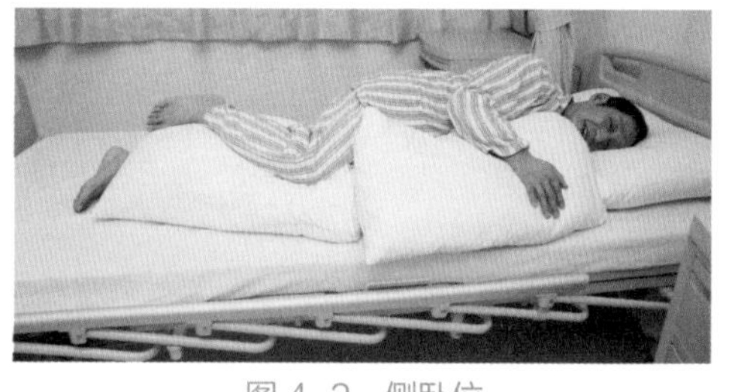

图 4-2 侧卧位

侧卧，臀部稍向后移，两臂曲肘，一手放在胸前，一手放在枕边，下腿稍伸直，上腿弯曲，可以在两膝之间、胸腹部、背部各放置一软枕，增加患者的舒适度并保证安全

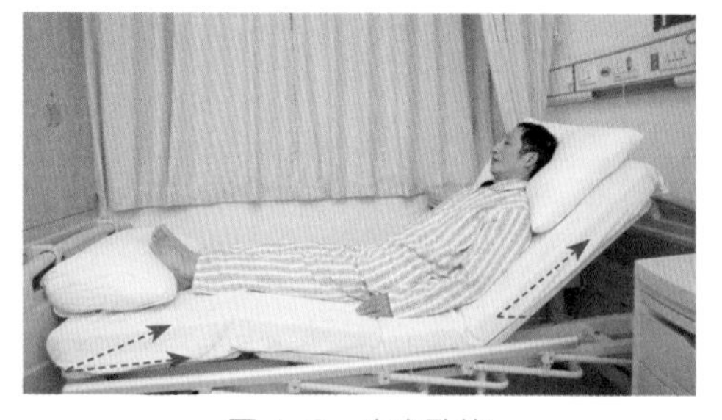

图 4-3 半坐卧位

仰卧，床头摇高 30°～ 50°，床尾摇高 15°～ 20°，可以在床尾放一软枕，垫于足底，增加舒适感

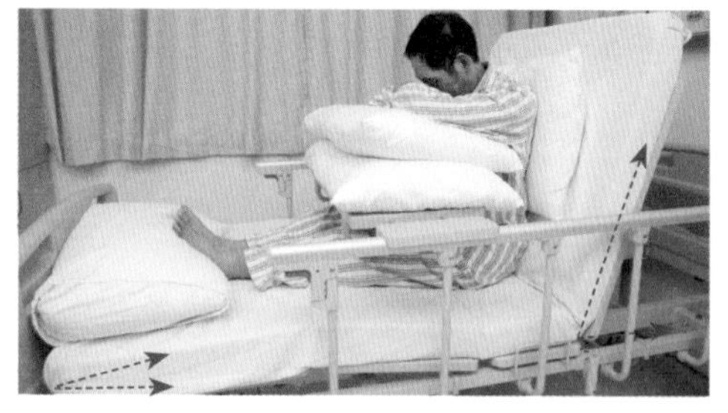

图 4-4 端坐卧位

坐起，床头摇高 70°～ 80°，使患者能向后倚靠，床尾摇高 15°～ 20°。如果患者比较虚弱，可在床上放一跨床小桌，桌上放一软枕，可以让患者扶桌休息

二、协助患者翻身

协助患者翻身的目的是为了变换姿势，增进患者舒适度，满足治疗和护理的需要，预防压力性损伤、坠积性肺炎等并发症。协助患者翻身的流程如下：

1. 准备工作

护理员应评估患者的身体状况、疾病情况、配合程度等，并准备好翻身需要的枕头、翻身垫等。

2. 沟通

和患者做好解释，使患者建立安全感，取得患者的配合（图 4-5）。

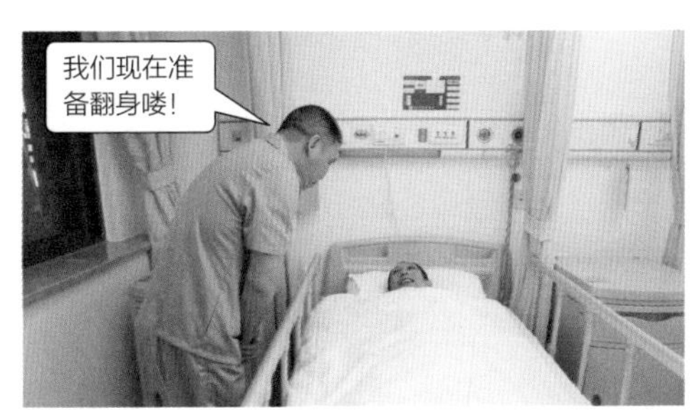

图 4-5　沟通

3. 协助翻身

（1）协助患者从仰卧位转换为侧卧位步骤（图 4-6）。

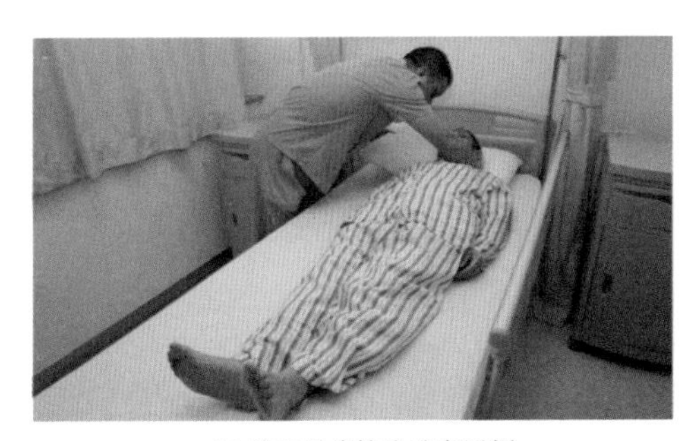

(a) 护理员将枕头移向近侧

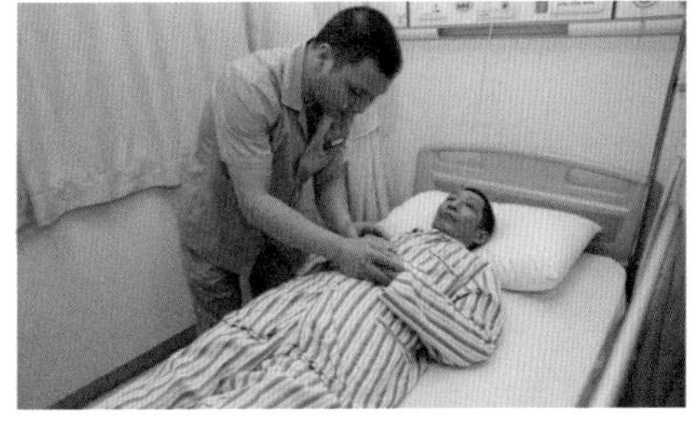

(b) 将患者双手放在其腹部

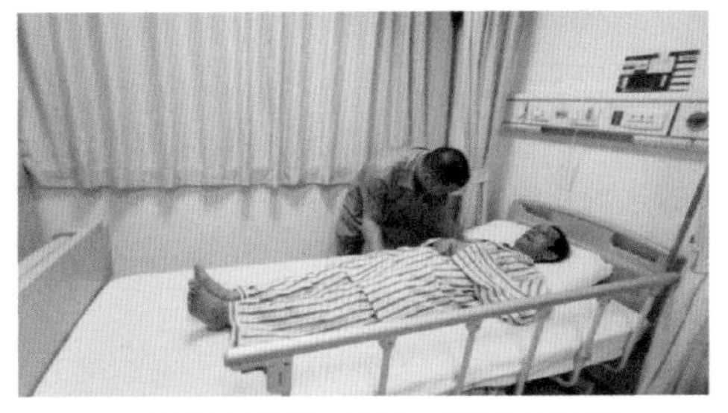

(c) 护理员将患者的肩部、臀部移向近侧

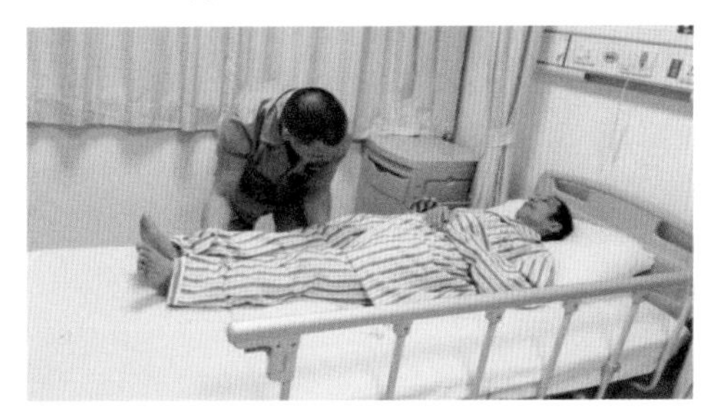

(d) 将患者双下肢移向近侧

图 4-6

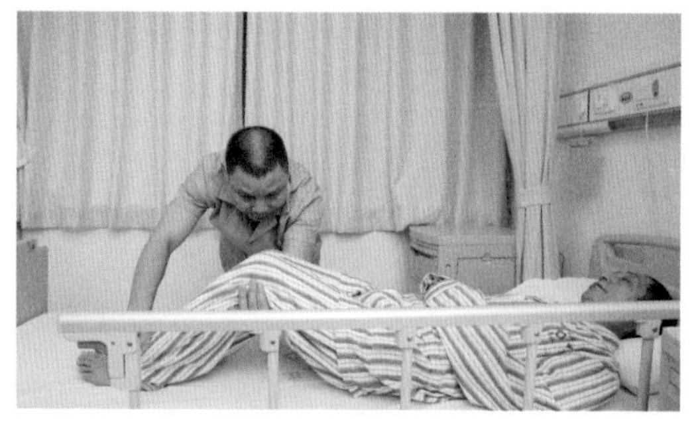

(e) 护理员一手扶着患者的脚踝，另一只手托着患者的膝下，协助患者屈曲双膝，使其双足支撑于床面

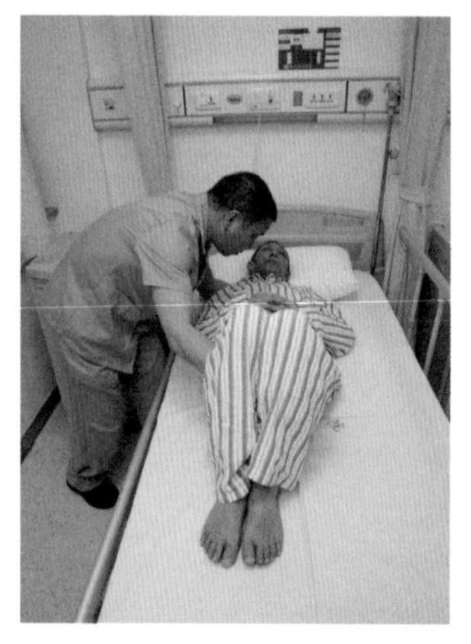

(f) 护理员弯腰，两脚前后分开，一手扶于患者肩部，一手托在膝下

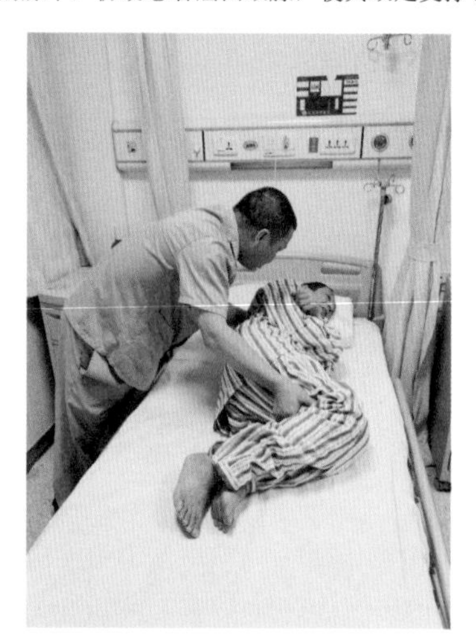

(g) 护理员协助患者翻向对侧

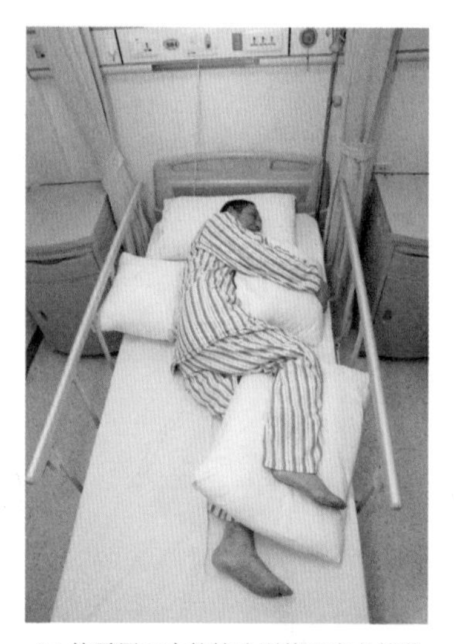

(h) 按需用三个软枕分别垫于患者的背部、胸前和两膝之间，稳定身体姿势

图 4-6　协助侧卧

（2）协助患者仰卧位上下移动步骤（见图 4-7）。

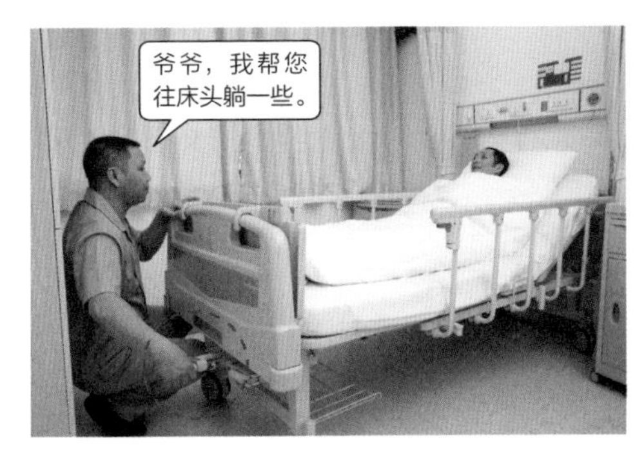

(a) 摇平床头和床尾

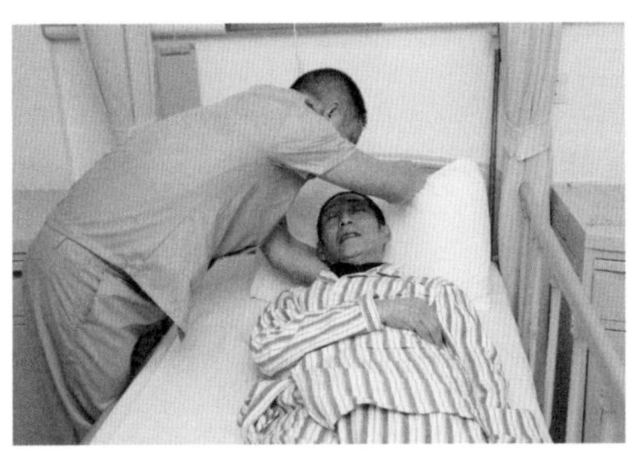

(b) 护理员一手托患者颈肩部，另一只手移枕竖于患者头顶部

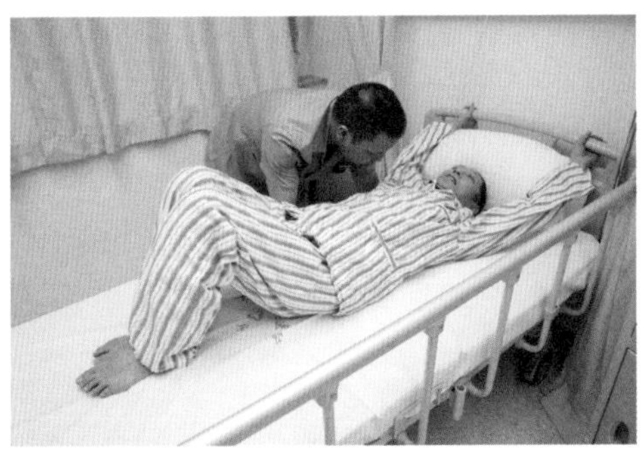

(c) 护理员协助患者仰卧屈膝，双手拉住床头栏杆，双足蹬床面。护理员一手托住患者肩背，另一只手托住腰骶部，与患者同时发力，协同移向床头

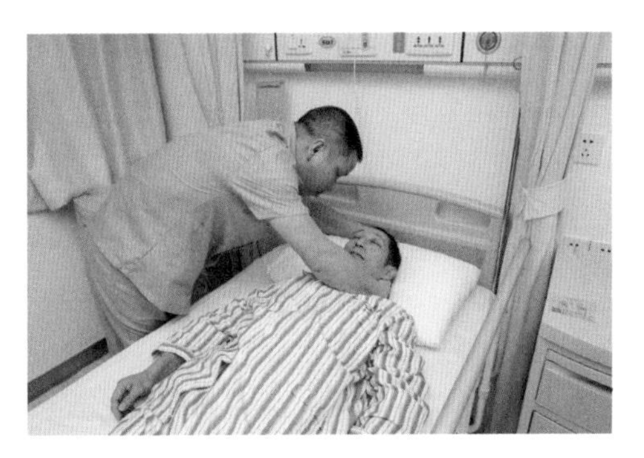

(d) 护理员将枕头移回患者头下

图 4-7　仰卧位上下移动

（3）协助患者仰卧位水平移动步骤（图 4-8）。

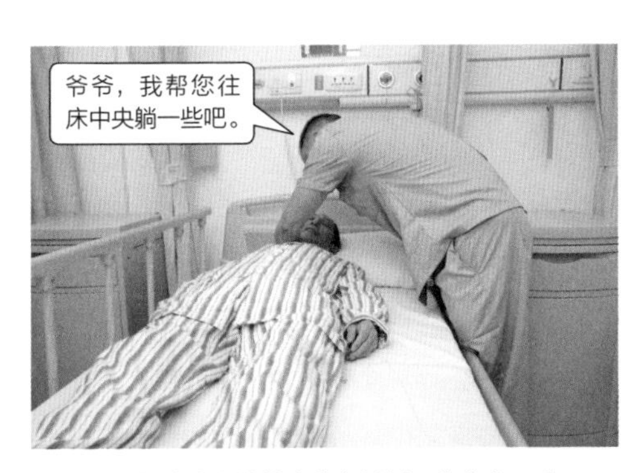

(a) 协助患者将枕头移向近侧，将患者双手交叉放于胸腹部

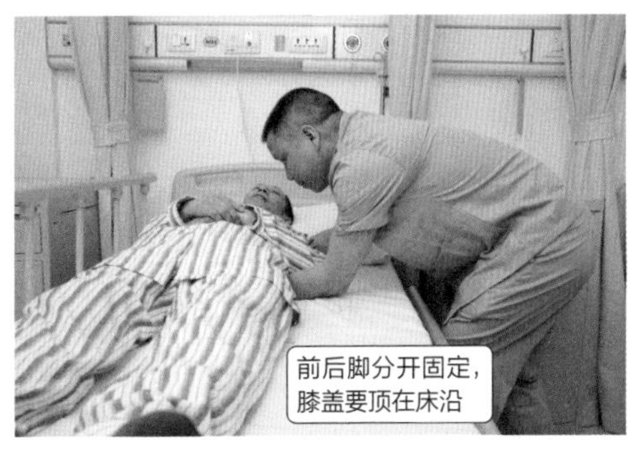

(b) 护理员双手放在患者的肩部及腰部，使患者的上半身移向床中央

图 4-8

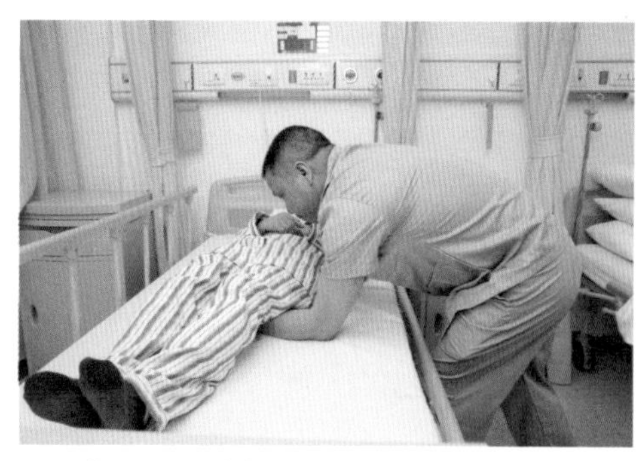

(c) 护理员双手放在患者腰部及大腿部，把患者的腰部移向床中央

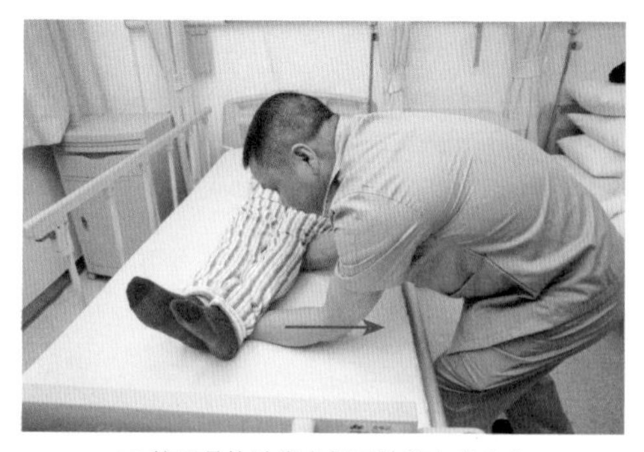

(d) 护理员协助患者把下肢移向床中央

图 4-8 仰卧位水平移动

4. 观察

护理员在协助患者翻身的过程中，应随时询问患者的感受，观察患者的面色和表情，一旦发现患者有异常情况，应立即停止操作，恢复之前的体位。

三、照护误区

（1）翻身时，护理员未注意节力原则，前后脚未分开，膝盖未顶在床沿，容易受伤（见图 4-9）。

（2）对身上带有管路的患者，如果未将导管安置妥当，就协助患者翻身，容易造成管道脱落、扭曲、受折，影响引流（见图 4-10）。

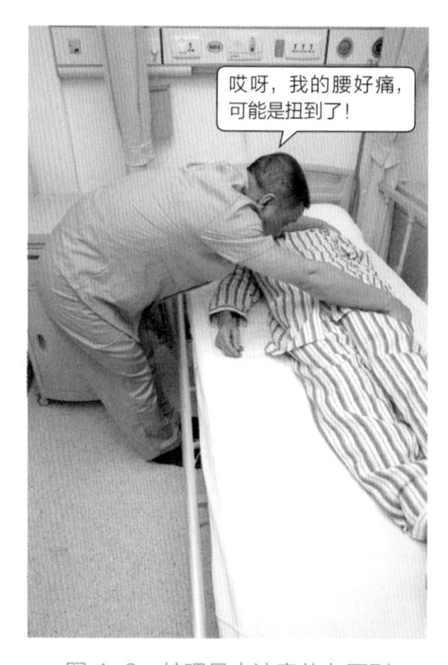

图 4-9 护理员未注意节力原则

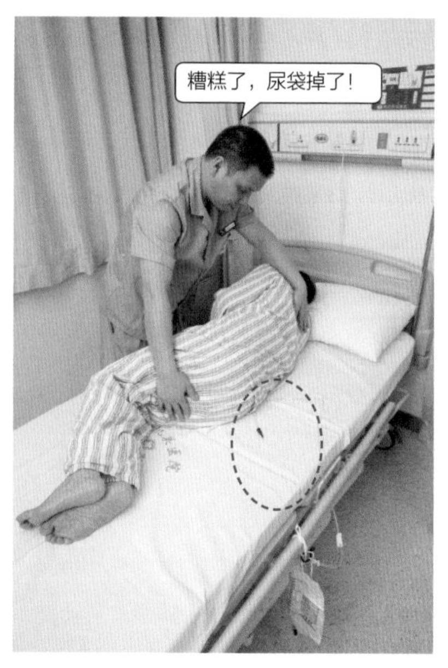

图 4-10 翻身前引流管未安置

第二节 协助起床

患者由于长期躺床，如果因为体力问题而不愿意起床活动，久而久之就有可能真正卧床不起，因此应鼓励患者起床活动。本节主要介绍协助患者从床上坐起、从地上起身及照护误区。

一、协助从床上坐起

患者从卧位转换为坐位时，护理员应动作缓慢，协助患者分步骤完成，具体步骤见图 4-11。

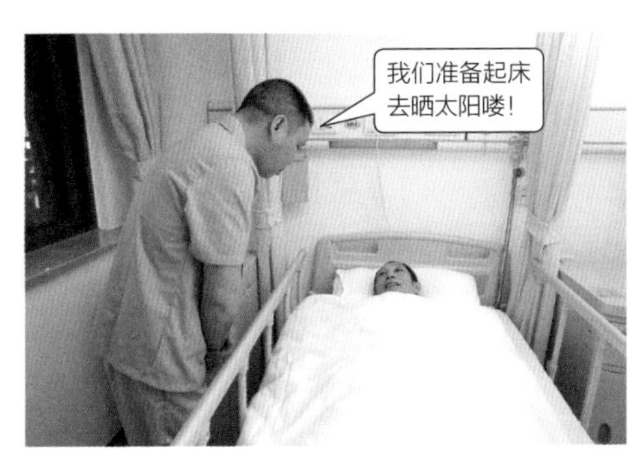

(a) 护理员应多鼓励患者起床活动，做好与患者的沟通工作，才能得到患者的理解和配合

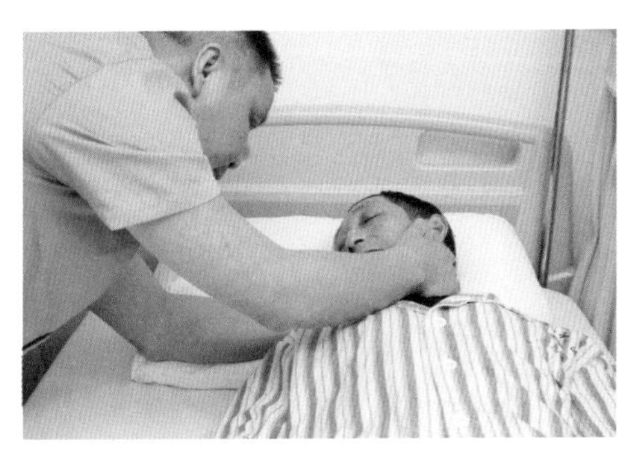

(b) 协助患者头偏向护理员一侧

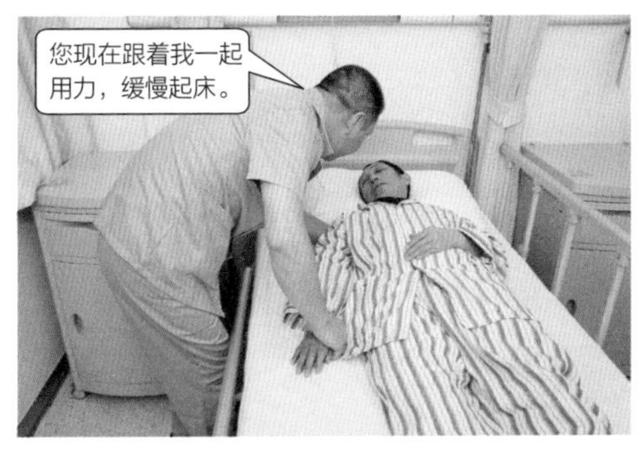

(c) 将患者对侧的手放在其腹部，护理员的一只手放在患者的肩部及肩胛骨的位置，另一只手扶住患者的近侧手

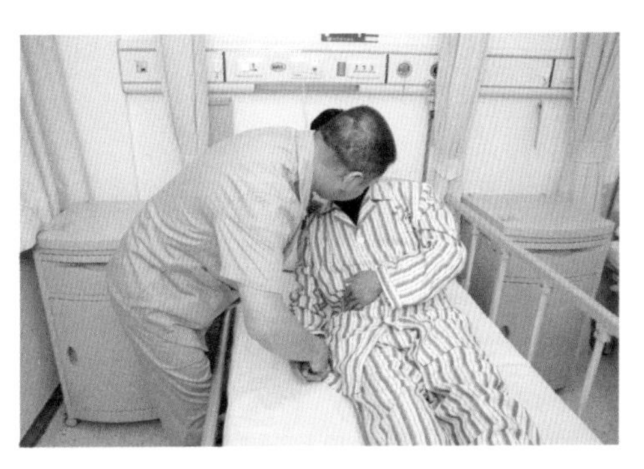

(d) 护理员和患者共同用力，缓慢坐起

图 4-11

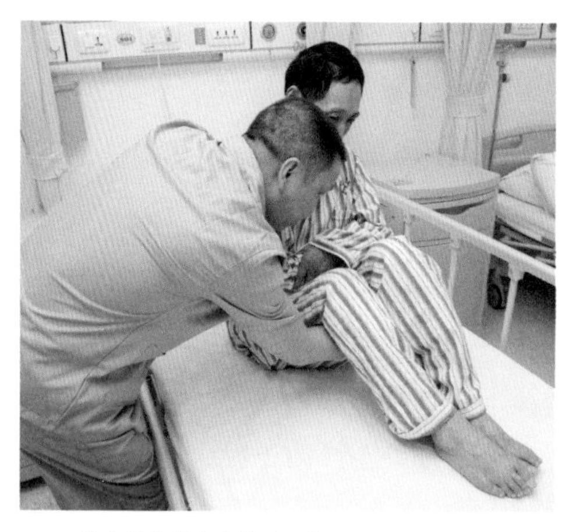

(e) 待患者坐直上半身后，护理员左手托住患者的背部，右手协助患者屈曲双膝

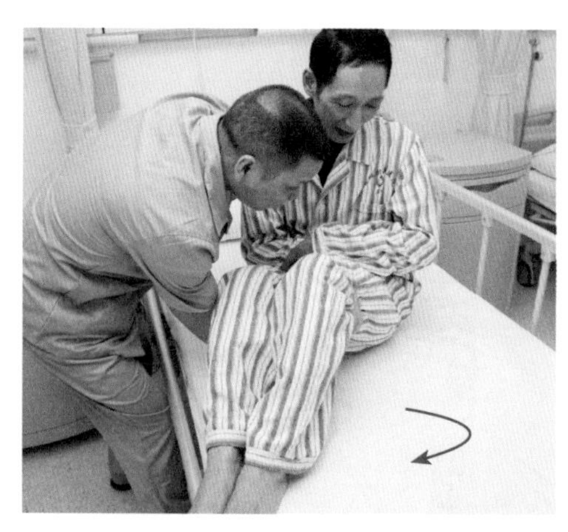

(f) 护理员左手扶住患者的肩胛部，右手托于膝盖，以臀部为支点，协助其转向床边

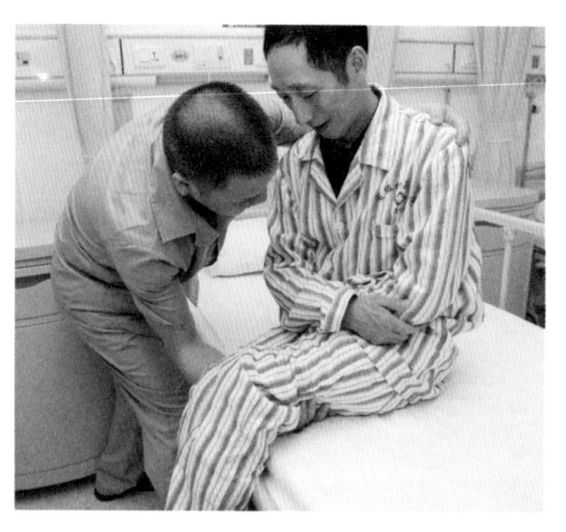

(g) 协助患者坐于床边，双脚垂于床沿

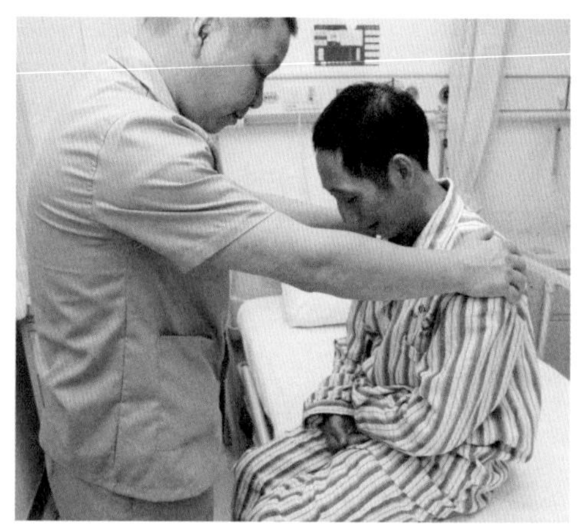

(h) 护理员两手扶住患者双肩，协助患者端正位坐好

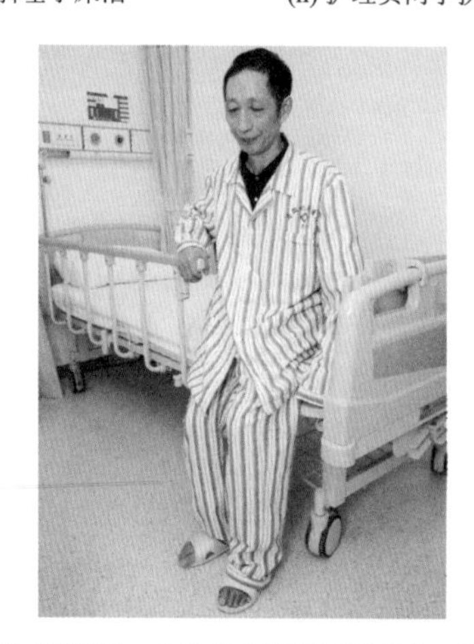

(i) 协助患者穿好鞋，确认患者的脚踩到地面，手扶住护栏

图 4-11　协助患者从卧位转换为坐位

二、协助从地上起身

护理员协助患者从地上起身，应和患者沟通好，关注患者的感受，动作应缓慢，具体步骤如图 4-12 所示。

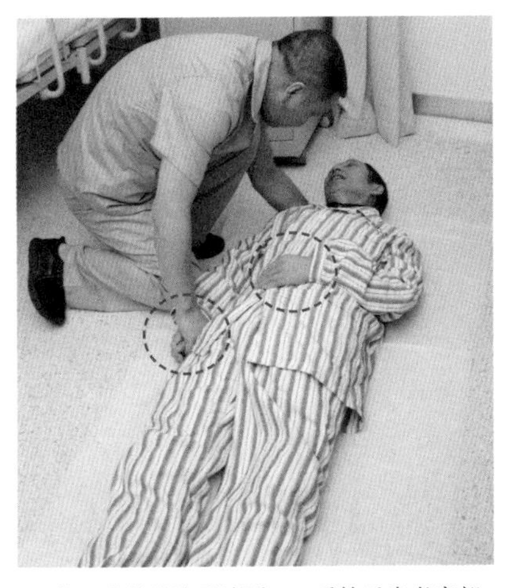

(a) 护理员单膝跪于地面，一手扶于患者肩部，另一只手扶住患者近侧手

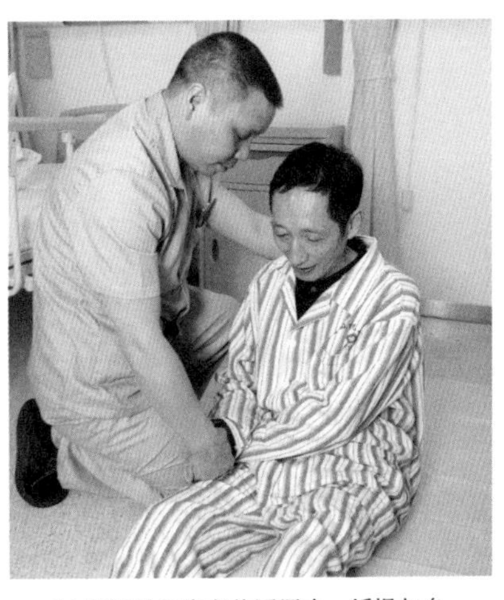

(b) 护理员和患者共同用力，缓慢起身

图 4-12　协助从地上起身

三、照护误区

患者坐于床上，双脚未平放在地面，手未扶着护栏，那么患者就有跌倒的风险（见图 4-13）。

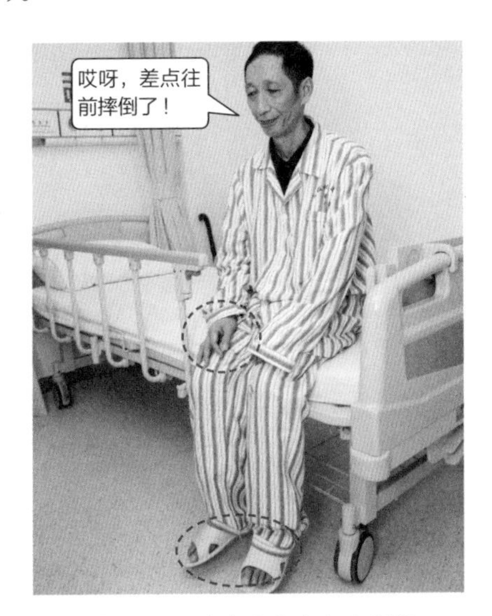

图 4-13　患者坐在床上未坐稳

第三节 ♥ 协助站立

协助躺床的患者从床上坐起来，再协助其站起来，护理员应根据患者的身体状况选择适宜的站起方法。本节主要介绍协助患者从床边站立、从椅子上站立、从地板上站立的方法及照护误区。

一、协助从床边站立方法

协助患者由床边坐位到站立位，重心由低到高，应使患者充分适应站立状态。协助患者从床边站立的方法见图 4-14。

我们准备站起来走一走喽！

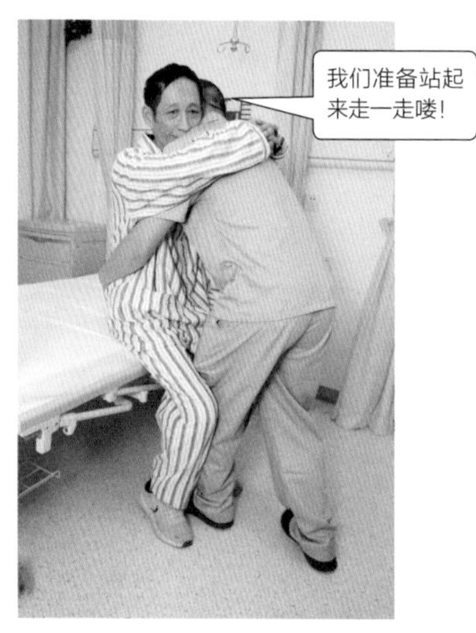

(a) 护理员面向患者站立，屈膝身体前倾，左腿膝盖顶住床沿，双手托住患者臀部或抓其腰带，嘱患者双手环抱于护理员肩部

您站稳了，如果感到头晕，请告诉我哦！

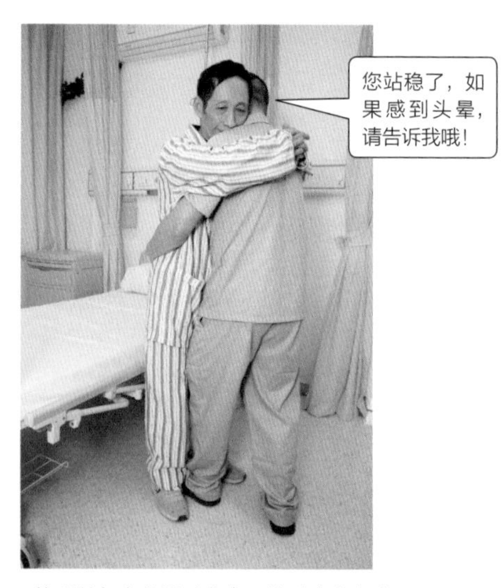

(b) 护理员与患者同时发力，协助患者完成抬臀、伸膝至站立的动作，并协助患者调整站立的重心，维持站立平衡

图 4-14　从床边站立

二、协助从椅子上站立方法

协助患者从椅子上站立的方法有两种，分别为从正面托扶站立（图 4-15）和从侧面托扶站立（图 4-16），护理员可以根据具体情况，选择合适的方法。

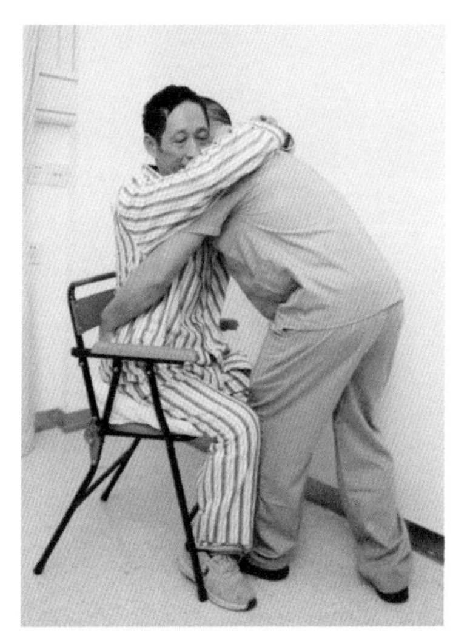

图 4-15　从正面托扶站立

① 护理员面向患者站立，屈膝身体前倾，双手托住患者臀部或抓其腰带。嘱患者双手环抱于护理员肩部。
② 护理员与患者同时发力，协助患者完成抬臀、伸膝至站立的动作。
③ 协助患者调整站立的重心，维持站立平衡

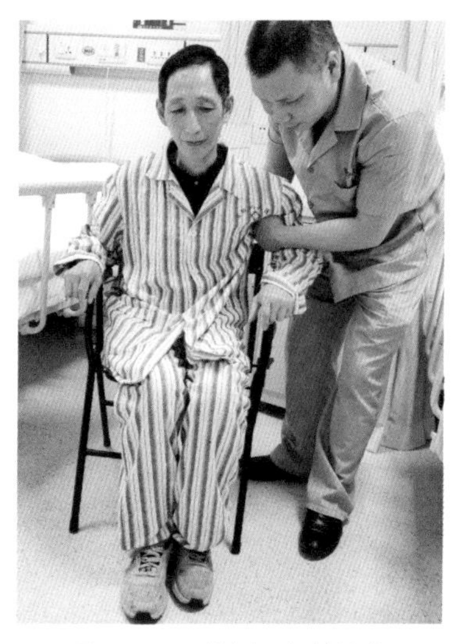

图 4-16　从侧面托扶站立

① 护理员站于患者近侧，弯腰、屈膝，一手臂置于患者后背，扶住患者腰部或抓住其腰带，另一只手托住患者近侧手臂。
② 嘱咐患者与护理员同时发力，完成抬臀、伸膝至站立的动作。
③ 协助患者调整站立的重心，维持站立平衡

三、协助从地板上站立方法

协助患者从地板上站立时，动作宜缓慢，询问患者感受，防止患者出现直立性低血压（图 4-17）。

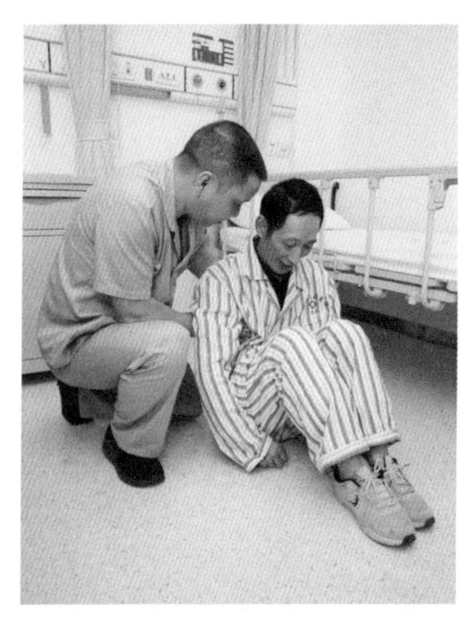

(a) 首先要转变为侧坐的姿势，双膝弯曲，双手撑在地板上

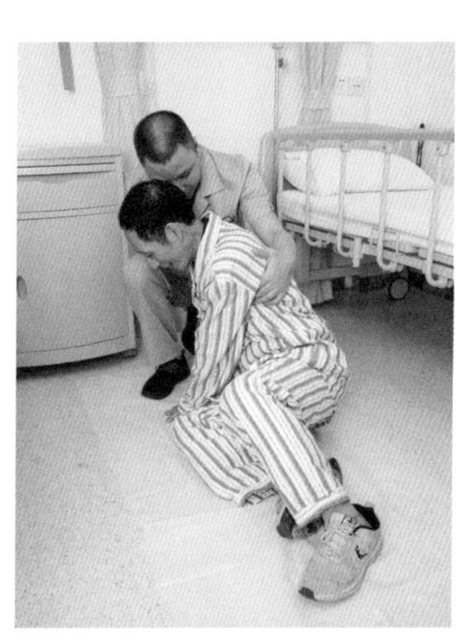

(b) 侧坐后，双手扶在地板上，与双脚呈相对的方向

图 4-17

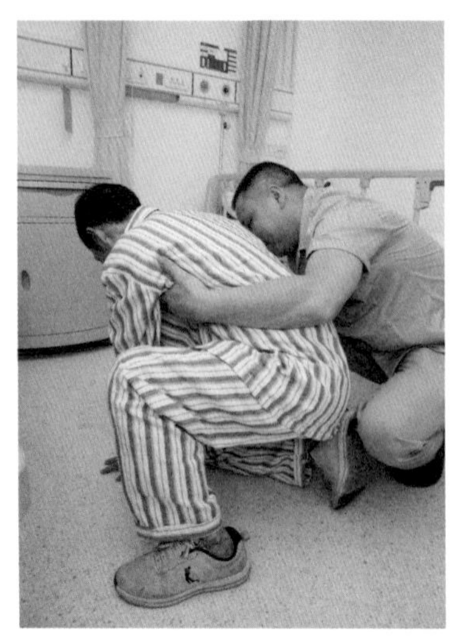

(c) 身体成匍匐状后，在弯曲背部的同时，令双手慢慢靠近膝部，接着双腿依次站立起来

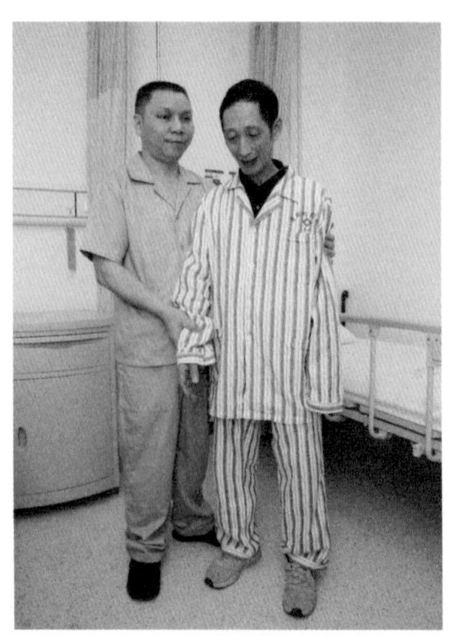

(d) 伸直腰身，让体重均匀地分布在双脚上

图 4-17　协助从地板上站立

四、照护误区

协助患者起身时，动作宜慢，以免出现直立性低血压。护理员务必在确保患者站稳后方能放手，否则极易发生跌倒（见图 4-18）。

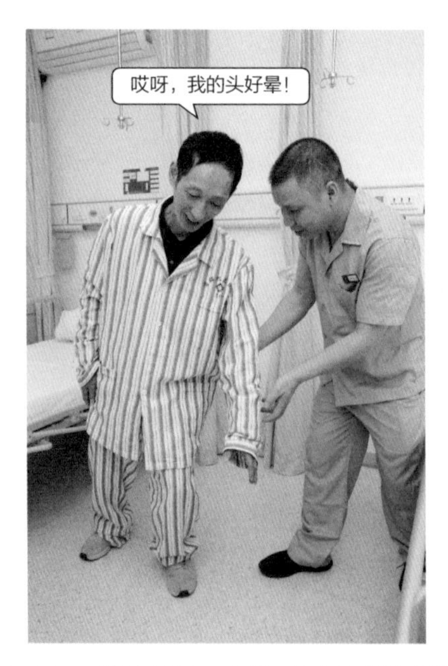

图 4-18　患者未站稳，护理员就放手（照护误区）

第四节 ♥ 协助入座

患者进食、沐浴、躺床等都需要入座这个动作，保持患者身体的稳定性是协助完成这个动作的关键之一。本节主要介绍协助患者坐到床上、椅子上的方式及照护误区。

一、协助坐到床上

当患者需要躺床时，护理员应首先协助行动不便的患者坐到床上（图 4-19）。

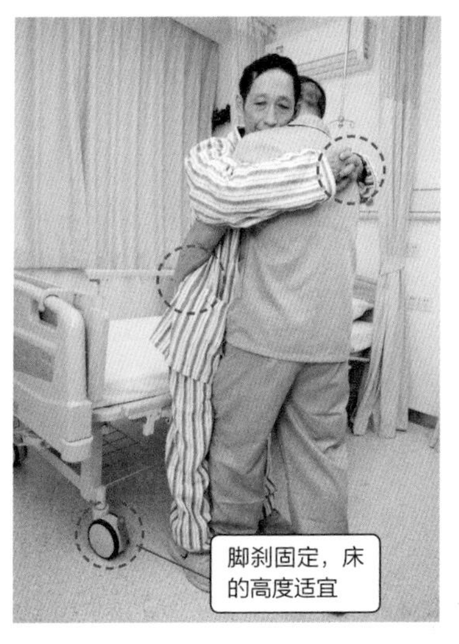

(a) 护理员面对患者，弯腰、屈膝，护理员的左脚放在患者的两脚之间，两手放在患者的腰部。嘱患者双手环绕于护理员的背部并抱紧。协助患者降低腰身，慢慢坐到床上

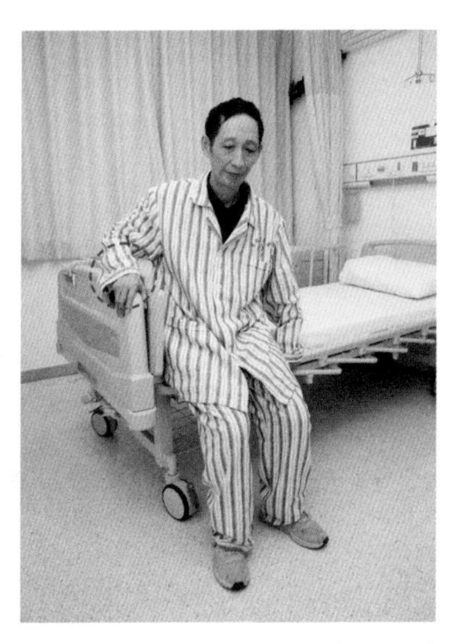

(b) 患者坐于床边时，手应扶住床沿，双脚应平放于地板

图 4-19　协助坐到床上

二、协助坐到椅子上

当患者需要进食、休息时，护理员要协助行动不便的患者安全地坐到椅子上（图 4-20）。

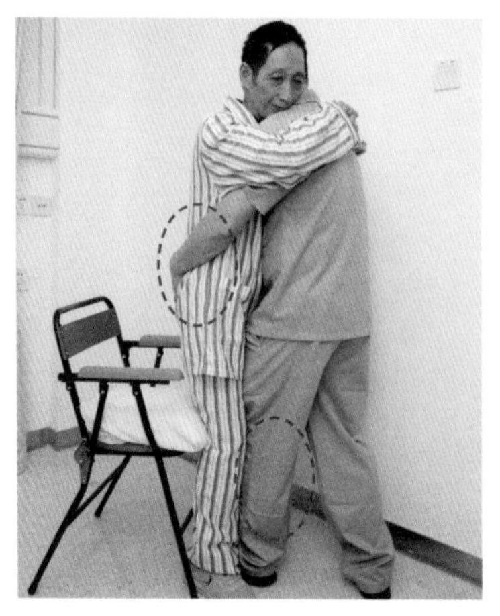

(a) 护理员面对患者，弯腰、屈膝，护理员的左脚放在患者的两脚之间，两手放在患者的腰部。嘱患者双手环绕于护理员的背部并抱紧

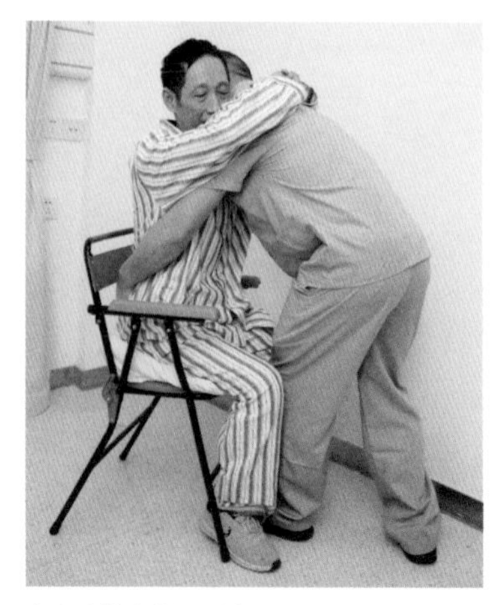

(b) 患者支撑在护理员身上，护理员的左脚不动，右脚往左脚方向移动，协助患者坐到椅子上

图 4-20　坐到椅子上

三、协助坐稳

患者在坐椅子时，有时臀部会向前或向后滑动，这时，护理员就需要协助患者坐稳，具体步骤见图 4-21。

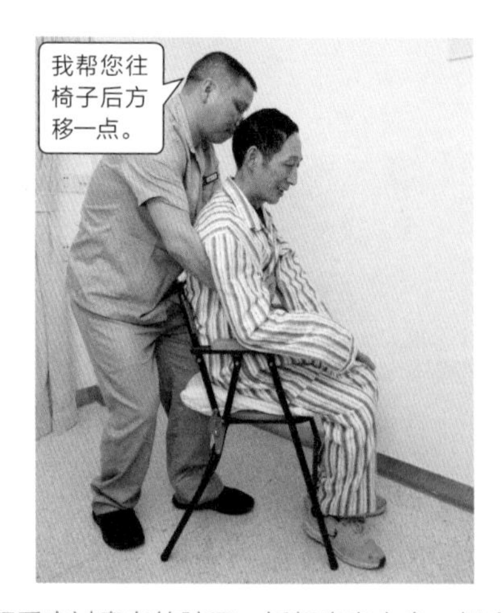

图 4-21　护理员双手穿过患者的腋下，托起患者上身，把患者往椅子后面移动

四、照护误区

患者安全就座，椅子选择是关键，椅子应高度合适，有靠背和扶手，且固定不易滑动。护理员协助患者就座时，如果椅子选择不当，或是没有等到患者坐稳，就提早放手，则患者有跌倒的危险（图 4-22）。

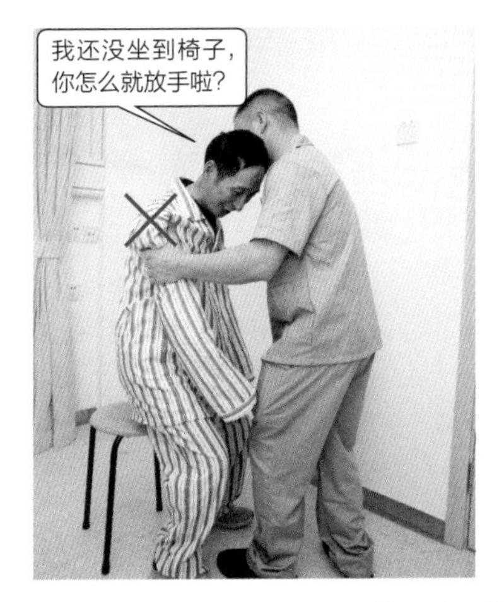

图 4-22　患者未坐稳，护理员提早放手（照护误区）

第五节 协助行走

协助患者行走，不仅可以增加患者活动量，而且可以使患者保持身心健康。保证行走安全，不仅需要有合适的辅助行走的工具，还要有正确的方法。本节主要介绍协助患者行走的工具以及协助患者行走的方式、注意事项及误区。

一、协助行走的工具

助行器根据其结构和功能不同，可分为拐杖和助行架两大类。拐杖有手杖、腋杖、肘杖等（见图 4-23）；助行架主要用来辅助下肢功能障碍者步行，有标准型助

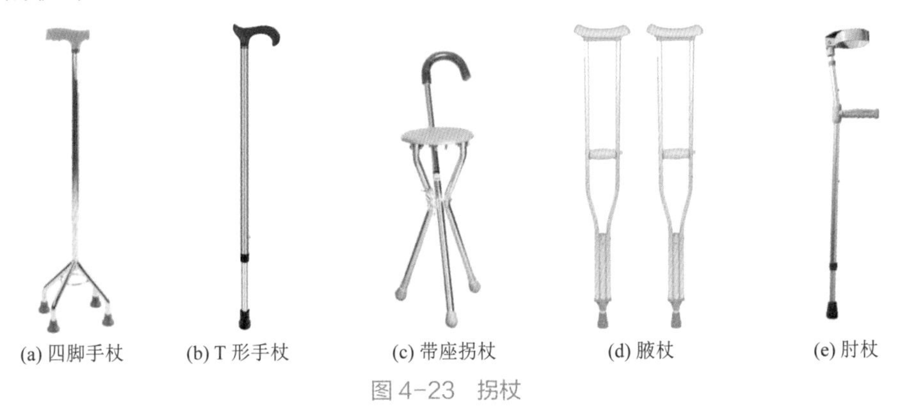

图 4-23　拐杖

行架、轮式助行架、助行台、助行椅等（见图 4-24）。

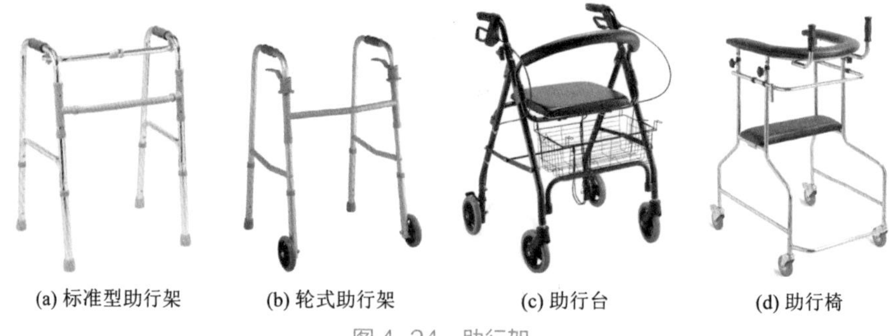

(a) 标准型助行架　(b) 轮式助行架　(c) 助行台　(d) 助行椅

图 4-24　助行架

二、搀扶步行

患者行走前，护理员应先扶持患者练习站立位，然后再搀扶患者练习行走（见图 4-25）。在协助带有引流管的患者行走前，应将引流袋妥善固定，保证引流袋的位置低于引流管口的位置。行走过程，如果发现患者头晕等不适，应暂停移步。

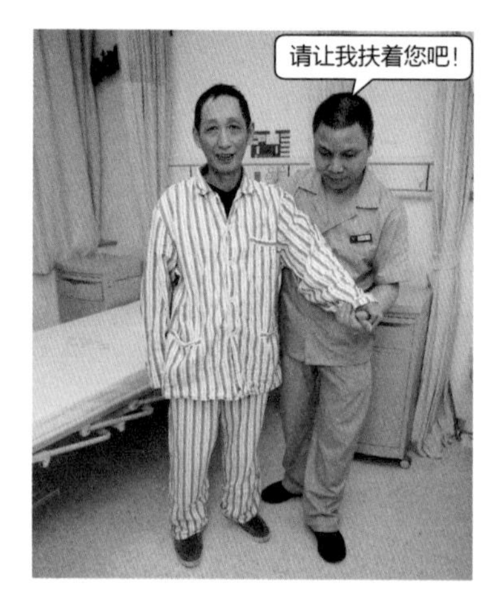

图 4-25　护理员一只手穿过患者腋下，扶着患者的腰，另一手握住患者的手，掌心相对，与患者一起缓慢向前步行

三、使用拐杖行走

患者由于疾病或身体机能下降等原因，会出现行走困难，故需要拐杖协助。护理员要指导患者正确使用手杖（见图 4-26），评估患者的身体状况，协助患者持杖行走，协助无偏瘫患者持杖行走（见图 4-27），协助偏瘫患者持杖行走（见图 4-28）。偏瘫患者的行走方式可分为三点式和两点式两种方法。

1. 正确使用手杖方法

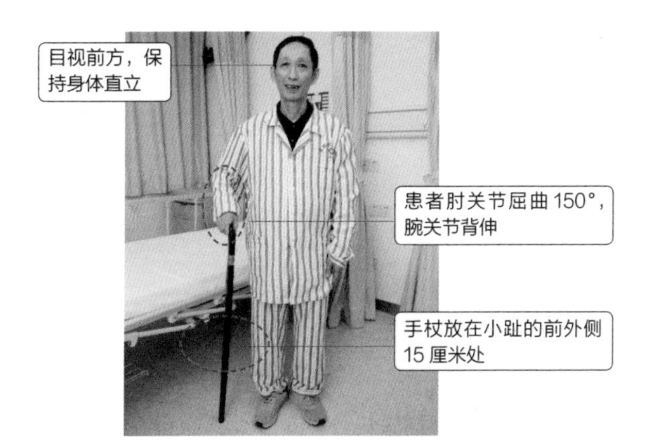

图 4-26　正确使用手杖

2. 无偏瘫患者持杖行走

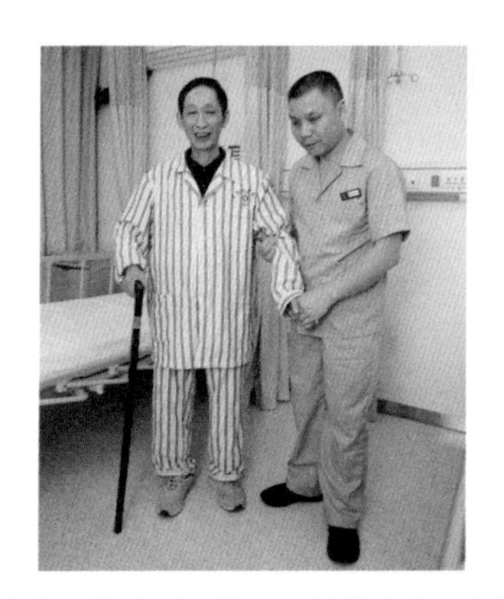

图 4-27　患者无偏瘫时，护理员站在患者一侧，陪同行走

3. 偏瘫患者持杖行走

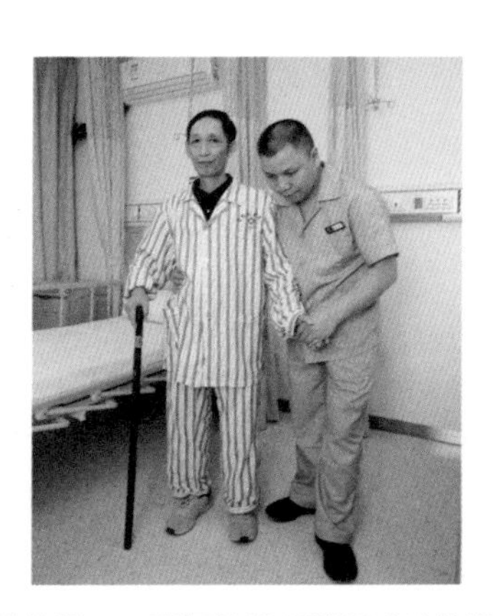

图 4-28　护理员站在患者偏瘫肢体侧，一手托住患者髋部或拉住患者的腰带，另一手握住患者的手

4. 偏瘫患者持杖行走方式

（1）三点式步行（见图 4-29） 适用于肢体障碍患者步行训练。

① 患者先伸出手杖。

② 再迈出患足，患足努力做到抬腿迈步，避免拖拉。

③ 最后迈健足。

（2）两点式步行（见图 4-30） 适用于病情较轻或恢复期的偏瘫患者。

① 同时伸出手杖和患足支撑体重。

② 再迈出健足，手杖和患足作为一点，健侧足作为一点，交替支撑体重前行。

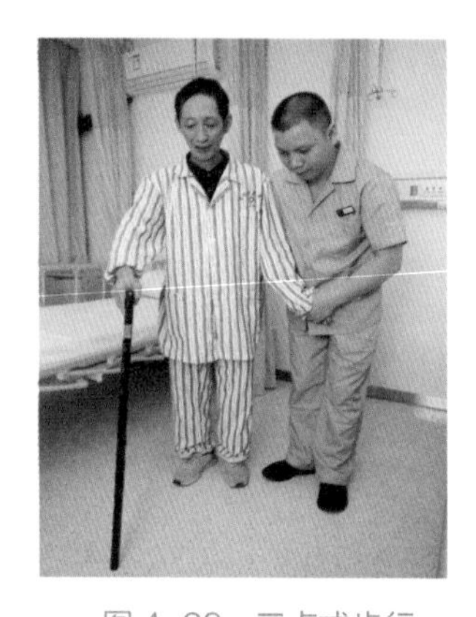

图 4-29 三点式步行

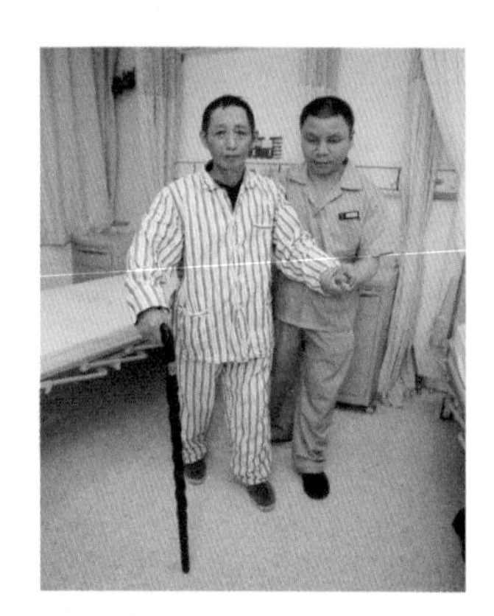

图 4-30 两点式步行

四、使用手杖上下楼梯

如果患者能使用手杖顺利完成平地行走后，可以鼓励患者进行上下楼梯的练习，当患者开始练习时，护理员应协助患者，上楼梯具体方法见图 4-31，下楼梯见图 4-32。

1. 上楼梯

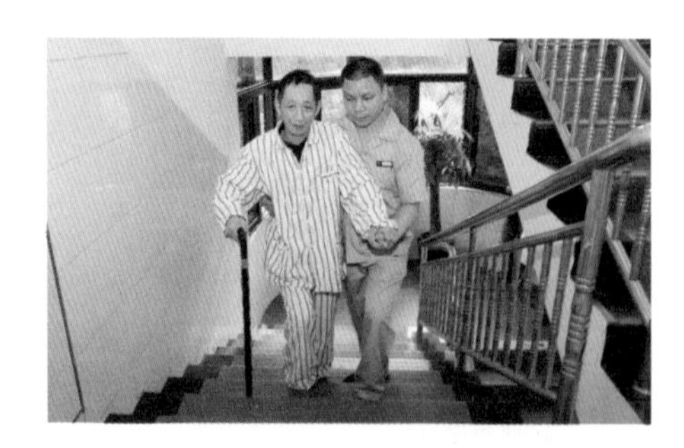

图 4-31 上楼梯

患者近侧手扶护理员，手杖放在对侧，把手杖放在上一个台阶上，先迈对侧[1]脚，再迈出近侧[1]脚

[1] 指靠近护理员的为近侧，远离护理员的为对侧。

2. 下楼梯

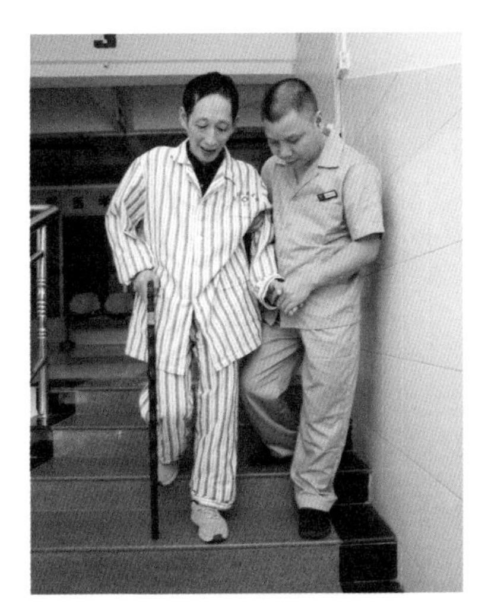

图 4-32　下楼梯

患者近侧手扶护理员，手杖先放在下一个台阶，先迈近侧[1]脚，再迈出对侧[1]脚

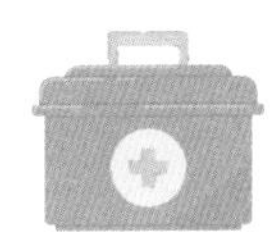

五、照护误区

协助患者行走时，应协助患者穿合脚、防滑的鞋子，关注患者的感受。患者在行走时，如果穿不合适的鞋子，容易跌倒（图 4-33）。

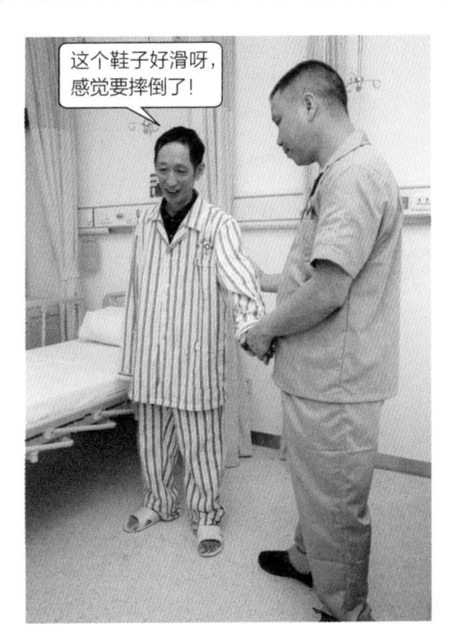

图 4-33　患者未穿合适的鞋子行走

[1] 指靠近护理员的为近侧，远离护理员的为对侧。

第六节 · 轮椅使用

轮椅是帮助肢体伤残和行动不便的患者完成就诊、外出活动、院内会诊、科间检查等一系列活动的代步工具。本节简要介绍护理员协助患者使用轮椅的方法。

一、轮椅使用的基本方法

使用轮椅前，需要熟悉轮椅的组成，示意见图 4-34。使用轮椅过程中，切忌突然推动轮椅，务必事先向患者打好招呼；患者的手臂必须放在扶手上，不能碰到车轮；前行前，先把患者的脚安放在脚踏上，确保患者的安全。注意不突然加速、不突然减速、不突然转弯。

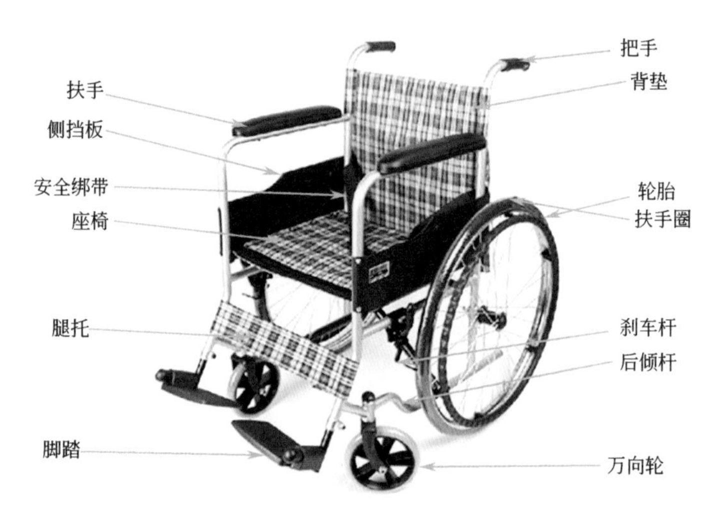

图 4-34　轮椅的组成

靠背：上缘高度在患者肩胛骨下部为宜。把手：供操作者使用的操作把手，某些轮椅的把手上附带刹车装置。安全绑带：约束患者身体，保持坐姿的稳定。座椅：如果表面为布制的折叠式轮椅，只要铺上坐垫就能坐得很稳当。扶手：高度可以调整。扶手圈：通过转动扶手圈驱动轮椅。后倾杆：踩下后倾杆，可抬起轮椅前轮。刹车杆：即制动器。脚踏：即脚托板，为承托双足的地方。腿托：可拆除

二、从床上移到轮椅上

移动患者前，首先评估患者的活动度及认知反应。协助移动不受限制的患者，示意见图 4-35；协助移动受限制的患者，示意见图 4-36。

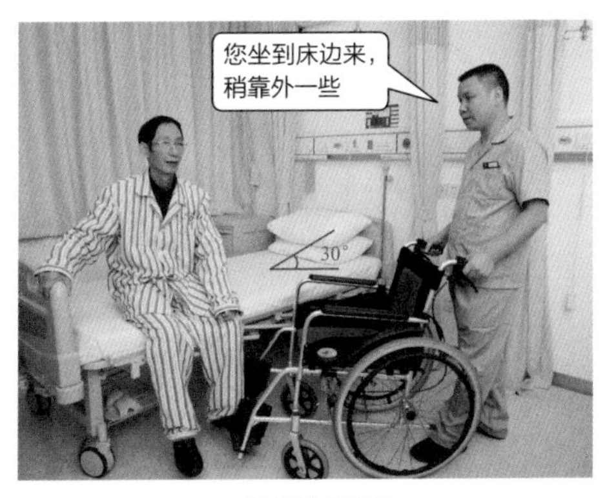

(a) 轮椅放在床边

将轮椅与床约成30°角放置；刹住轮椅，抬起脚踏；患者坐在床边，稍靠外坐，手扶床栏杆等支撑身体，脚稍后撤

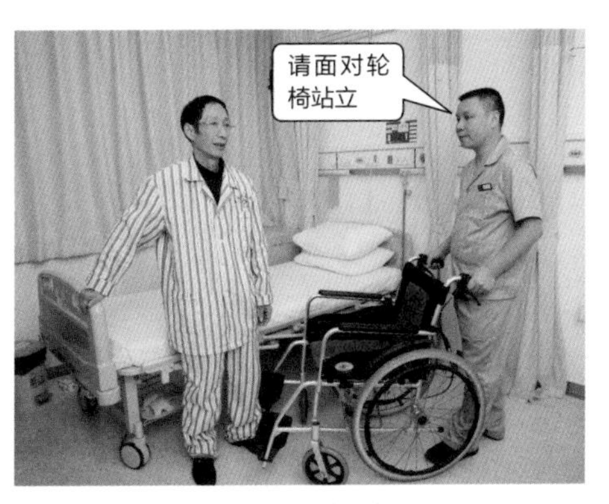

(b) 面对轮椅站立

偏瘫的患者，用健侧的手握住床栏

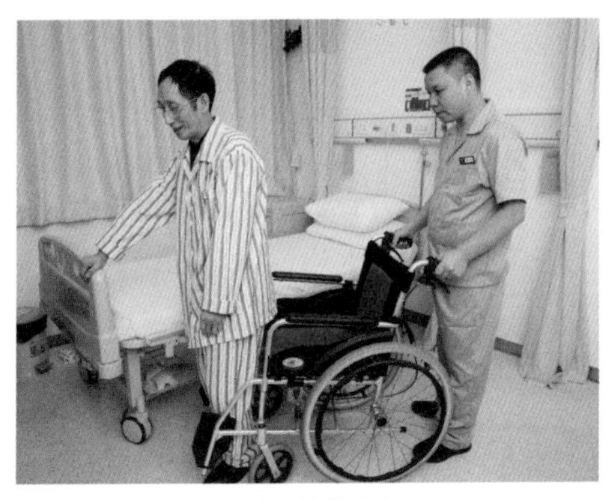

(c) 背对轮椅站立

小步转身，患者背部朝轮椅，手仍然扶住床栏，行动不便的患者以健侧的脚为轴心转动身体，背对轮椅站立

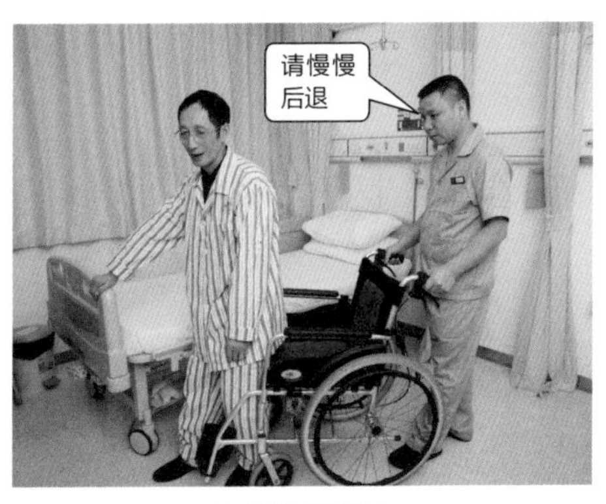

(d) 退坐在轮椅上

患者后退过程中手始终扶住床栏，小步朝轮椅方向后退

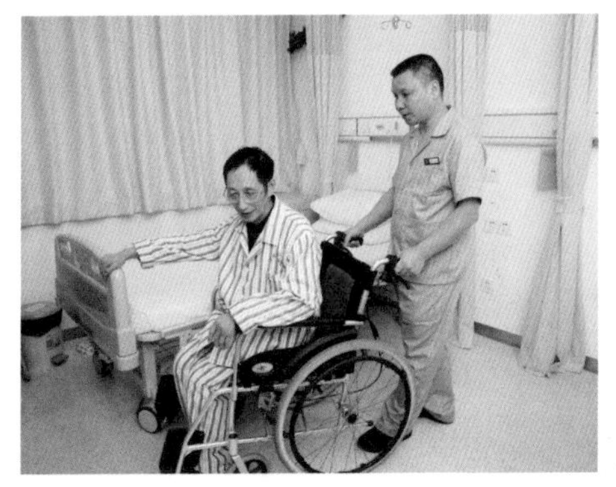

(e) 安全落座

安全坐在轮椅上后，患者手松开支撑物，放下脚踏，解除刹车，记得绑上安全带

图 4-35 移动不受限制的患者

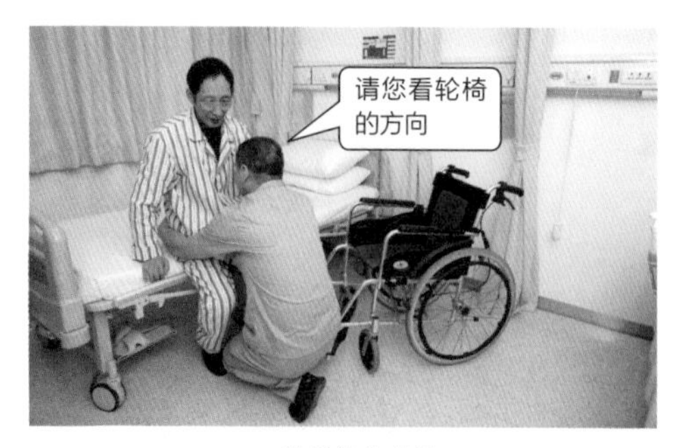

(a) 轮椅放在床边

将轮椅与床约成30°角放置；靠近护理员一侧的床栏放平；刹住轮椅，抬起脚踏；脚稍后撤，身体略前倾

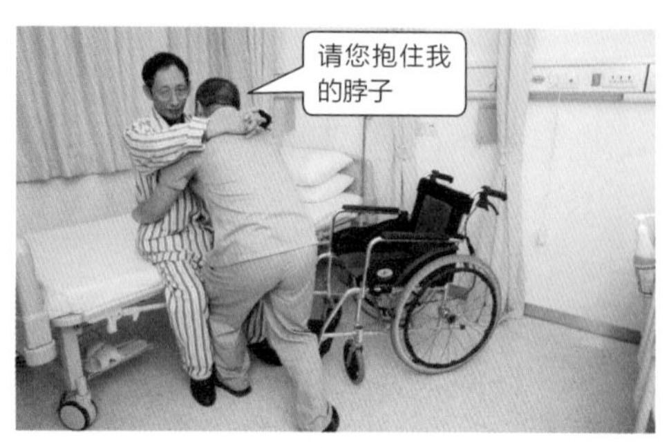

(b) 和患者一同站起

护理员稍稍下蹲，身体不要过分靠近，护理员双手抱住患者腰部，协助站起

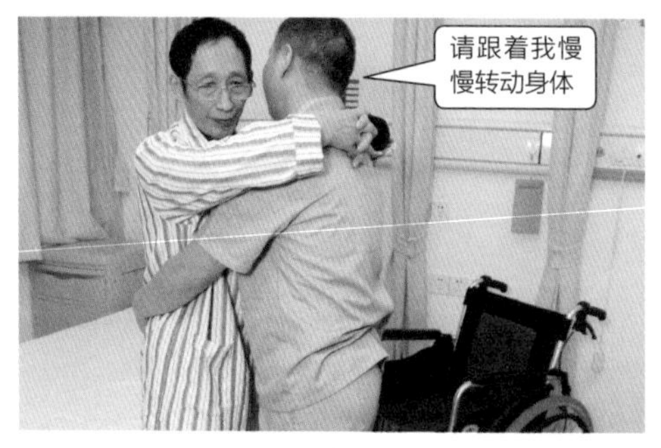

(c) 转动身子，坐轮椅上

以护理员前脚为轴心，移动后脚，转动身体。

顺序：先护理员后患者。

动作：一点一点移动脚步，最后转动身体

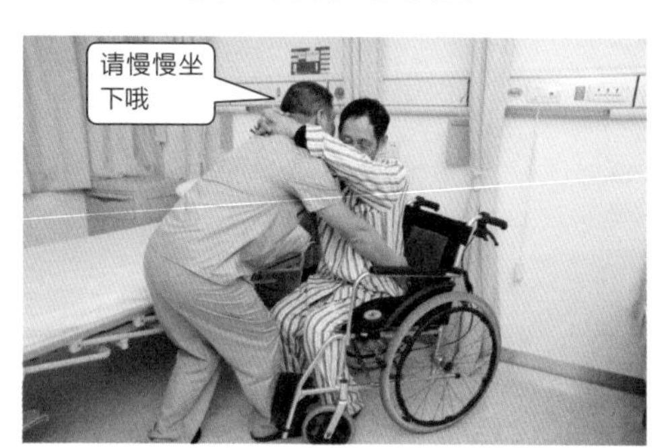

(d) 安全落座

确保患者安全坐在座椅上，松开两人的双手

图 4-36　移动受限制的患者

三、从轮椅移到床上

固定好轮椅，评估患者的配合能力，将患者平稳地从轮椅移到床上，示意见图 4-37。

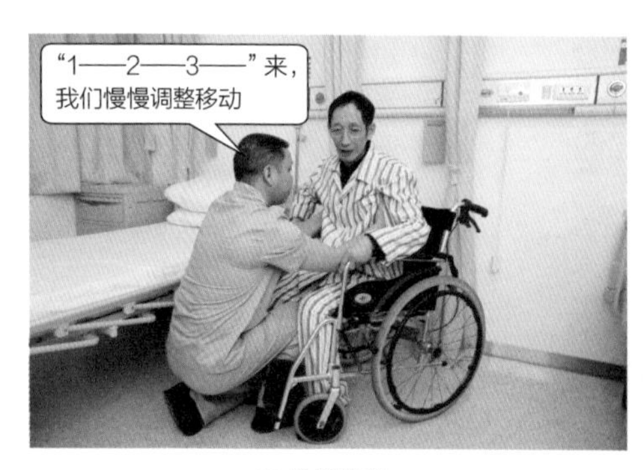

(a) 放置轮椅

将轮椅与床约成30°角放置，脚踏板面向床铺，刹车；护理员放低腰身，双手托住患者的两腋，靠近患者将其扶起

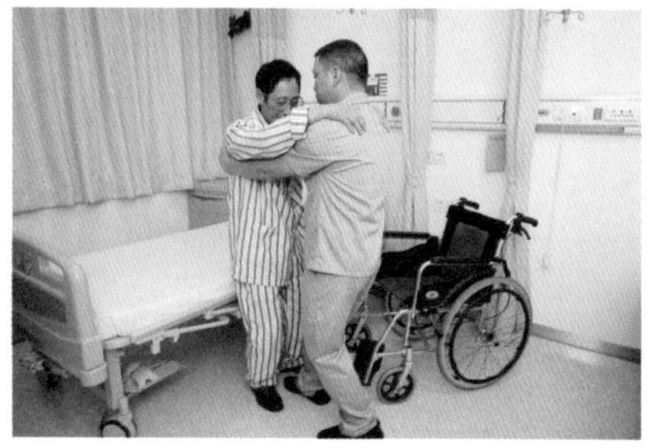

(b) 转身落坐

使患者转身背对床边，降低腰身，慢慢让患者坐在床上

图 4-37　从轮椅移到床上

四、轮椅进出电梯

确保电梯有足够的空间，告知电梯内的乘客，安全地推轮椅进出电梯，示意见图 4-38。

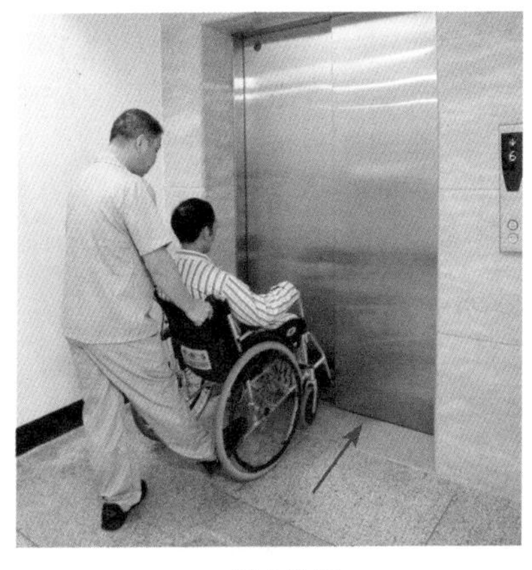

(a) 进电梯间
护理员应酌情脚踩后倾杆，稍抬起前轮（避免前轮卡在地面与电梯之间的缝隙中使患者受到冲击）

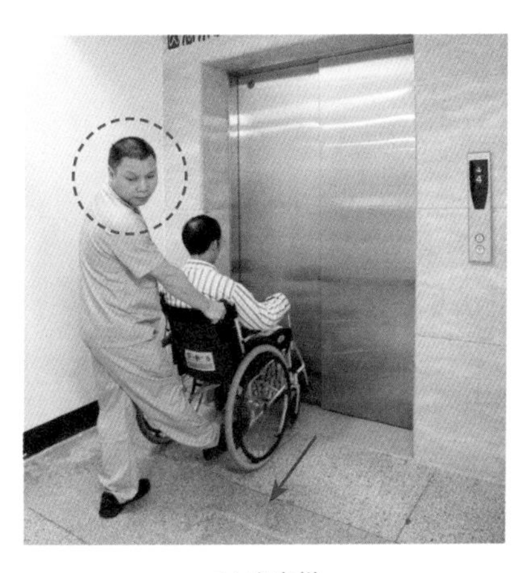

(b) 出电梯
护理员先解除刹车，边慢慢倒退出电梯，边注意后方有无阻碍物

图 4-38　轮椅进出电梯

五、轮椅上下坡 / 台阶

护理员应握紧把手，下坡时手指要放在刹车上，时刻评估坡或台阶周边的环境，安全地推轮椅上下坡 / 台阶，示意见图 4-39。

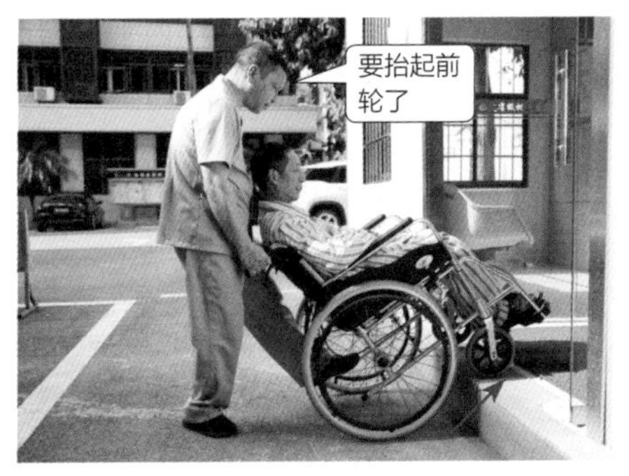

(a) 上坡 / 台阶时，先用安全带保护好患者，患者不可太靠前坐，患者双手握住扶手
上坡时，护理员用双臂承托住轮椅的重量，握紧把手，推动轮椅前进；
上台阶时，护理员向下压把手的同时，一脚慢慢踩后倾杆，抬起前轮（前轮应该抬得比高台阶稍高）

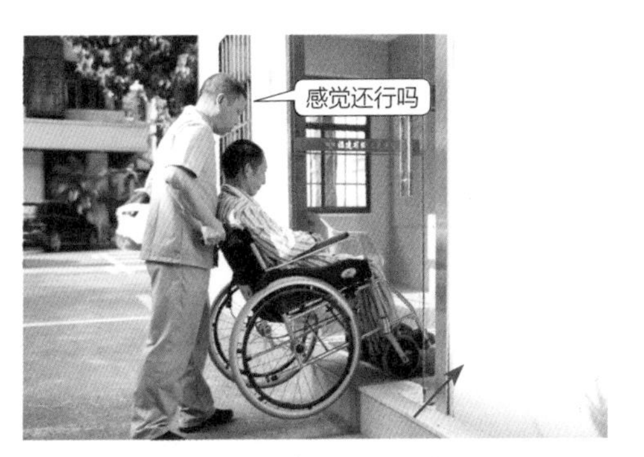

(b) 前轮上台阶后，护理员握紧把手，顺着台阶落差将后轮也推上去

图 4-39

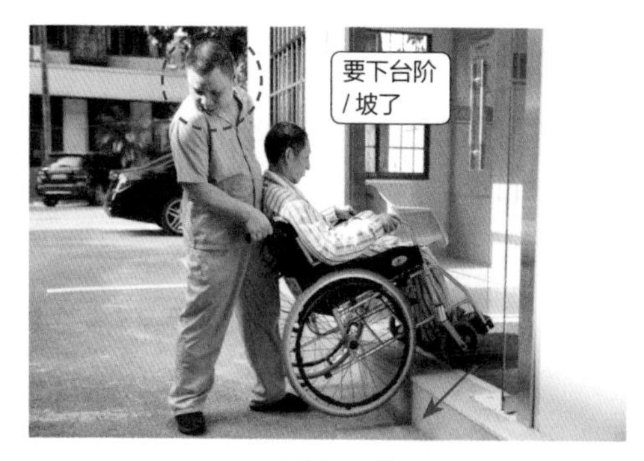

(c) 下坡 / 台阶

下坡时，患者安全带固定，双手握住扶手处，轮椅朝向与移动方向相反，护理员回头确认移动方向上是否安全；下台阶时，护理员两手握紧把手，边缓慢向下推走边注意后方有无障碍物，先跨到低台阶处

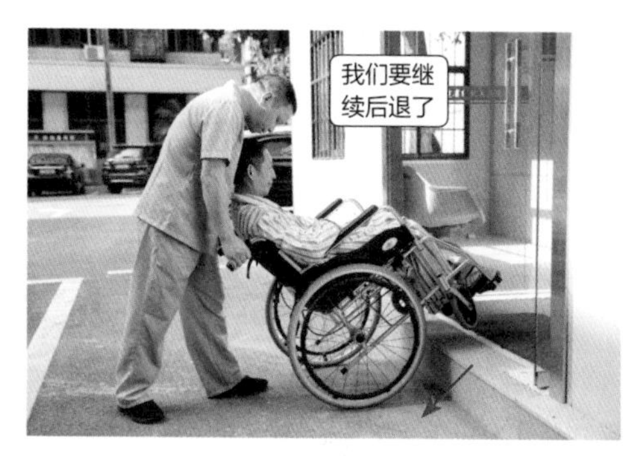

(d) 后轮降到低台阶处

护理员脚踩后倾杆抬起前轮后退，前轮完全跨过落差处后，放下前轮，注意患者脚尖不可碰到台阶

图 4-39　轮椅上下坡 / 台阶时

六、在轮椅上调整坐姿

患者在乘坐轮椅过程中，有时候臀部会向前滑动，此时，就需要调整坐姿 , 示意见图 4-40。

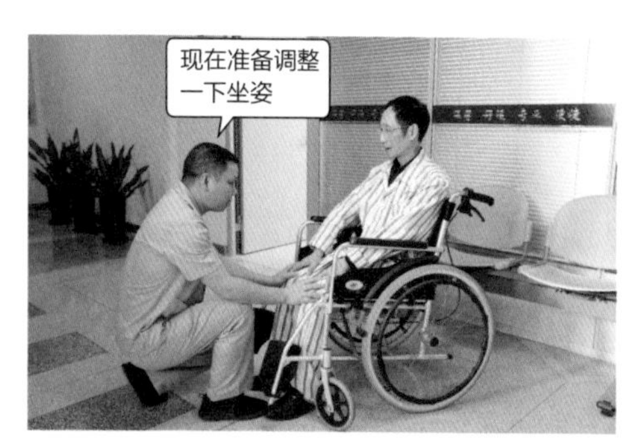

(a) 抬起脚踏，并确保患者脚底紧贴地面

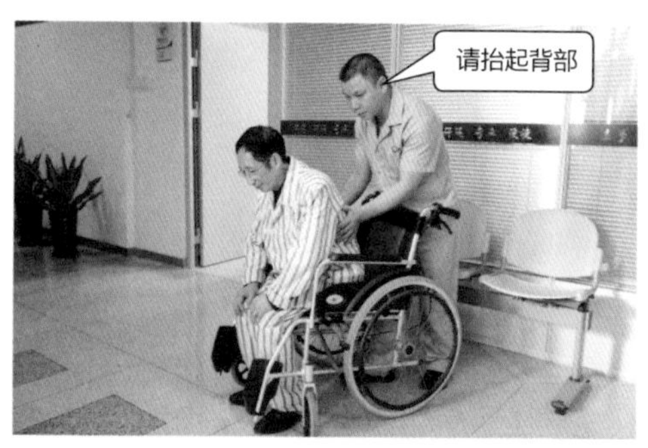

(b) 帮助患者抬起身体，稍前倾，患者脚后移

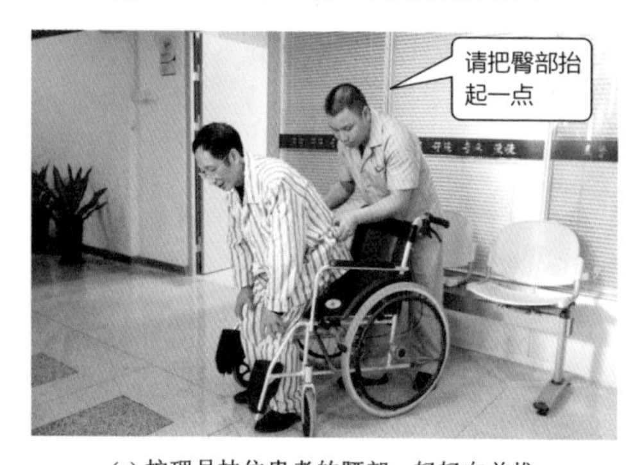

(c) 护理员扶住患者的腰部，轻轻向前推

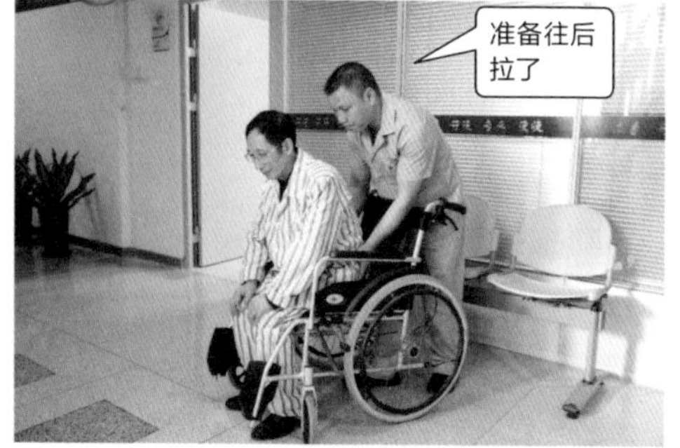

(d) 护理员需配合患者的动作，扶住其腰部向后用力，使患者靠座椅里边坐下

图 4-40　在轮椅上调整坐姿

七、轮椅的放置

暂时不使用轮椅时，先将轮椅坐垫取下收放，取下的轮椅包放在合适的位置，收起脚踏板，将轮椅折叠起来，侧放在病房的指定位置，不占用病房的安全通道。

① 定期检查轮胎使用状况，及时维修转动部件，定期加注少量润滑油；

② 轮胎保持气压充足，不能与油、酸性物质接触，以防变质。

八、照护误区

下斜坡时，为了确保患者安全，最好是护理员背对着斜坡倒着下，即护理员先下斜坡，并事先系好患者的安全带。否则，如图 4-41 所示护理员正对着斜坡后下，患者极容易从轮椅上跌落。

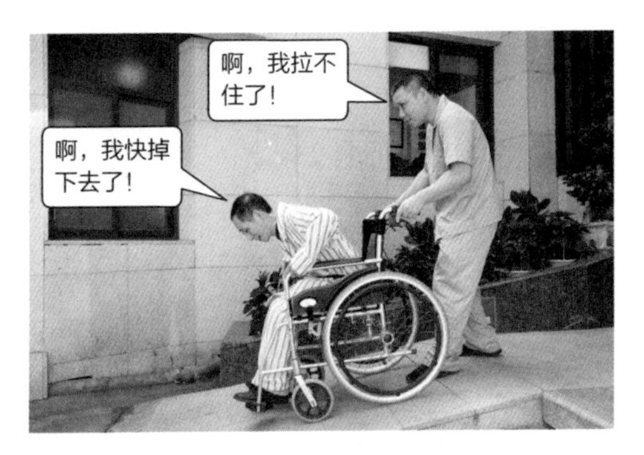

图 4-41　轮椅使用的照护误区

第七节 平车转运

医用平车是用于行走不方便的人群的一种运输工具，主要用于检查、手术前后及肢体疾患人群的搬运。本节简要介绍护理员使用平车搬运患者的方法，包括平车的基本使用方法、用平车挪动搬运、用平车一人搬运、用平车两人搬运、用平车三人搬运、用平车四人搬运及照护误区。

一、平车的基本使用方法

使用平车前，要了解平车的组成，示意如图 4-42 所示。推动平车前行需要熟悉平车各部件性能，做好患者一般情况及认知反应等评估，示意见图 4-43。

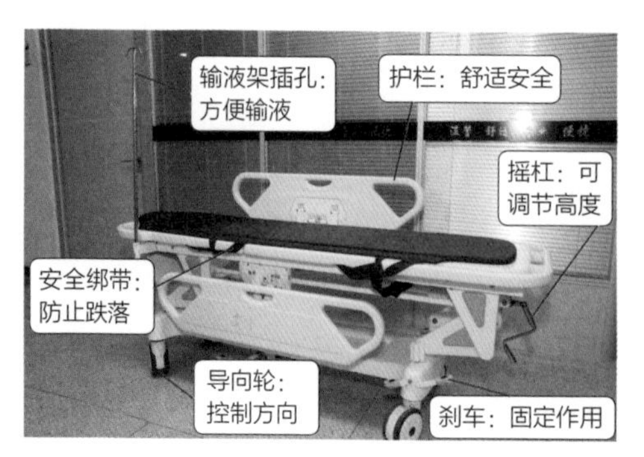

(a) 平车各部件

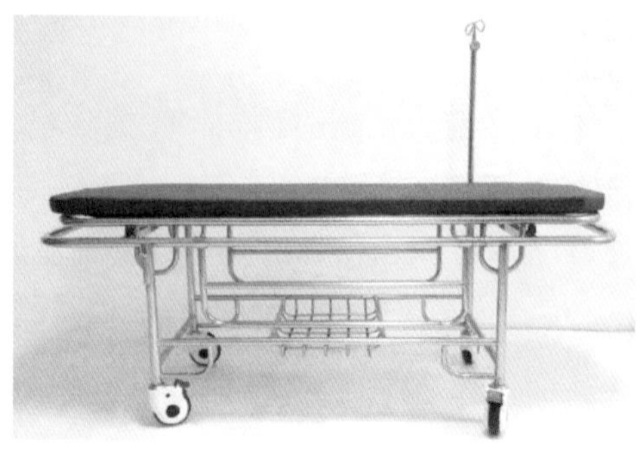

(b) 不锈钢担架平车

① 置物篮：可以放置急需物品，同时稳固车身；② 床板：可以单独抬下来做担架，也可以提背。有输液架、护栏

图 4-42　平车的组成

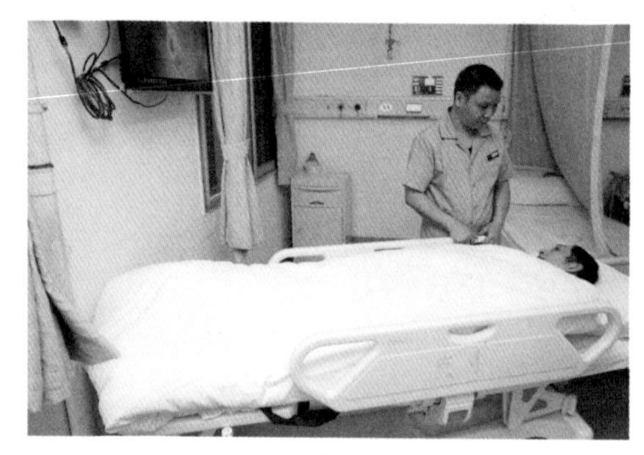

(a) 推动平车前行的要点 1

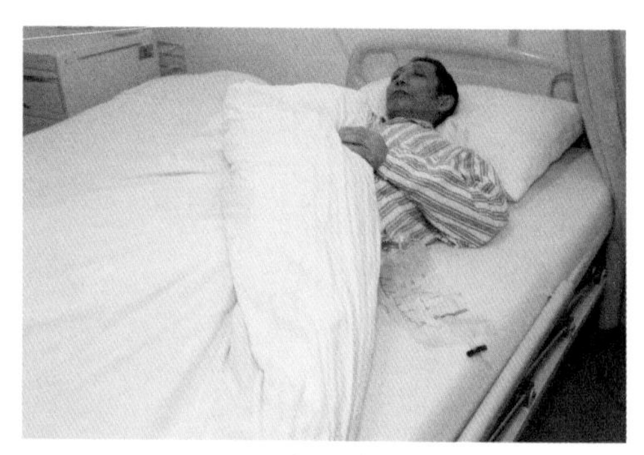

(b) 安置导管

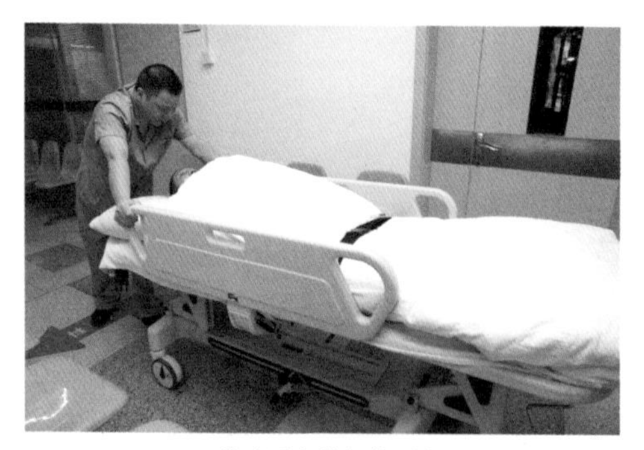

(c) 推动平车前行的要点 2

图 4-43　推动平车前行的要点（医务人员参与）

① 检查平车的车轮、刹车、导向轮等各部位的性能，应良好；② 确认患者的身份及转运的目的地，取得理解；③ 评估患者的病情及体重；④ 安置好患者身上的各种导管，理顺，避免脱落、受压、液体逆流；⑤ 运送时，患者的头端在后，护理员应位于患者的头端，随时询问患者的感受；⑥ 上下坡时，患者的头端始终处于高位

二、用平车挪动搬运

可以在床上移动的患者，使用挪动法搬运。挪动搬运适合可以在床上移动的

患者。挪动时，平车跟病床平行，头端靠近床头。注意保暖，护理员站在平车一侧。平车刹车制动见图 4-44。

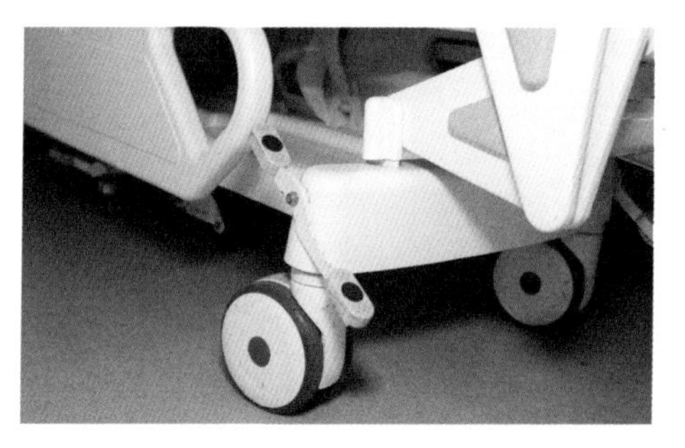

图 4-44　刹车制动

挪动搬运时患者身体移动顺序。从床移到平车：上半身→臀部→下肢；从平车移到床：上半身→臀部→下肢。

三、用平车一人搬运

体重较轻的患者，可一人搬运，示意见图 4-45。

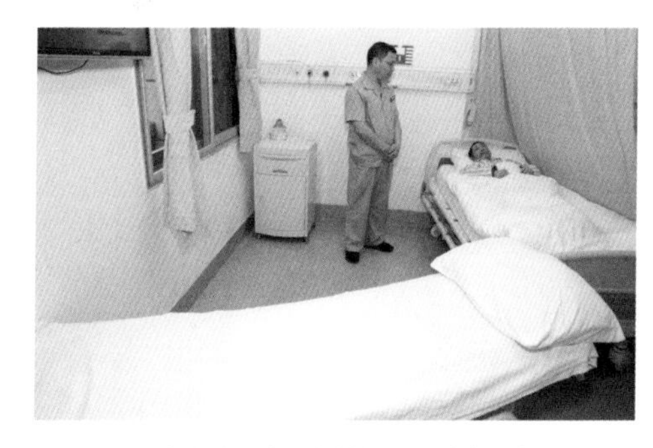

(a) 平车前端跟床尾成钝角，头端靠近床尾，刹车制动

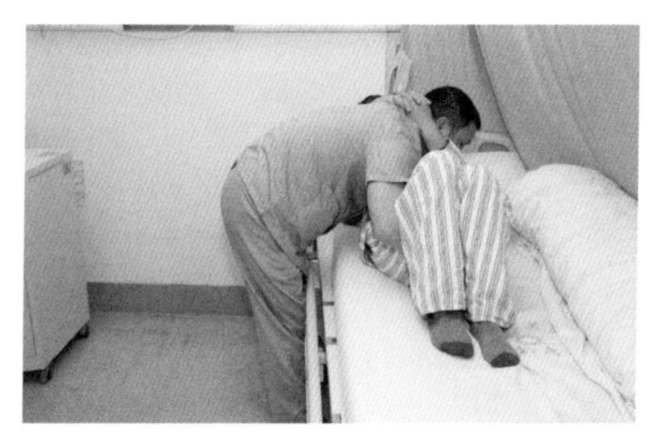

(b) 松开盖被，护理员前后脚下蹲，一手臂自患者近侧腋下至对侧肩部，一手臂放腘窝下，嘱患者双手环绕护理员颈部，护理员抱起患者

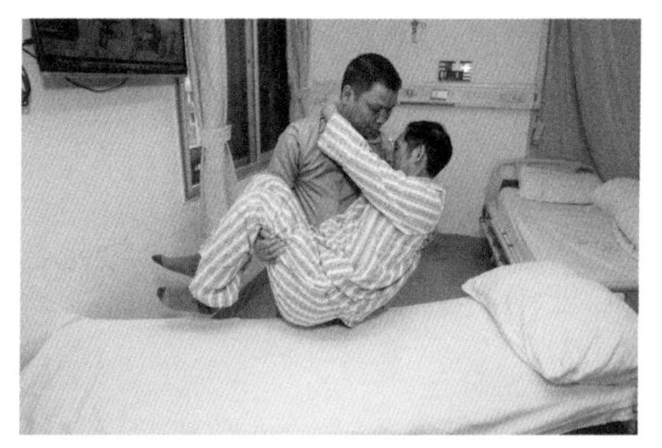

(c) 稳步转身，移动到平车中间，轻放患者于平车上，盖好被子，拉起两侧护栏，理顺管路，绑好安全带

图 4-45　用平车一人搬运

四、用平车二人搬运

不能活动、体重较重的患者，二人搬运，示意见图 4-46。

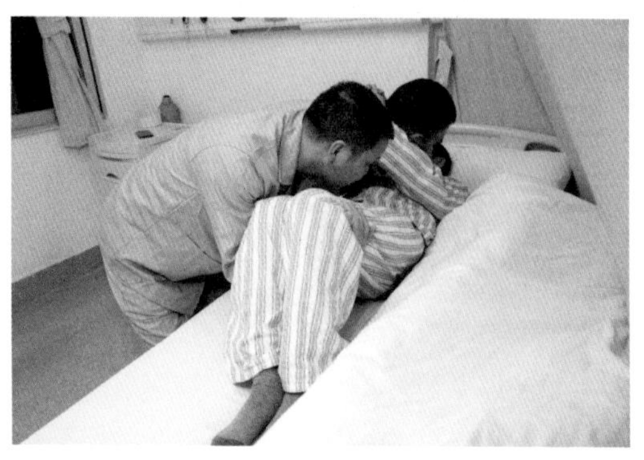

(a) 平车前端跟床尾成钝角，头端靠近床尾，刹车制动；患者双手亦可以交叉放在胸前

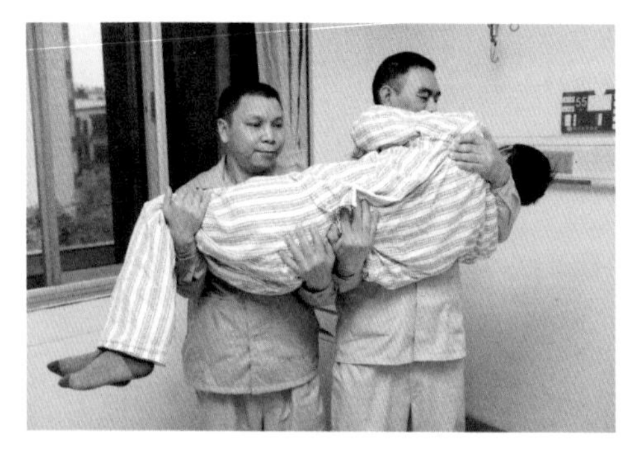

(b) 护理员 A 一手臂托住患者头、颈、肩部，另一手臂托住患者腰部，保持患者头端处于较高位置；护理员 B 一手臂托住患者臀部，另一手臂托住患者腘窝，喊“一、二”同时抬起

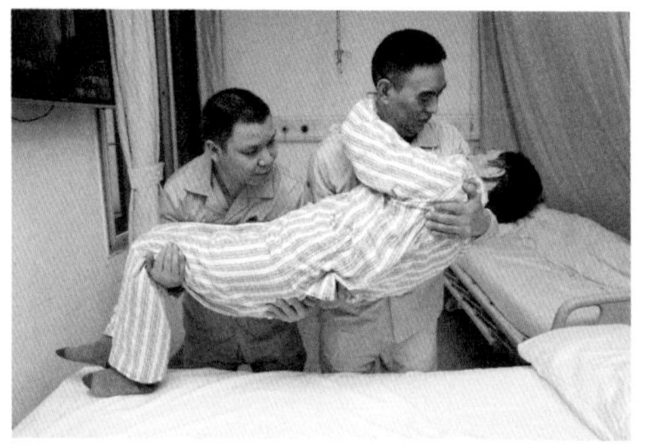

(c) 抬起后，使患者身体尽量向护理员身体倾斜靠近，稳步转身，移动到平车中间，轻放患者于平车上，盖好被子，拉起两侧护栏，理顺管路，绑好安全带

图 4-46　用平车二人搬运

五、用平车三人搬运

不能活动、体重超重的患者，三人搬运，示意见图 4-47。平车前端跟床尾成钝角，头端靠近床尾，刹车制动；患者双手亦可以交叉放在胸前。护理员 A 双手托住患者头、颈、肩部及背部，保持患者头端处于较高位置；护理员 B 双手托住患者腰背部、臀部；护理员 C 双手托住患者腘窝及小腿，喊“一、二”同时抬起。抬起至近侧床缘后再同时抬起，使患者身体尽量向护理员身体倾斜靠近，稳步转身，移动到平车中间，轻放患者于平车上，盖好被子，拉起两侧护栏，理顺管路，绑好安全带。

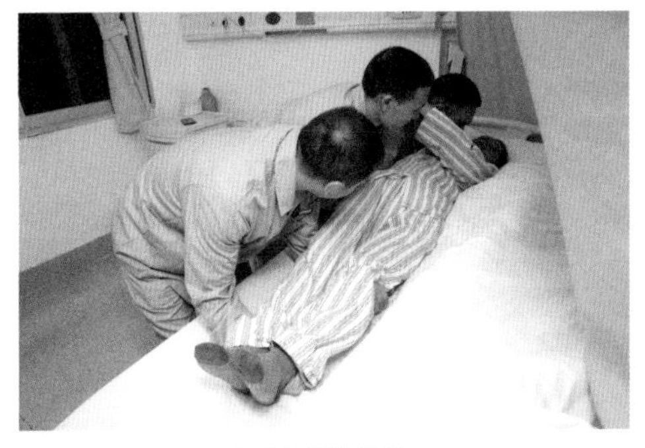

(a) 三人托住患者

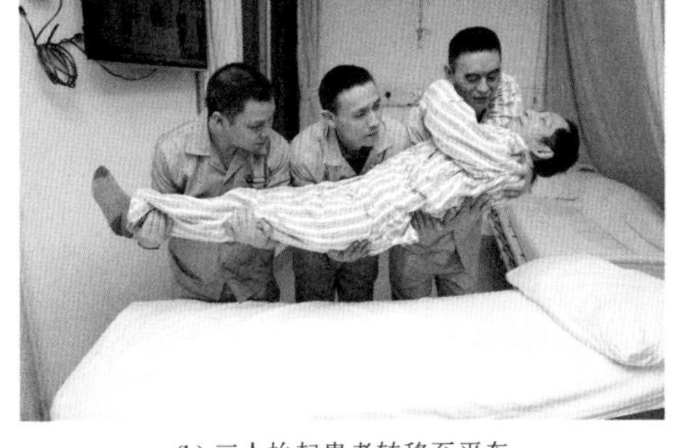

(b) 三人抬起患者转移至平车

图 4-47　用平车三人搬运

六、用平车四人搬运

颈椎、腰椎骨折和病情较重的患者，使用四人搬运，示意见图 4-48。

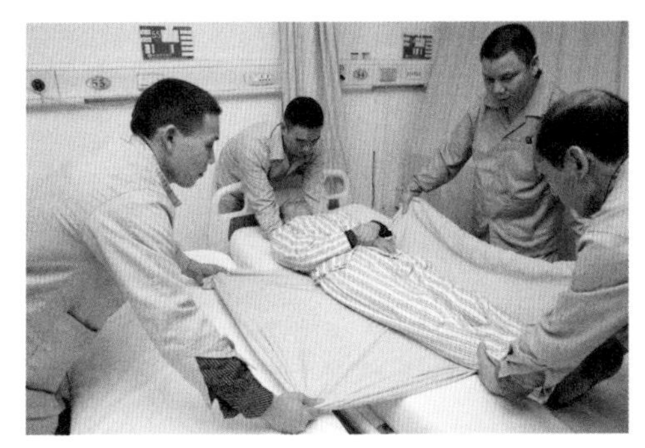

(a) 平车与病床平行，头端靠近床头，刹车制动；松开盖被，护理员 A、B 分别站于床头和床尾；护理员 C、D 分别站于平车和床铺一侧

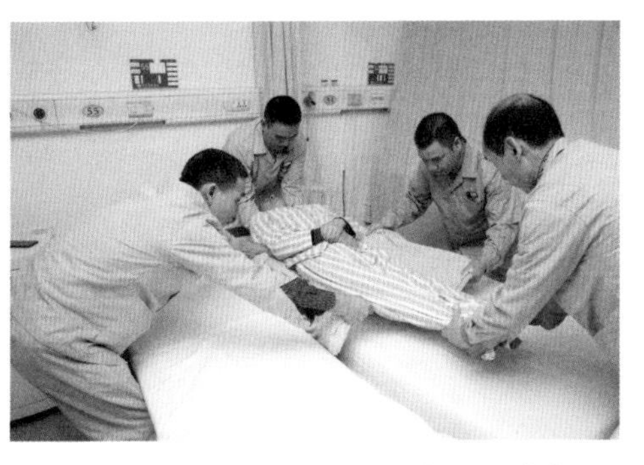

(b) 护理员 A 双手托住患者头、颈、肩部，观察患者；护理员 B 双手托住患者双足；护理员 C、D 分别抓住中单的四角，喊“一、二”同时抬起

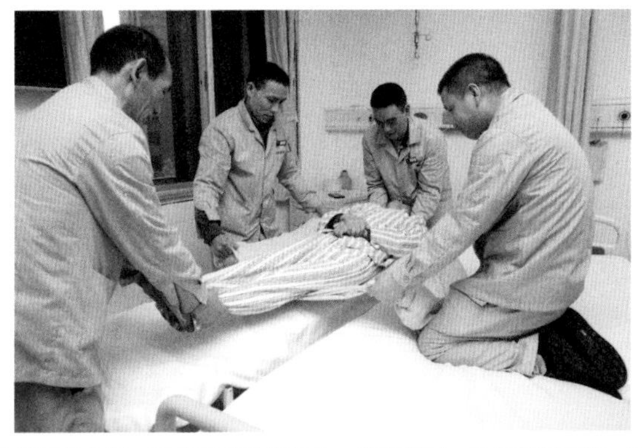

(c) 同时抬起并稳步移动到平车中间，轻放患者于平车上，盖好被子，拉起两侧护栏，理顺管路，绑好安全带；骨折患者，平车上应放置木板，固定好骨折部位

图 4-48　用平车四人搬运

七、照护误区

脊柱损伤患者的搬运，以保持脊柱的平直为原则，切不可随意扭转、弯曲脊柱，以免骨折块压迫导致不可挽回的损伤，如图 4-49 所示，护理员 A、B 不同时出力，患者脊柱不在同一水平线上，引起二次伤害。

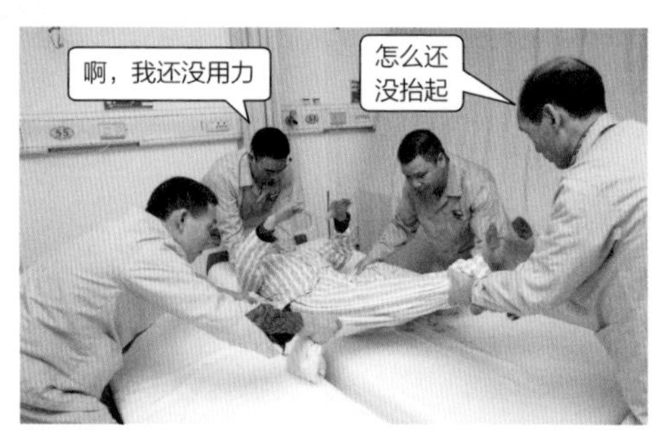

图 4-49　平车搬运的照护误区

（徐玉钗　杨佳玲）

第五章

▼

冷热应用

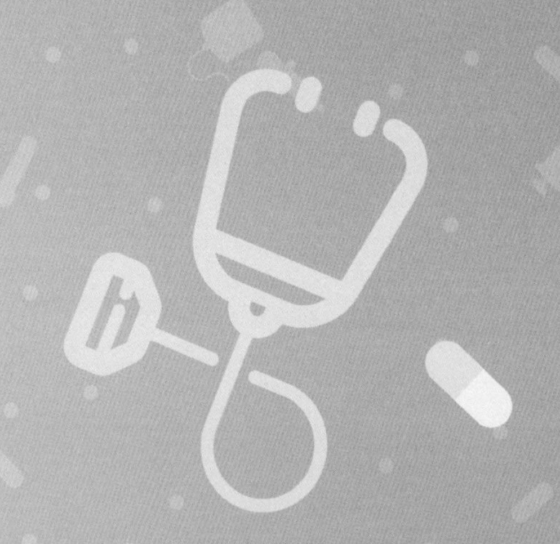

第一节 ♥ 协助测量体温

体温、脉搏、呼吸、血压是机体内在活动的一种客观反映，是衡量机体状况的指标，临床上称为生命体征。当机体患病时，生命体征会发生不同程度的变化，通过观察其变化，了解疾病的发生、发展和转归，为医务人员预防、诊断、治疗和护理提供依据。本节主要介绍成人正常体温的平均值及范围（表5-1）、测量体温流程及测量体温过程中常见的照护误区。

表5-1 成人正常体温的平均值及范围

部位	平均值	正常范围
口腔	37.0℃	36.3～37.2℃
腋下	36.5℃	36～37℃
直肠	37.5℃	36.5～37.7℃

一、测量体温流程

测量体温，判断有无异常，可以为治疗和护理提供依据，具体流程如图5-1所示。

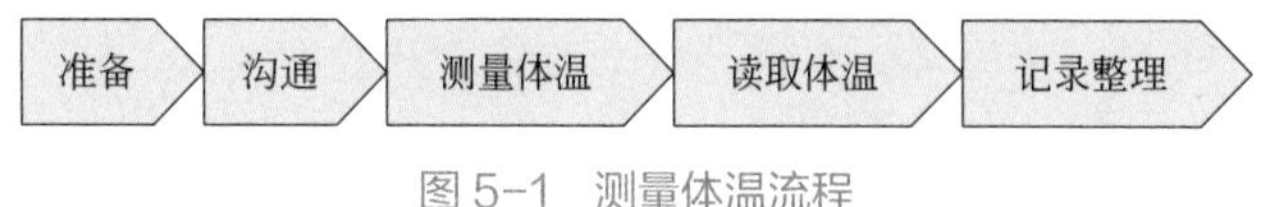

图5-1 测量体温流程

1. 准备

（1）用物准备　准备体温计、记录本、笔。体温计常见的有水银体温计、电子体温计、耳式红外线测温仪、额红外线测温仪（见图5-2）。

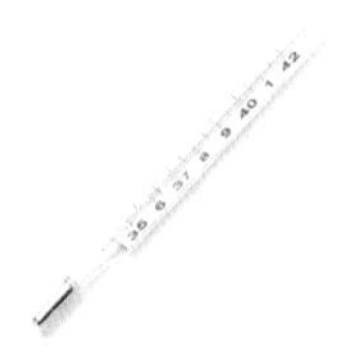

(a) 水银体温计

摄氏水银体温计的刻度范围为35～42℃，每1℃之间分成10小格，每小格为0.1℃，在0.5℃和1℃的刻度处用较粗的线标记。在37℃刻度处则以红色表示，以示醒目

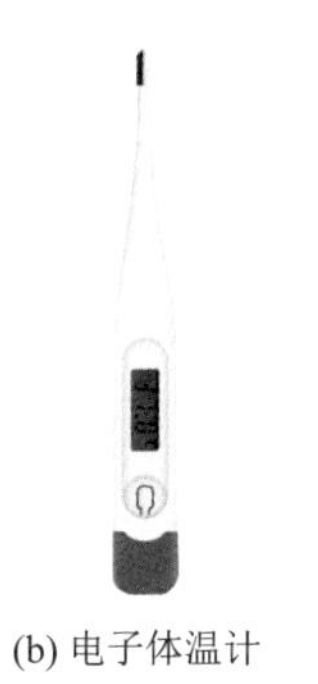

(b) 电子体温计

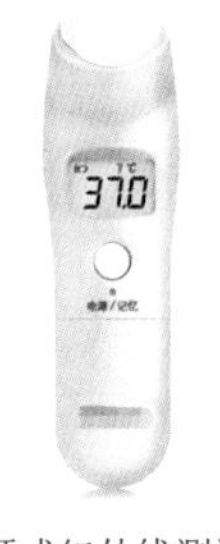

(c) 耳式红外线测温仪

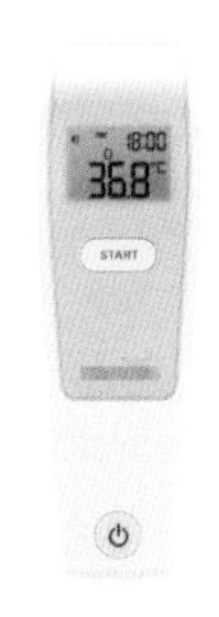

(d) 额红外线测温仪

图 5-2　常见体温计种类

（2）护理员准备　服装整齐，洗净双手。

2. 沟通

向患者解释，评估其年龄、意识、测量部位情况，示意见图 5-3。

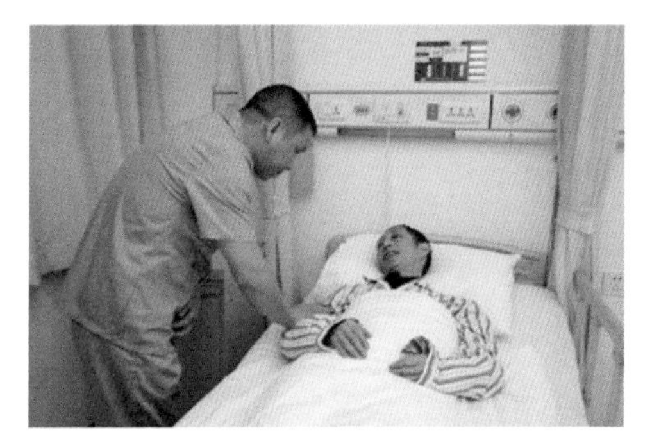

图 5-3　评估患者情况

测体温前 30 分钟内，确认患者有无剧烈运动、进食、冷热饮、冷热敷、灌肠、沐浴

3. 测量体温

将体温计水银端放至腋窝，患者夹紧体温计，测量体温示意见图 5-4。

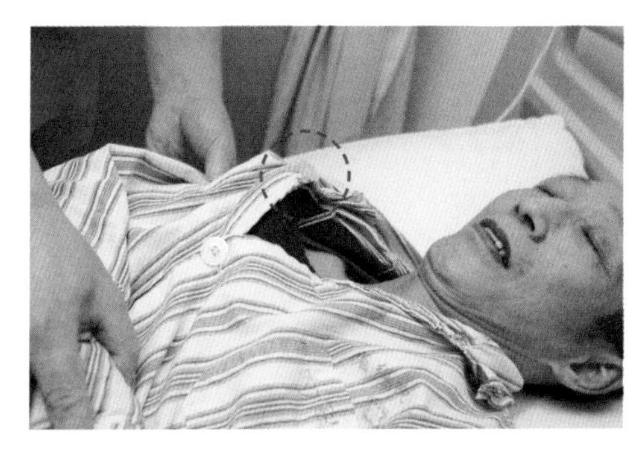

(a) 擦干腋下汗液，体温计水银端甩至 35℃以下，放于腋窝深处，紧贴皮肤

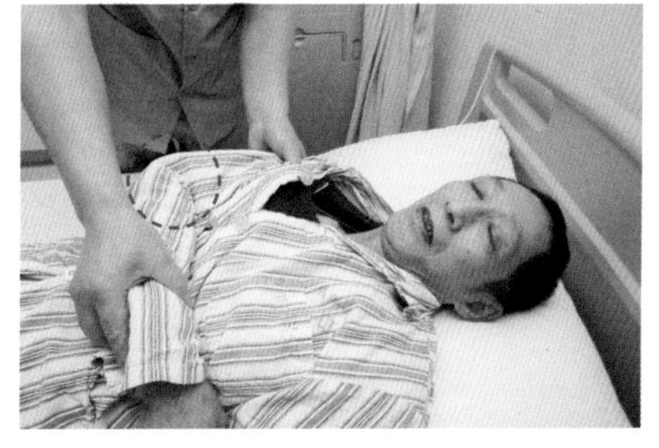

(b) 叮嘱患者屈臂过胸，夹紧体温计（不能合作者，由护理员协助夹紧上臂，扶托体温计）

图 5-4　测量体温

4. 读取体温值

5 分钟后取出，读取体温值。

5. 记录、整理

记录测量结果，将体温计浸泡在消毒液中进行消毒。常用的消毒液有 75% 乙醇、1% 过氧乙酸、0.1% 有效碘等。浸泡 30 分钟后取出用清水冲洗擦干，放入清洁干燥容器中备用，见图 5-5，并记录。

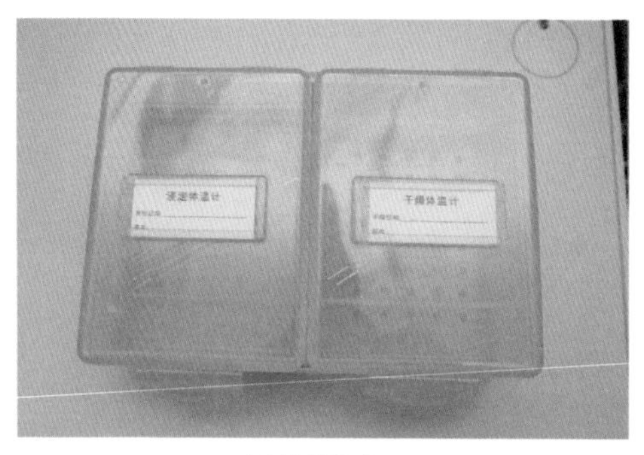
(a) 体温计盒

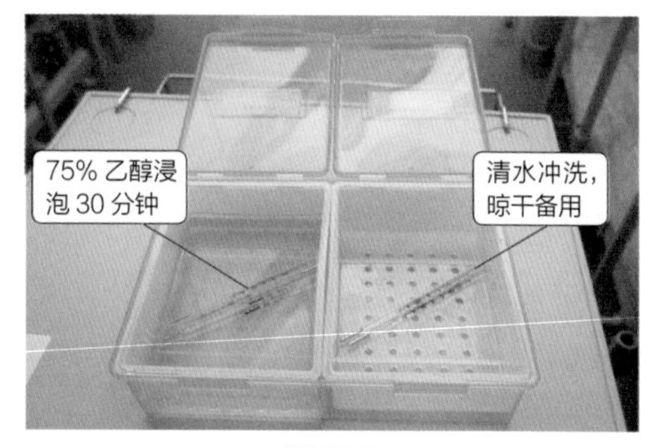

(b) 体温计处理

图 5-5　体温计存放、处理

6. 其他部位体温测量的方法

（1）口腔测温

① 适应证　适用于清醒、合作状态好、无口鼻疾患的患者。

② 禁忌证　不适用于精神异常、昏迷、口鼻腔手术、呼吸困难及不能合作的患者。

（2）直肠测温

① 适应证　适用于昏迷患者。

② 禁忌证　不适用于经直肠或肛门手术、有腹泻及心肌梗死患者。

（3）额红外线测温　通过接受人体红外线辐射检测，可快速测温。

示意见图 5-6。

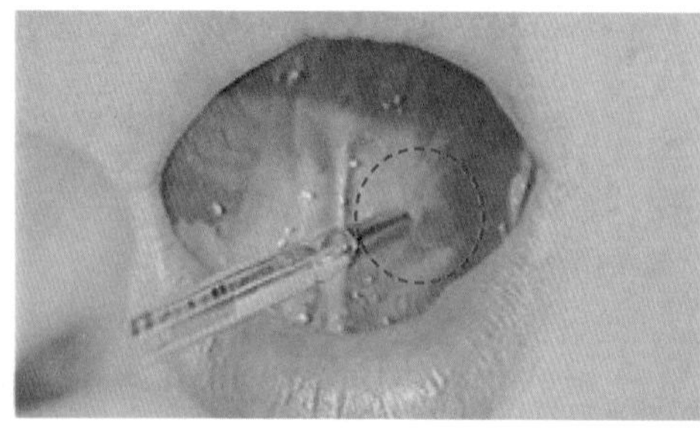
(a) 口腔测温：舌下热窝，5 分钟

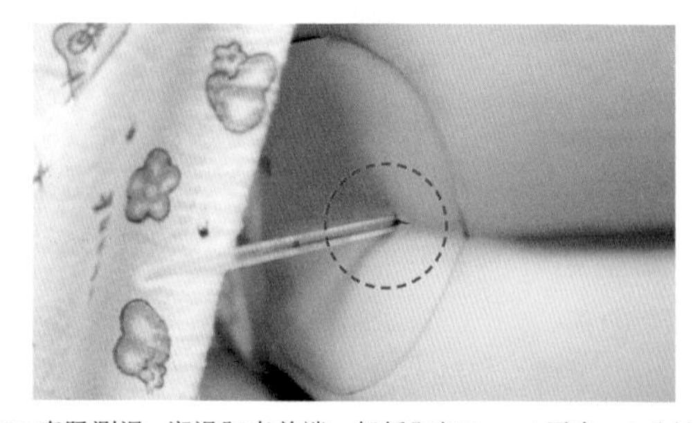
(b) 直肠测温：润滑肛表前端，轻插肛门 3 ～ 4 厘米，5 分钟

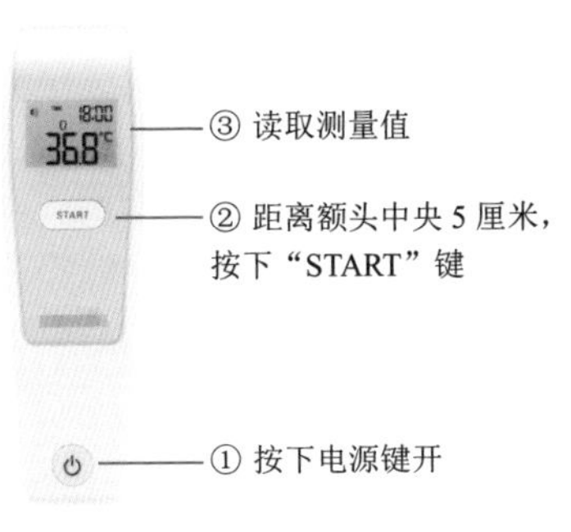

(c) 额红外线测温

图 5-6　其他体温测量方法

二、生命体征正常值

了解人体的基础生命体征正常值，为医务人员判断病情变化提供依据，示意见图 5-7。

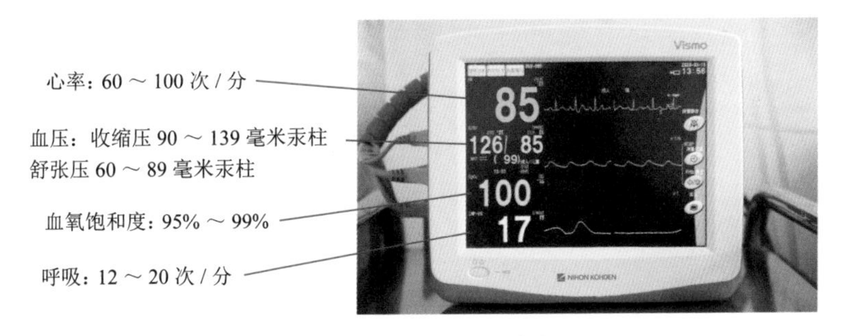

图 5-7　生命体征正常值

三、照护误区

体温计破碎（图 5-8）后，处理小常识：

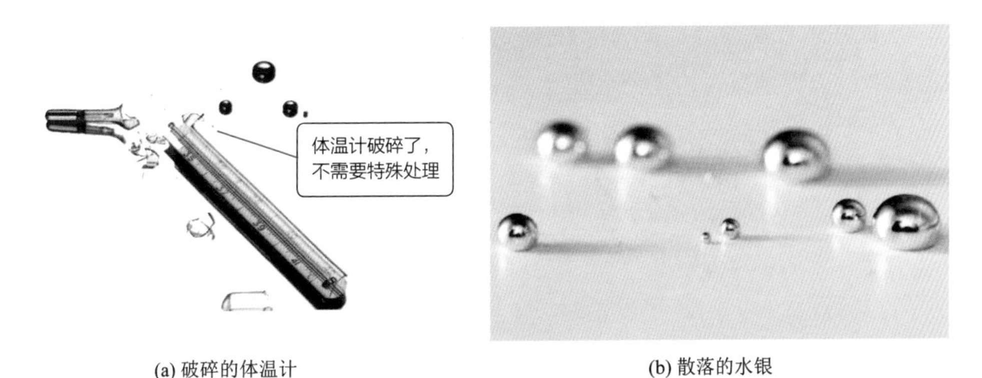

(a) 破碎的体温计　　(b) 散落的水银

图 5-8　体温计破碎后处理误区

① 水银是常温下唯一呈液态的金属，含有它的用品被打碎，水银很快就会蒸发，形成球体滚落，这时，要马上关掉室内所有的加热装置，打开窗户通风。

② 戴上手套，尽快把水银收集起来。收集的方法是：用湿润的小棉棒或胶带纸将洒落在地面上的水银粘集起来，放进可以封口的小瓶中，并在瓶中加少量水，作为有害物质，交给环保部门专门处理。千万不要把收集起来的水银倒入下水道。

③ 水银在常温下即可蒸发成气态，很容易被吸入呼吸道，引起中毒，因此，在处理散落在地的水银时最好戴上口罩。

④ 打破水银体温计后若处理得比较及时、干净，通风条件也比较好的话，一般不会引起汞中毒。

⑤ 咬断体温计后，水银被患者吞到肚子里并不会引起汞中毒。因为体温计内的水银是金属汞，而不是离子汞。可以给患者吃一些富含纤维素的食物，如韭菜，促进汞排泄。一般一两天能随粪便排出体外。

第二节 协助温水擦浴

患者发热时进行温水擦浴是利用温水接触身体皮肤，通过温水的蒸发、传导作用增加机体的散热，达到为高温患者降温的目的。本节主要介绍协助患者温水擦浴的流程、操作过程中的照护误区。

一、温水擦浴流程

协助患者温水擦浴是物理降温的一种方式，可通过温水的蒸发增加机体散热。根据患者的自理情况，协助患者温水擦浴具体流程如图 5-9 所示。

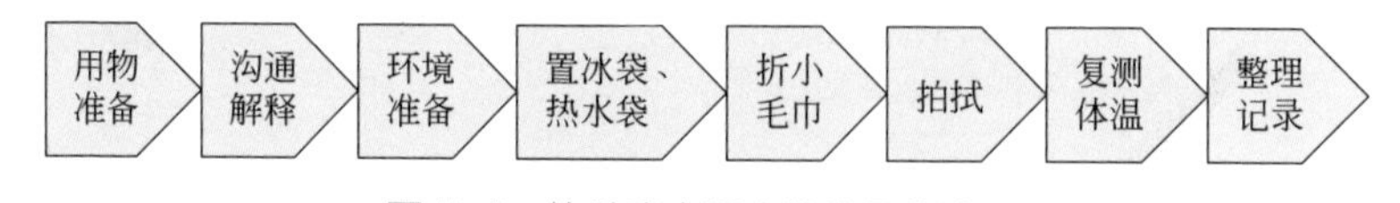

图 5-9 协助患者温水擦浴具体流程

1. 用物准备

32 ～ 34℃温水一盆、小毛巾 2 块、大毛巾 1 条、冰袋及布套、热水袋及布套、体温计、笔、记录本，必要时备干净衣服一套、大单、被套（见图 5-10）。

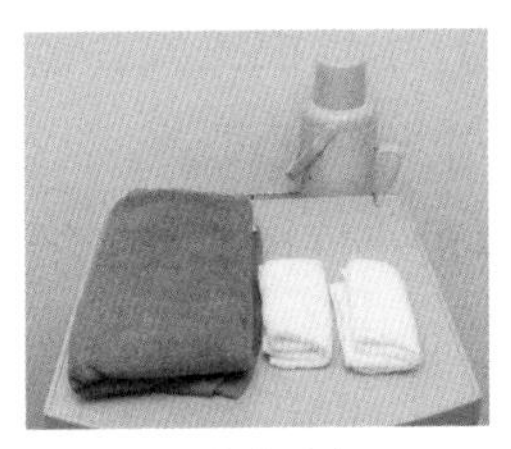
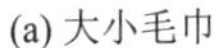

(a) 大小毛巾

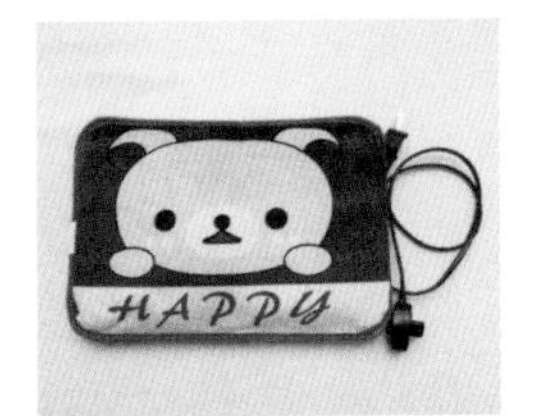

(b) 热水袋

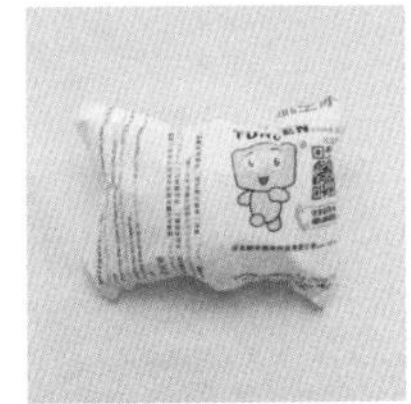

(c) 冰袋

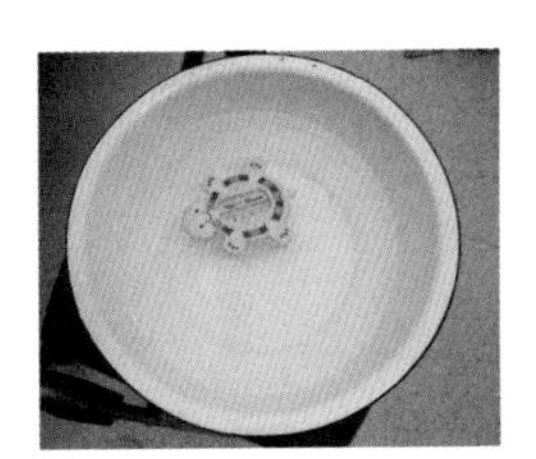

(d) 温水

图 5-10 用物准备

2. 沟通解释

向患者说明，做好解释，取得患者配合（见图 5-11）。

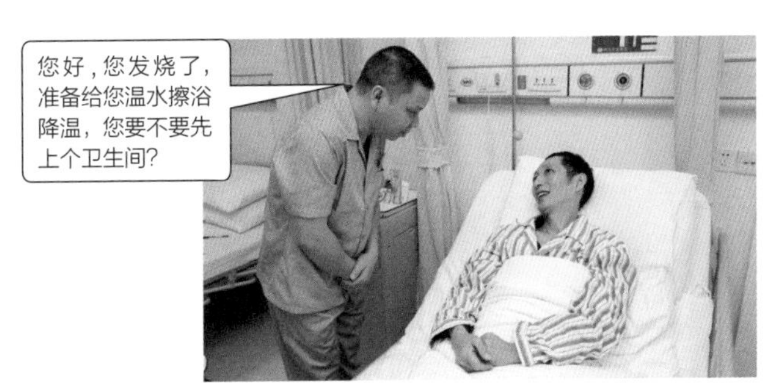

图 5-11 沟通解释

3. 环境准备

关门窗，避免对流，防受凉，室内温度控制在 22 ～ 26℃。

4. 置包好的冰袋和热水袋

头部置冰袋，以助降温并防止头部充血而致头痛；热水袋置足底，以促进足底血管扩张而减轻头部充血，并使患者感到舒适（见图 5-12）。

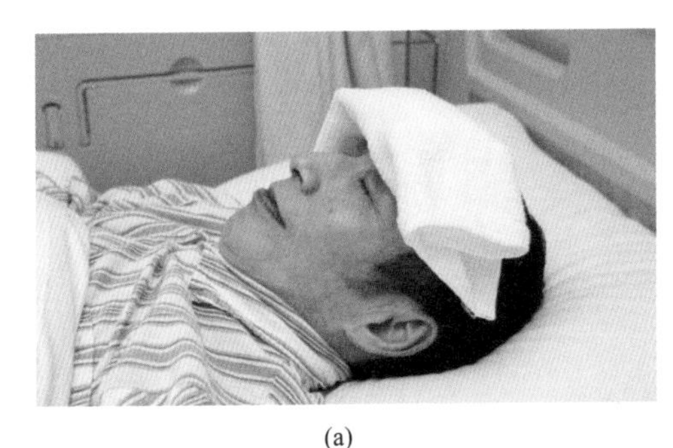

(a)

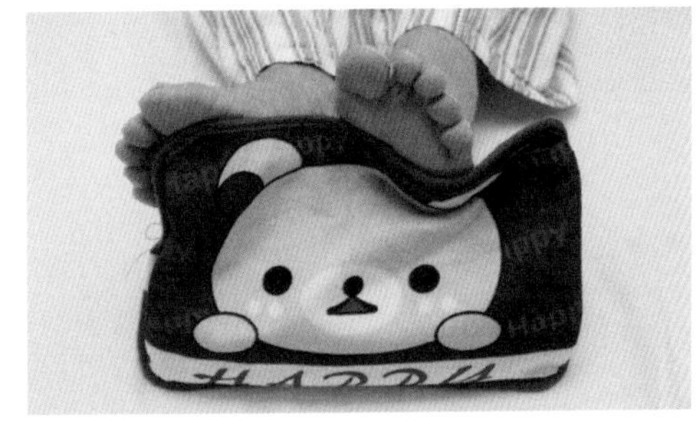

(b)

图 5-12 头部置冰袋，足底置热水袋

5. 折小毛巾

浸湿小毛巾，拧至半干，将毛巾套成手套状，既可保护床单不受潮，也可增加患者舒适感，两条交替使用（见图 5-13）。

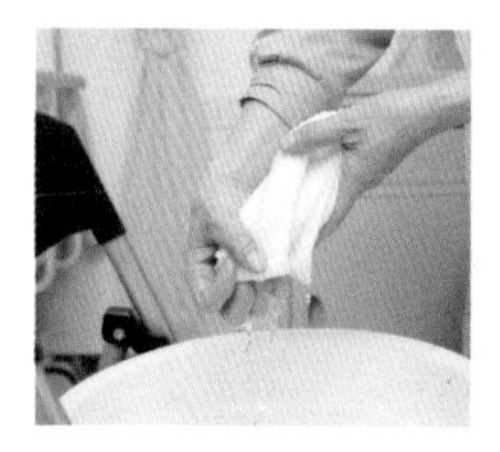
(a) 小毛巾拧至半干

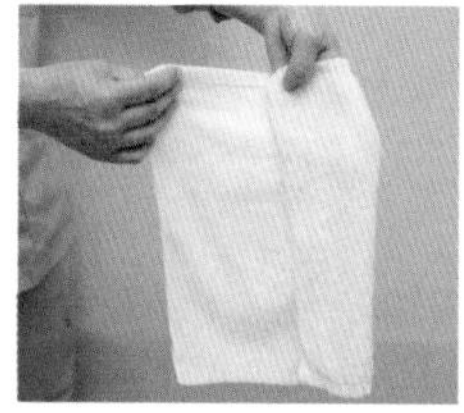
(b) 两边绕开拇指折向手心

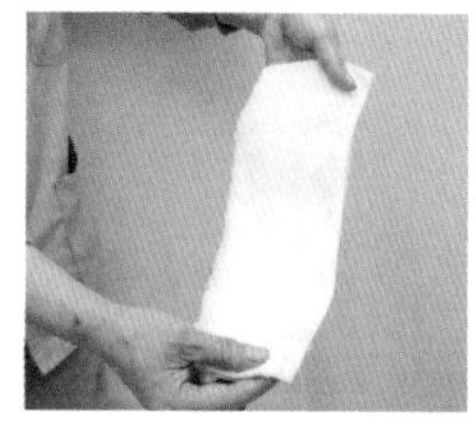
(c) 下垂部分对齐折向手掌

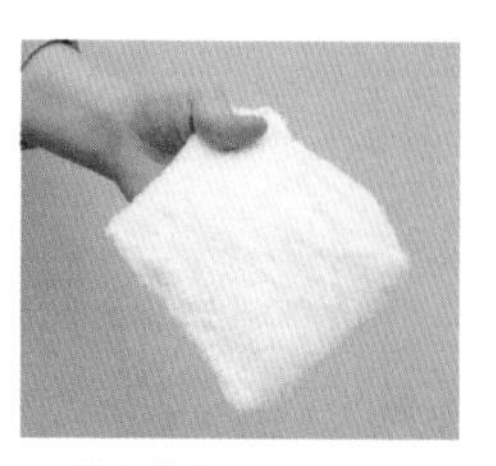
(d) 前段裹在毛巾的边缘内

图 5-13　小毛巾折法

6. 拍拭

小毛巾套成手套状以离心方向拍拭，拍拭毕，用大毛巾擦干皮肤，每拍拭一个部位更换一次小毛巾以维持拭浴温度，拭浴全过程不宜超过 20 分钟（见图 5-14）。拍式顺序：

双上肢：① 颈外侧→肩→肩上臂外侧→前臂外侧→手背；

② 侧胸→腋窝→上臂内侧→肘窝→前臂内侧→手心。

腰背部：颈下肩部→背部→臀部。

双下肢：① 外侧。髋部→下肢外侧→足背。

② 内侧。腹股沟→下肢内侧→内踝。

③ 后侧。臀下→大腿后侧→腘窝→足跟。

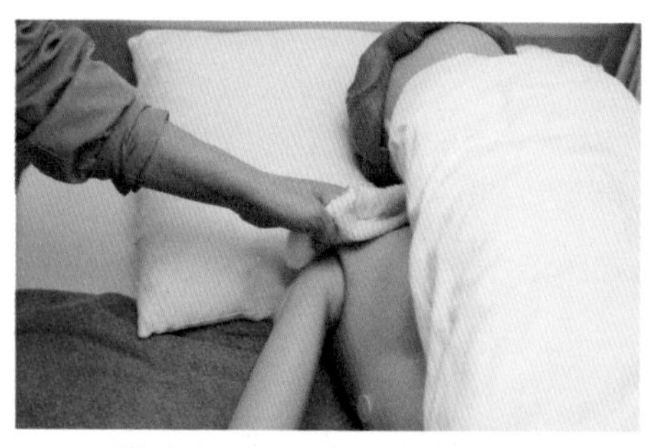
(a) 脱去衣裤，露出上肢，下垫大毛巾，自颈部沿上臂外侧拍拭至手背

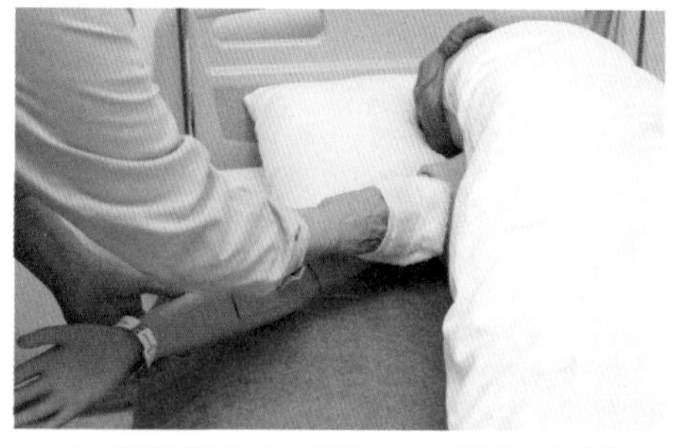
(b) 拍拭至腋窝大血管处时，可稍用力并适当延长时间以促进散热

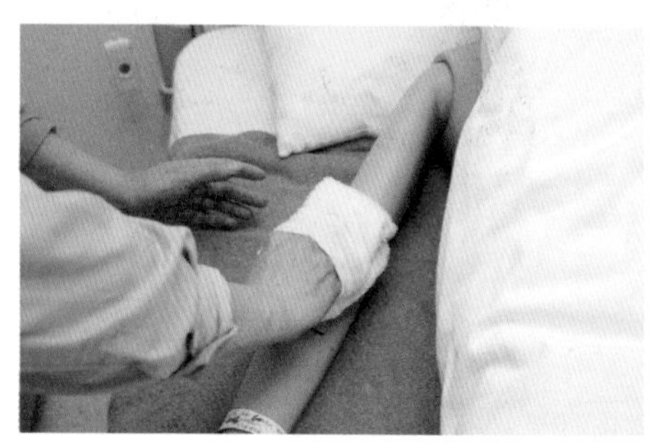
(c) 拍拭至肘窝大血管处时，可稍用力并适当延长时间，每侧肢体拍拭 3 分钟

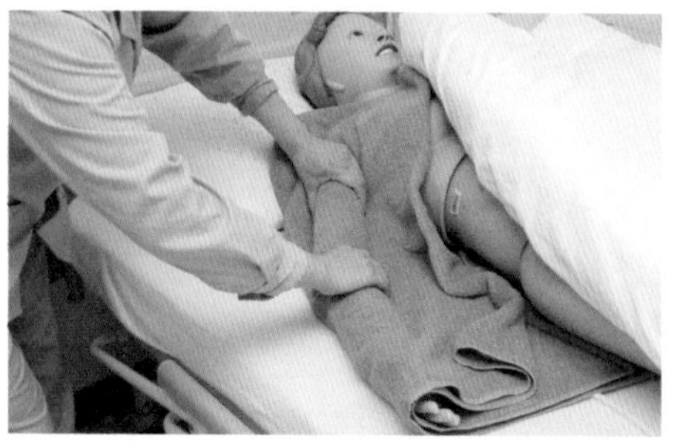
(d) 拍拭完毕用大毛巾擦干，同法拍拭另一侧上肢

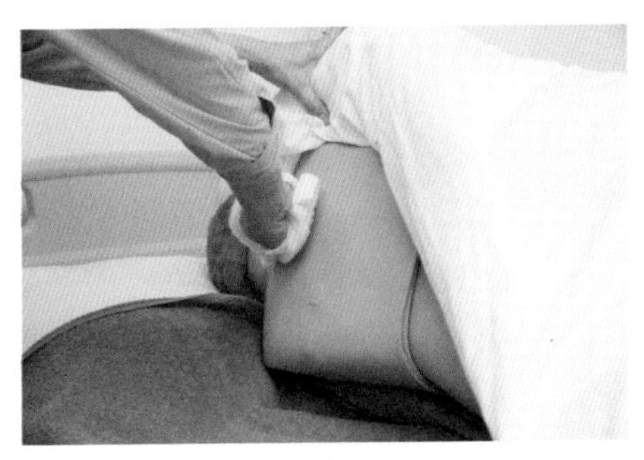

(e) 患者侧卧，露出背部，自颈部向下拍拭全背部至臀部

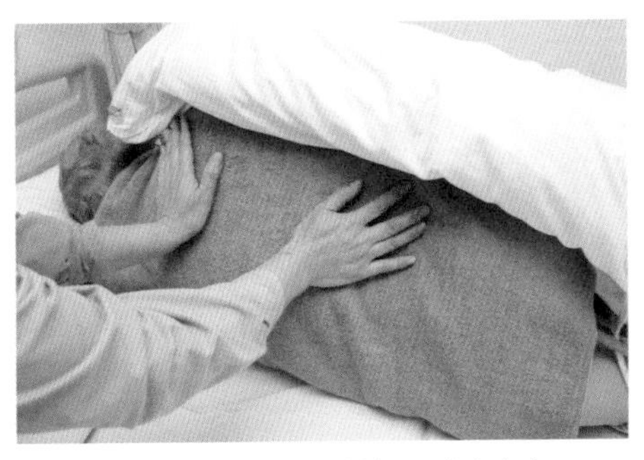

(f) 拍拭完毕用大毛巾擦干，穿上上衣

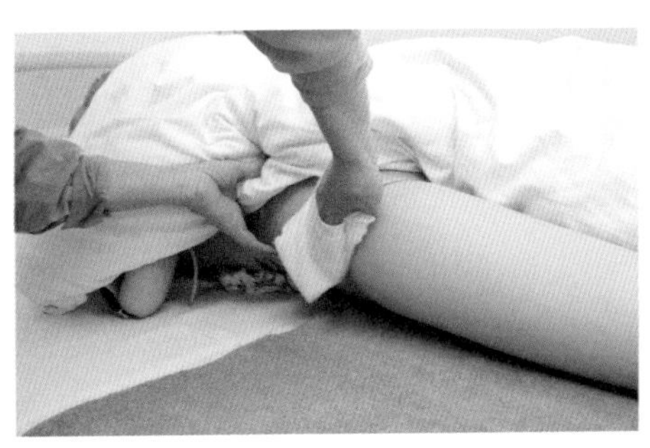

(g) 露出一侧下肢，自髋部沿大腿外侧拍拭至足背

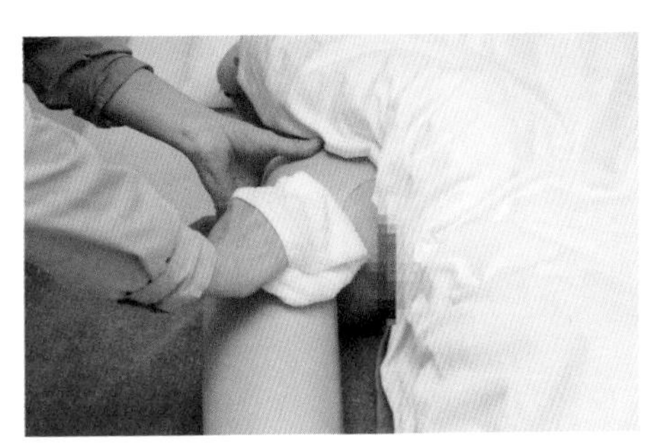

(h) 自腹股沟的内侧拍拭至踝部，拍至腹股沟大血管处时，可稍用力并适当延长时间，以促进散热

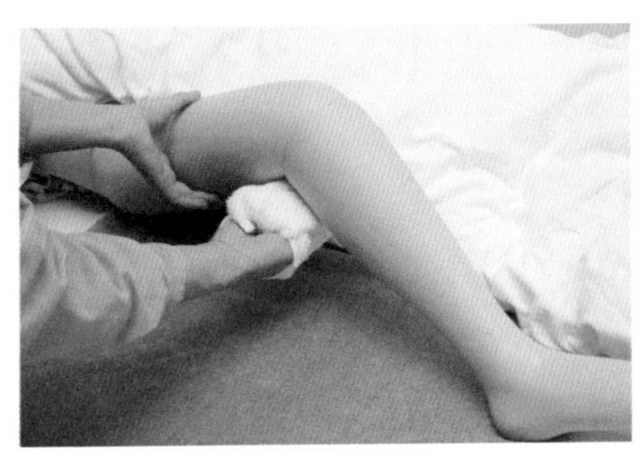

(i) 自股下经腘窝拍拭至足跟，拍至腘窝大血管处时，可稍用力并适当延长时间，以促进散热

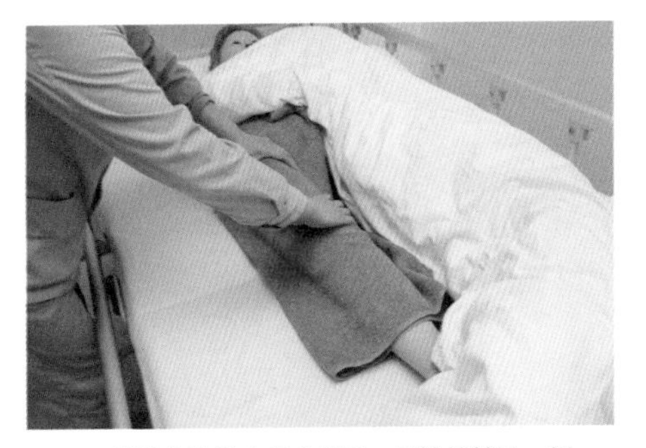

(j) 拍拭完毕用大毛巾擦干，同法拍拭另一侧下肢

图 5-14　拍拭顺序

7. 复测体温

温水擦浴 30 分钟后协助患者测量体温，如体温降至 39℃以下，则可取下头部冰袋。

8. 整理记录

协助患者躺卧舒适，按要求整理好热水袋和冰袋，洗手，并记录体温变化。可适当给患者喝温开水帮助降温，防止患者虚脱。

二、照护误区

心前区用冷可导致反射性心率减慢、心房纤颤或心室纤颤及房室传导阻滞，腹部用冷易引起腹泻，足底用冷可导致反射性末梢血管收缩影响散热或引起一过性冠状动脉收缩，故心前区、腹部、后颈、足底为擦浴禁忌部位。

第三节 协助使用冰袋

冰袋是常用的一种对身体局部进行物理降温的工具，正确、安全、规范地使用冰袋非常重要，局部冰袋冰敷可起到减轻局部充血或出血、减轻疼痛、控制炎症扩散、降低体温的作用。本节主要介绍冰袋的类型、冰袋的使用流程以及操作过程中的误区。

一、冰袋的类型

冰袋种类、型号繁多，可根据患者需求使用合适的冰袋。常见的有传统的橡胶冰袋、化学冰袋、退热贴，具体如图 5-15 所示。

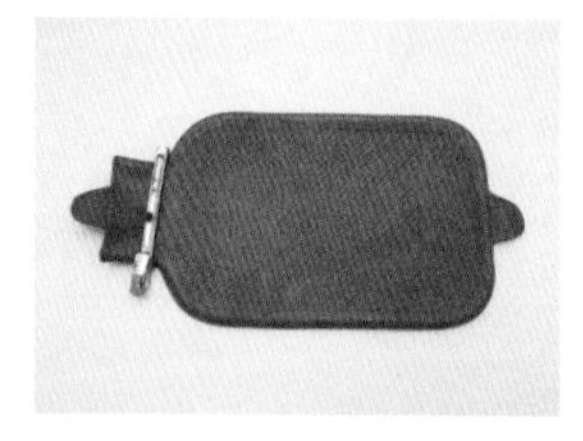
(a) 橡胶冰袋

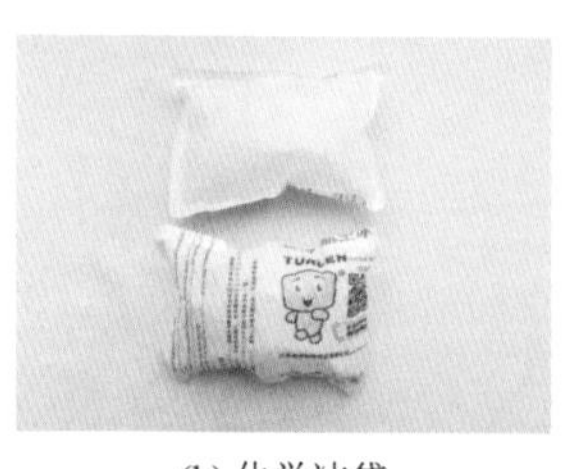
(b) 化学冰袋

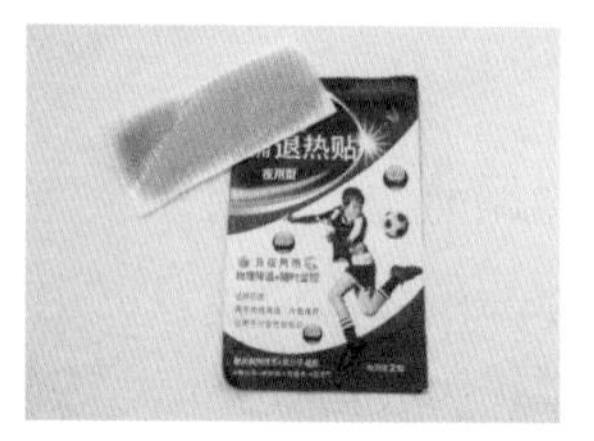
(c) 退热贴

图 5-15 冰袋的类型

（1）橡胶冰袋是以橡胶制成袋囊，在其中装入冰块制成的。放置在所需用冷的部位，可达到局部用冷的目的。

（2）化学冰袋是在一塑料袋内装有高科技聚合物的冰袋。其中，高科技聚合物为颗粒状物，当把冰袋放入水中揉搓时，水液与聚合物调和，其溶解的过程是一个吸热的过程。

（3）退热贴也称退热贴片或冷敷料贴，它是根据透皮吸收的原理，配合解热镇痛成分制成的高分子凝胶贴剂，它可降低大脑局部温度。

二、使用冰袋的流程

冰袋用途广泛，可以根据患者的需求、自理能力情况，协助使用冰袋，具体协助使用冰袋的流程如图 5-16 所示。

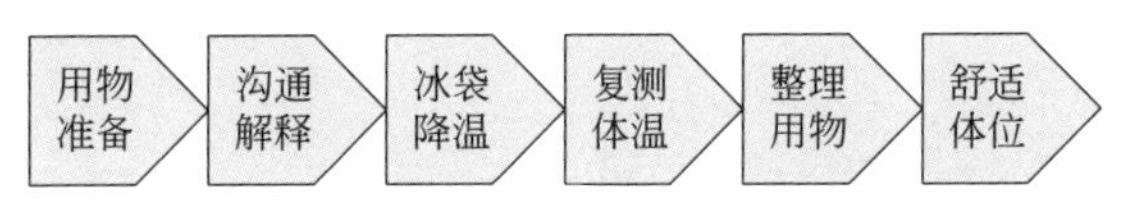

图 5-16　协助使用冰袋的流程

1. 用物准备

小毛巾数块、化学冰袋、记录单、笔（见图 5-17）。

2. 沟通解释

向患者说明，做好解释，取得患者配合（见图 5-18）。

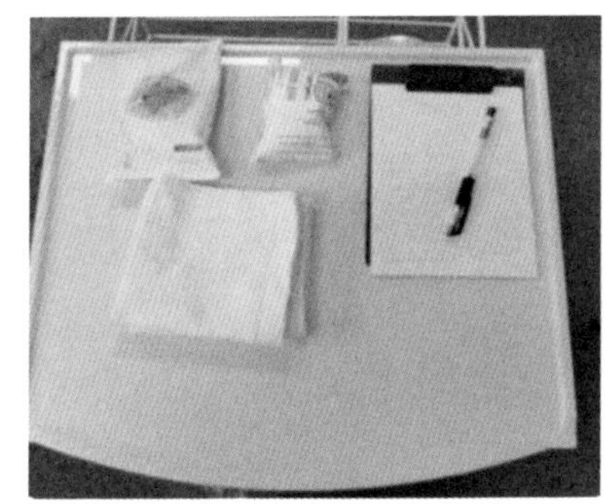

图 5-17　用物准备

图 5-18　沟通解释

3. 冰袋降温

操作前洗手，将冰袋置于患者体表大血管流经处。检查冰袋有无漏水，是否夹紧，冰袋融化后应该及时更换，保持包裹毛巾干燥。降温的方式有头部降温、腋窝处降温、腹股沟处降温、双侧颈部降温（见图 5-19）。

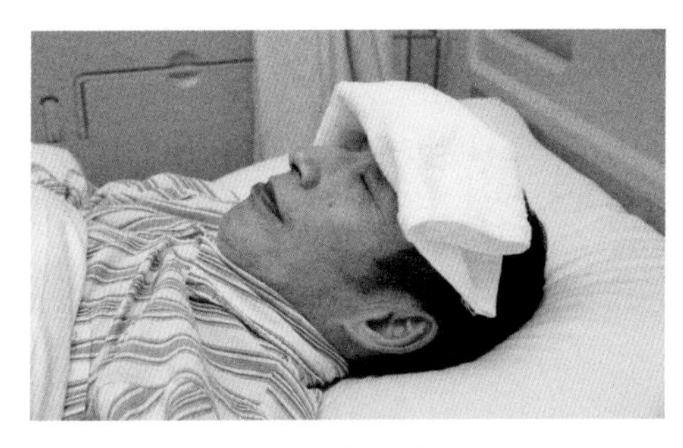

(a) 前额头降温

将冰袋用毛巾包裹，置于前额头，禁止直接接触皮肤

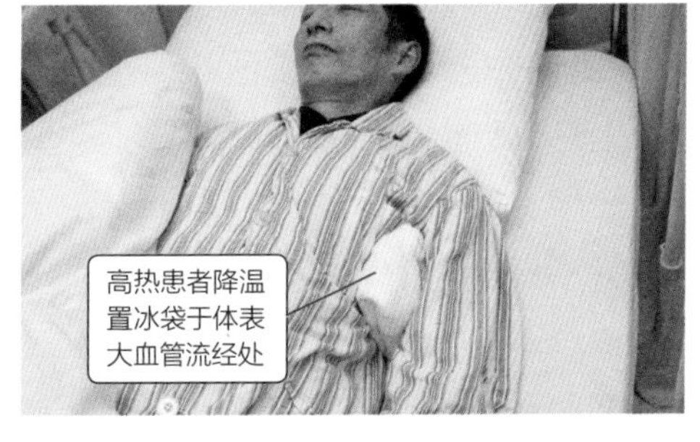

(b) 腋窝处降温

图 5-19

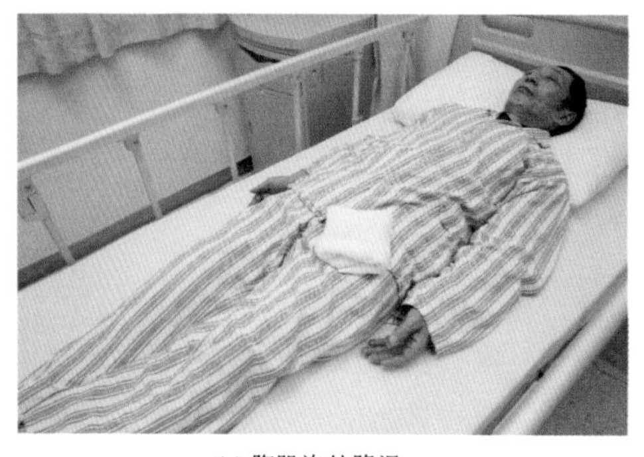

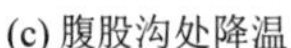

(c) 腹股沟处降温

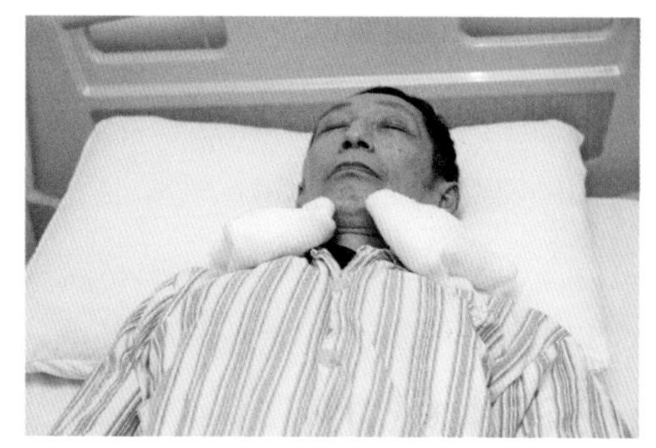

(d) 双侧颈部降温

图 5-19　降温的方式

4. 复测体温

冰袋降温 30 分钟后复测体温，当体温降至 39℃时，应取下冰袋，观察降温效果。使用过程中，倾听患者主诉，有异常立即停止用冷。注意要在未放冰袋的腋窝处测量体温。

5. 整理用物

操作结束，盖好床尾盖被，整理床铺，整理用物（见图 5-20）。

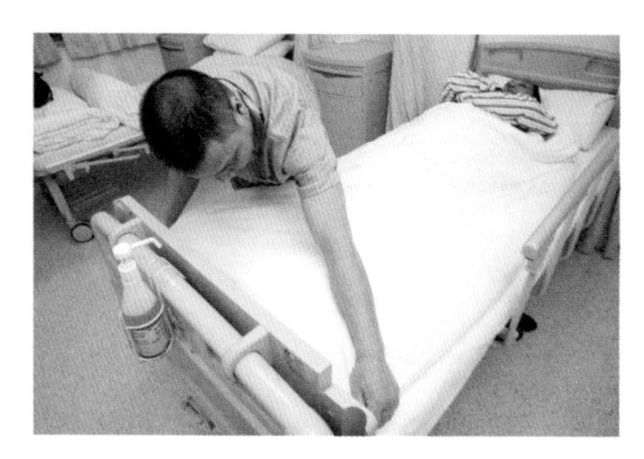

图 5-20　整理用物

6. 舒适体位

为患者取舒适体位，询问患者感受。冰袋使用不能超过 30 分钟，使用冰袋过程中注意观察患者局部皮肤及患者反应，防止发生冻伤等皮肤损害及血液循环障碍。

三、照护误区

禁止在心前区、腹部、足底、阴囊、耳郭及枕后放置冰袋。血液循环障碍、慢性炎症、深部化脓病灶、对冷过敏、心脏病及体质虚弱的患者禁止使用冰袋。当组织损伤、伤口破溃时也要禁止使用冰袋。注意观察患者用冷部位局部情况，皮肤色泽如出现苍白、青紫、麻木等情况，应立即停止使用冰袋。

使用冰袋误区见图 5-21。

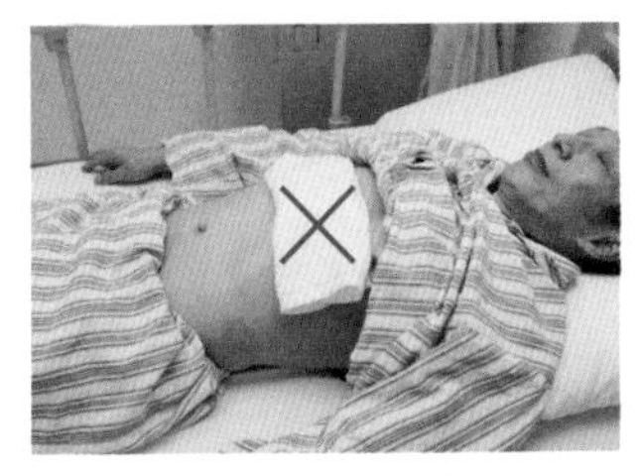

(a) 心前区使用冰袋

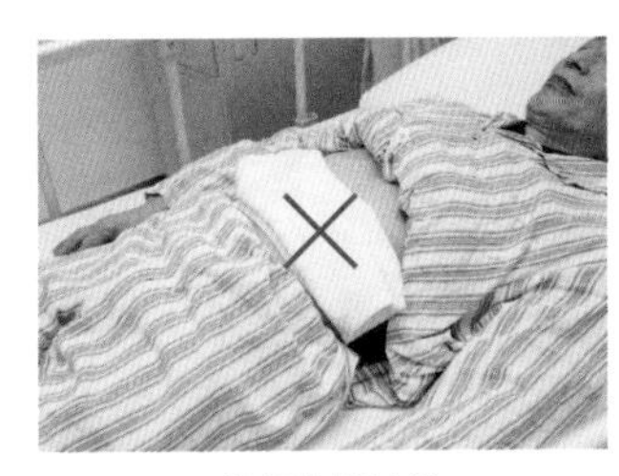

(b) 腹部使用冰袋

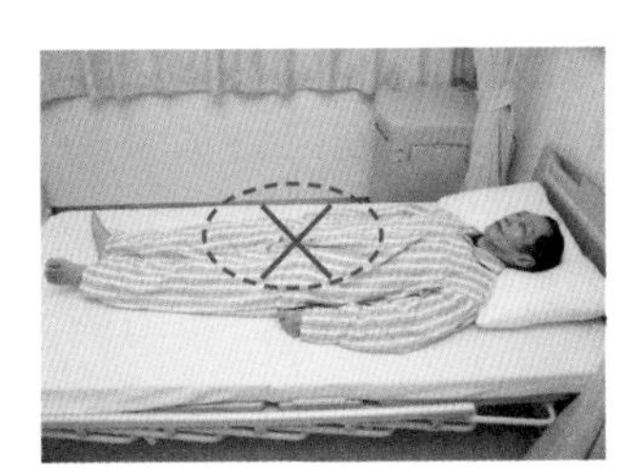

(c) 阴囊使用冰袋

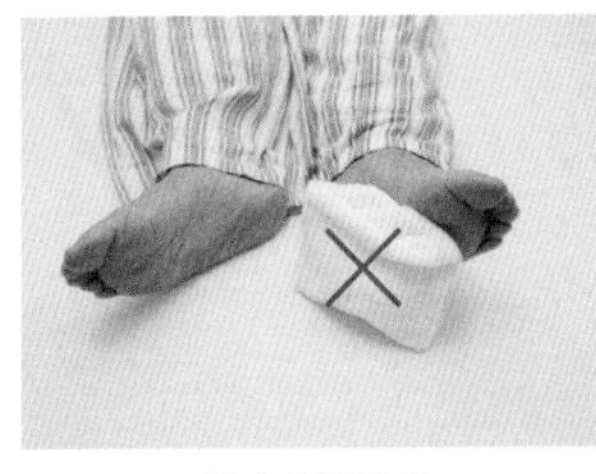

(d) 足底使用冰袋

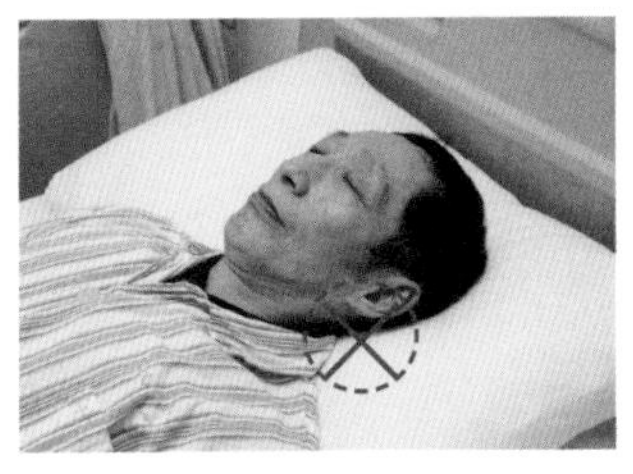

(e) 耳郭使用冰袋

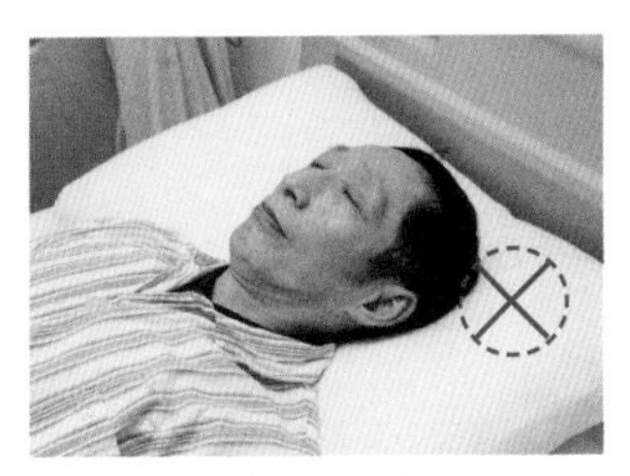

(f) 枕后使用冰袋

图 5-21 心前区、腹部、阴囊、足底、耳郭、枕后使用冰袋

第四节 协助使用热水袋

用高于人体温度的热水袋热敷，可促进皮下淤血吸收与消散，具有消炎、解痉、镇痛、保暖、促进血液循环、缓解疲劳的作用。本节主要介绍热水袋的类型、协助使用热水袋的流程、使用热水袋的误区。

一、热水袋的类型

热水袋种类、型号繁多，可根据患者需求使用合适的热水袋。常见的有传统的橡胶热水袋、电热水袋、暖宝宝，具体如图 5-22 所示。

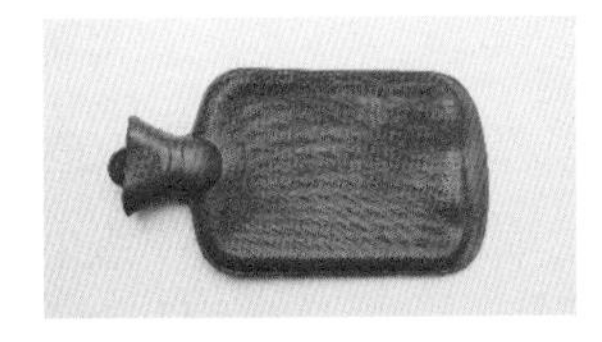

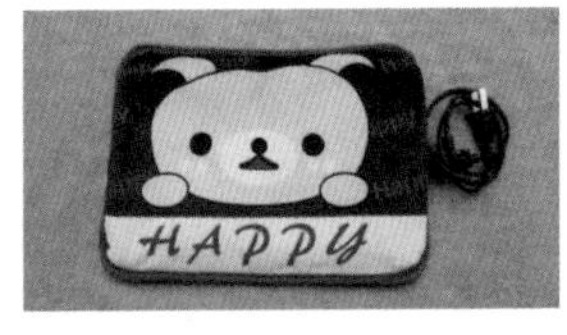

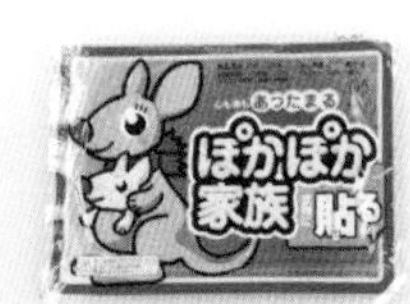

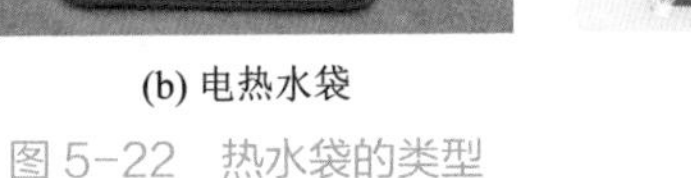

(a) 橡胶热水袋 (b) 电热水袋 (c) 暖宝宝

图 5-22 热水袋的类型

（1）橡胶热水袋是以橡胶制成的袋囊，囊中装入热水，放置所需位置，即可达到取暖的目的。

（2）充电电热水袋，连接电源充电 5 分钟，指示灯灭后断开电源，放置所需部位，用于取暖。

（3）暖宝宝，使用前，去掉外袋，让内袋（无纺布袋）充分暴露在空气中，贴至所需部位，立刻就能发热。

二、协助使用热水袋的流程

热水袋用途广泛，可以根据患者的需求、自理能力情况，协助使用热水袋，具体流程如图 5-23 所示。

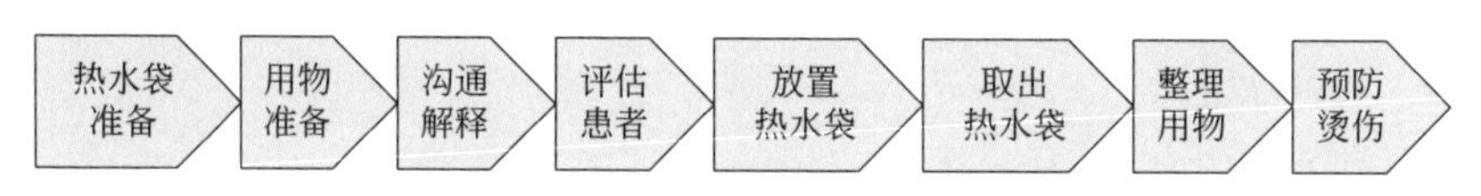

图 5-23　协助使用热水袋的具体流程

1. 热水袋准备

使用电热水袋前，需要充电（图 5-24）。将电热水袋充电，随时观察热水袋充电情况。充电完毕后，将充电线收好。操作完毕后，电热水袋与充电线一起收好。

2. 用物准备

已经充满电带外套的热水袋（温度 60 ～ 70℃）、记录单、笔（图 5-25）。

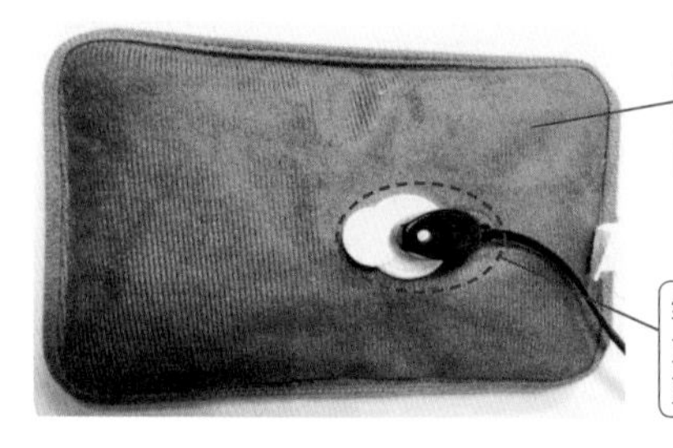

图 5-24　电热水袋充电

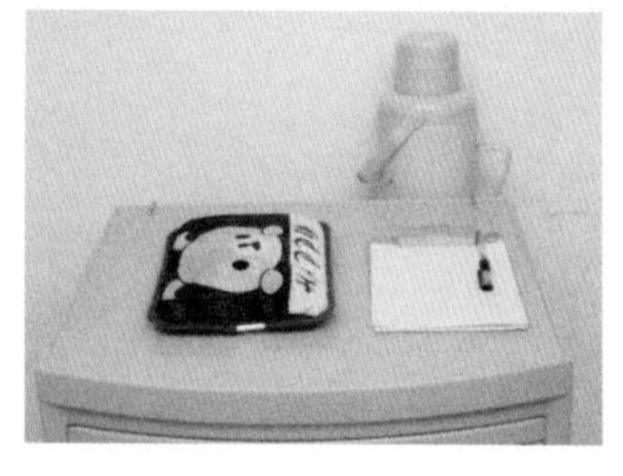

图 5-25　用物准备

3. 沟通解释

向患者说明，做好解释，取得患者配合。

4. 评估患者

使用热水袋前，评估患者的躯体感觉、运动功能，以及皮肤情况（图 3-26）。

5. 放置热水袋

操作前洗手，根据患者使用需求，放置热水袋（图 5-27），告知患者如感觉不适，可立即告知护理员，放置期间加强巡视，使用过程中观察患者局部皮肤，如潮

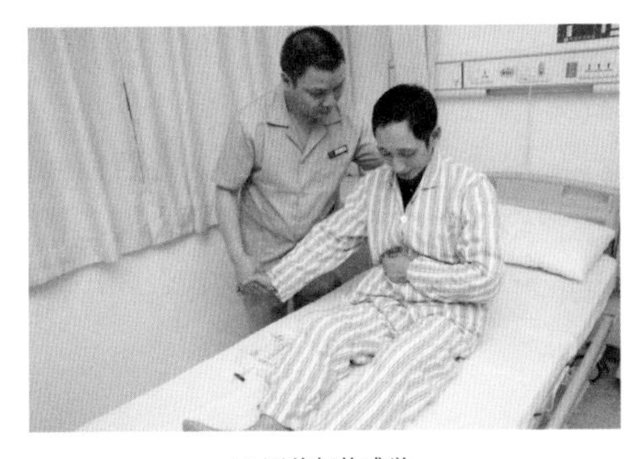

(a) 评估躯体感觉
确认患者有无躯体感觉异常、运动功能障碍及痛觉和温觉的减退或消失

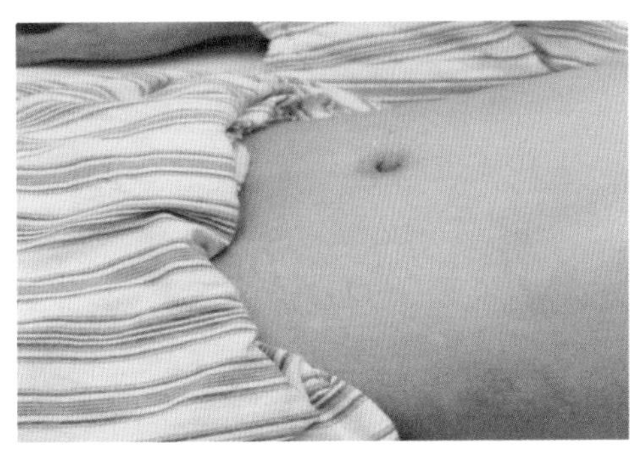

(b) 评估皮肤
确认患者皮肤有无破损、红肿情况

图 5-26　评估患者

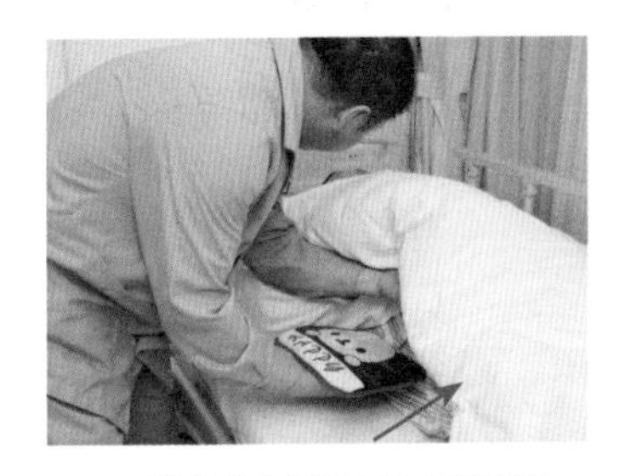

(a) 依患者喜好将电热水袋放置在所需部位，盖好被子

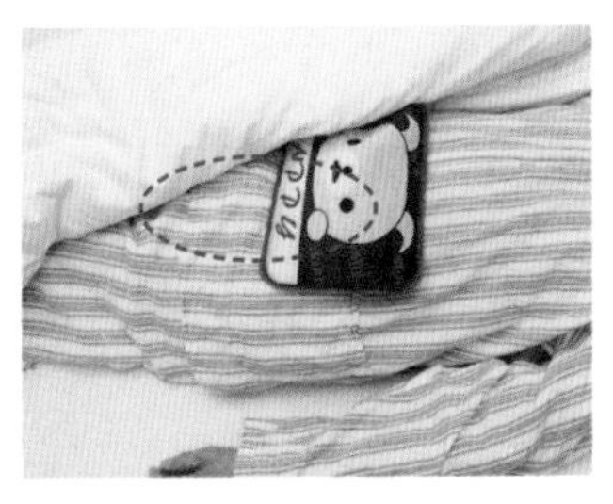

(b) 放置于腰腹部

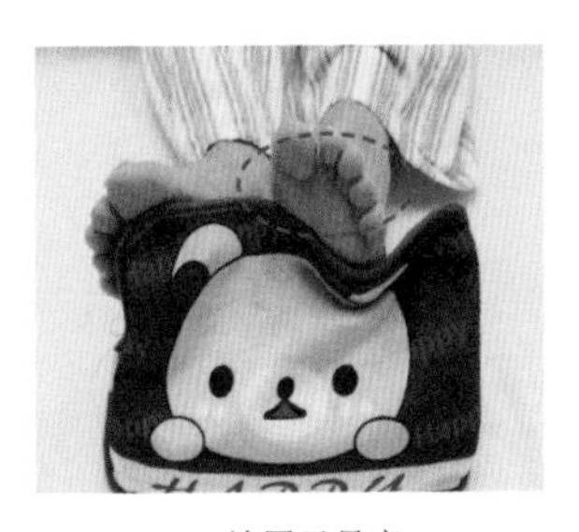

(c) 放置于足底

图 5-27　放置热水袋

红、疼痛，应立即停止使用，并局部降温以保护皮肤。

6. 取出热水袋

用热水袋 30 分钟后，取出热水袋（见图 5-28），询问患者感受，观察患者用热后肢体是否温暖，用热水袋周围皮肤有无潮红、水泡等烫伤的迹象。注意避免患者长时间用热，时间以 30 分钟为宜。

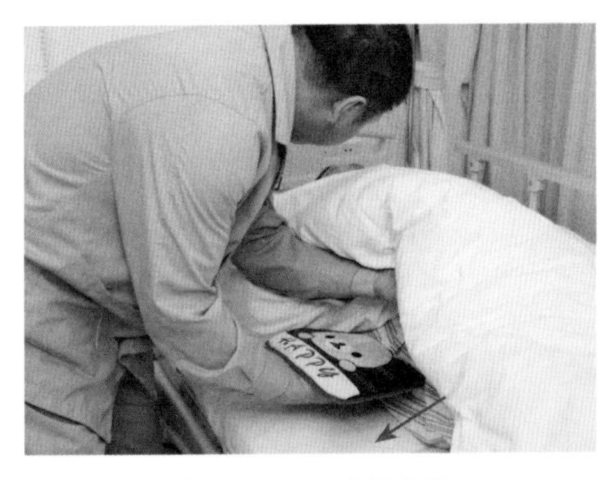

图 5-28　取出热水袋

7. 整理用物

协助患者取舒适体位，被子盖好以避免温度下降，整理床铺，整理用物。

8. 预防烫伤

使用热水袋过程中要有效保护患者，避免烫伤，除了经常巡视外，还要采取保护性措施（见图 5-29）。可选用带有外套的电热水袋或者热水袋外面用毛巾包裹预防。也可将热水袋置于两层被子之间，防止烫伤。

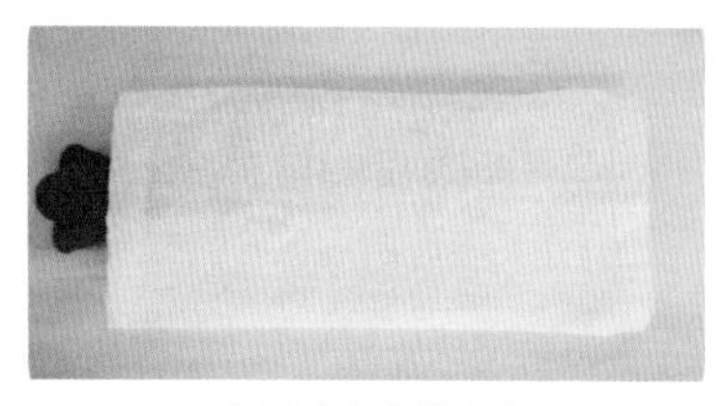

(a) 用毛巾包裹热水袋

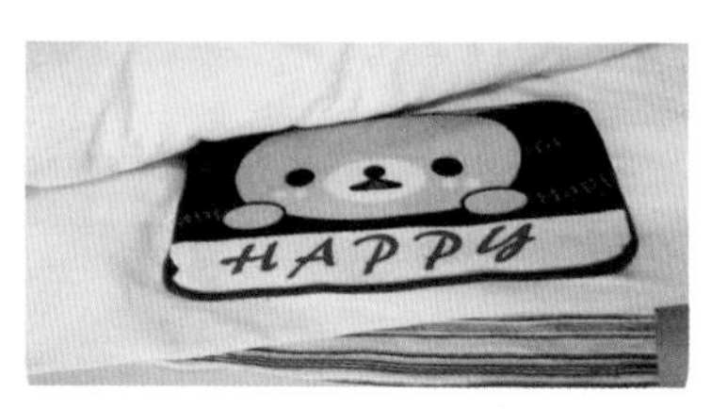

(b) 将热水袋置于被子中

图 5-29　预防烫伤

三、照护误区

使用电热水袋前评估皮肤，禁止将热水袋放在有皮损的皮肤上，避免烫伤皮肤，使皮肤受损加重。昏迷、老人、婴幼儿、感觉迟钝、循环不良的患者，热水袋的温度应低于 50℃，可将带外套的热水袋外再包裹一层薄的毛巾，减少热度传导，降低温度。

使用热水袋误区见图 5-30。

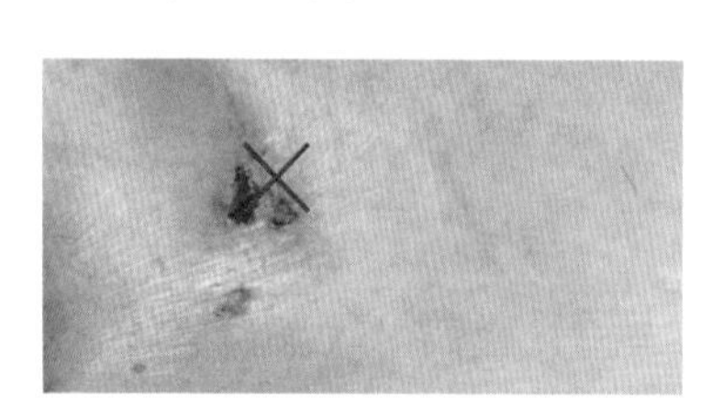

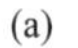

(a)

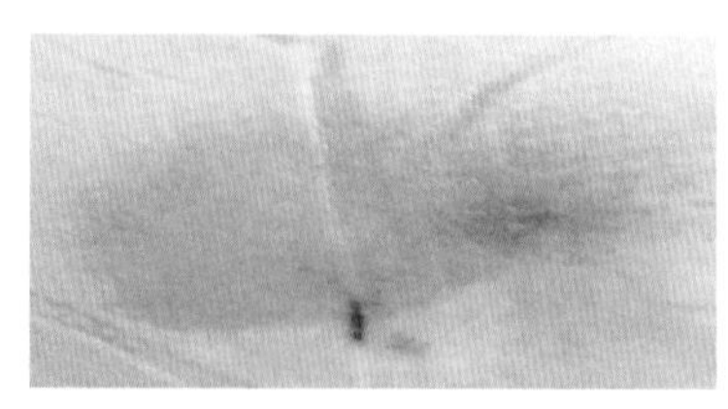

(b)

图 5-30　热水袋置于破损皮肤处（误区）

（徐　艳　李　静）

第六章

康复照护

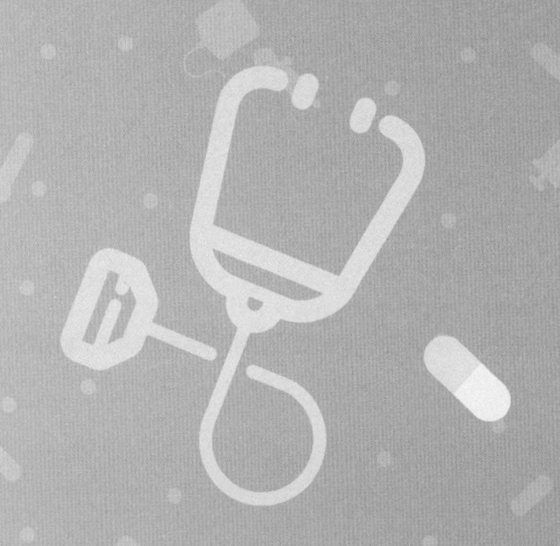

第一节 ♥ 协助良肢位摆放

良肢位（良姿位）又称抗痉挛体位，是防止或对抗痉挛、保护关节而摆放的一种体位。护理员可协助偏瘫患者、长期卧床患者摆放良肢位和变换体位，可预防并发症的发生，有利于患者的功能恢复。本节主要介绍偏瘫患者的良肢位摆放，包括良肢位卧位姿势、良肢位坐位姿势。

一、良肢位卧位姿势

早期偏瘫患者大部分时间都是在床上度过的，护理员可采用仰卧位、患侧卧位、健侧卧位方法协助偏瘫患者转换体位。建议 2 小时变换一次体位，当患者能在床上翻身或主动移动时，可适当改变间隔时间。

1. 仰卧位

尽量减少仰卧位的时间，长时间仰卧位会使患者骶尾部、足跟等处发生压力性损伤的危险性增加，需与其他体位交替摆放。仰卧位示意见图 6-1。

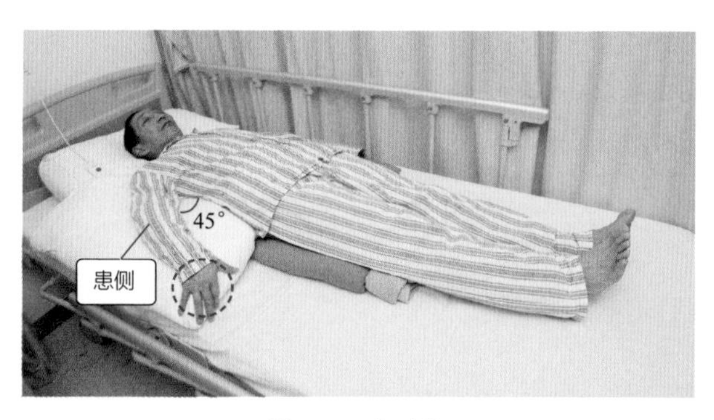

图 6-1　仰卧位

头部：不要有明显的左右偏斜，避免使用过高枕头。
患侧上肢：肩胛和上肢放在枕头上，外展 45°，肘、腕、指关节尽量伸直，掌心向下；手指伸展略分开，拇指外展。
患侧下肢：在腰和髋部下面垫软枕；膝下可垫一小枕；踝关节背曲，足尖向上，防止足下垂；患侧脚底不要接触任何东西

2. 患侧卧位

患侧卧位（见图 6-2）是所有卧位体位中对患者最有利的体位。该体位增加了对患侧的感觉输入，有利于患侧功能恢复。

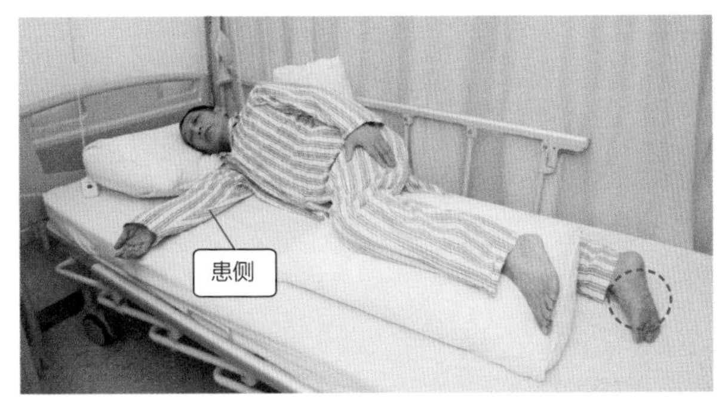

图 6-2　患侧卧位

躯干：略后仰，背后放枕头固定。
患侧上肢：和躯干呈 90°，肘关节尽量伸直，手掌向上，手指伸开。
患侧下肢：膝关节略弯曲，髋关节伸展。
健侧上肢：放在身上或枕头上。
健侧下肢：保持踏步姿势，放在枕头上，膝关节和踝关节略微弯曲

3. 健侧卧位

健侧肢体在下方是患者最舒适的体位，也对患侧肢体有益（见图 6-3）。

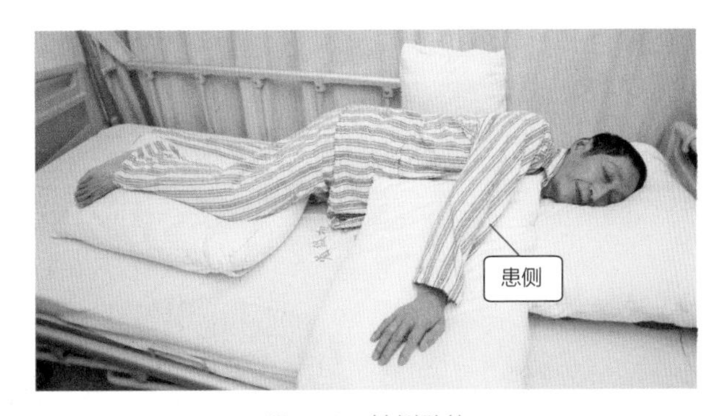

图 6-3　健侧卧位

患侧上肢：放在枕头上，肩向前伸，肘及腕关节均保持自然伸展位。
患侧下肢：膝关节、髋关节略弯曲，下肢放枕头上，避免足内翻。
注意：避免患侧上肢长时间处于手心向下的位置

二、良肢位坐位姿势

当患者能耐受的情况下，可协助患者取坐位姿势，包括床上坐位、椅坐位、轮椅坐位。护理员应随时纠正患者的不良姿势。

1. 床上坐位

上身直立，患侧前臂和手用软枕支撑，手指自然伸展，避免过度屈曲。对于坐姿稳定性差的患者躯干前屈力很大时，双肘下垫枕头，防止肘部皮肤受压（见图 6-4）。

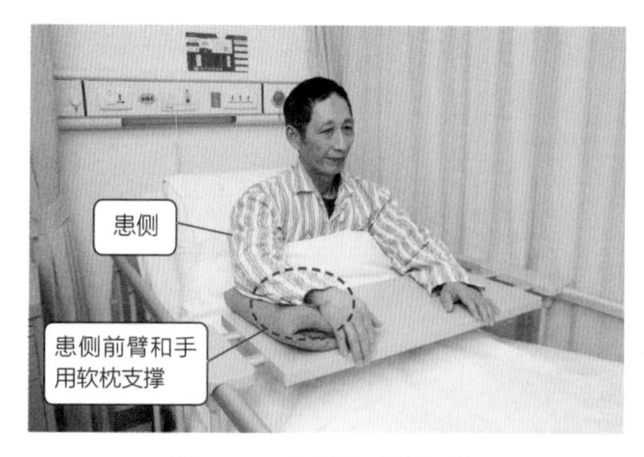

图 6-4 上肢良肢位摆放

2. 椅坐位

髋、膝、踝三关节保持 90°，小腿垂直下垂，双足底着地（见图 6-5）。

3. 轮椅坐位

保持躯干直立，躯干尽量靠近轮椅靠背。可将上肢安置在轮椅餐桌板上进行进食以及其他简单的作业活动（见图 6-6）。

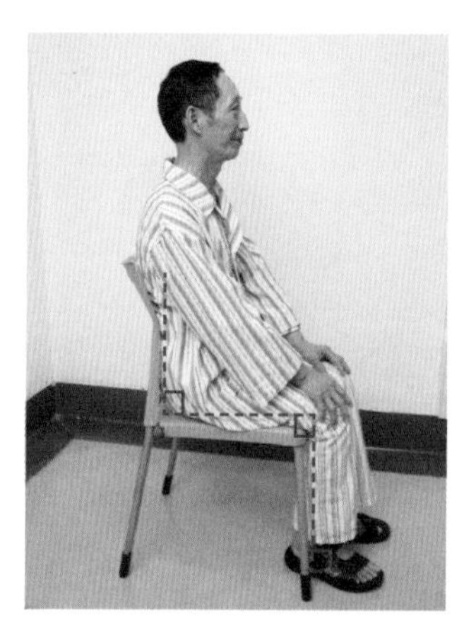

图 6-5 椅坐位

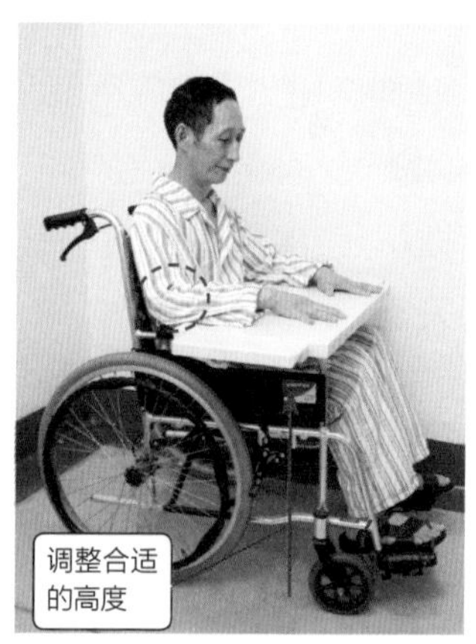

图 6-6 轮椅坐位

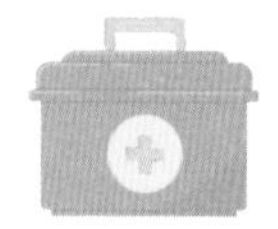

三、照护误区

患者坐于轮椅上时：

① 偏瘫肢体下垂，未放在轮椅扶手上；

② 未系好安全带；

③ 双脚随意放于地面，未放在轮椅足踏板上。

以上误区容易引起患者下滑，导致患者跌倒；推动轮椅时，会导致踝关节扭伤。不良坐姿见图 6-7。

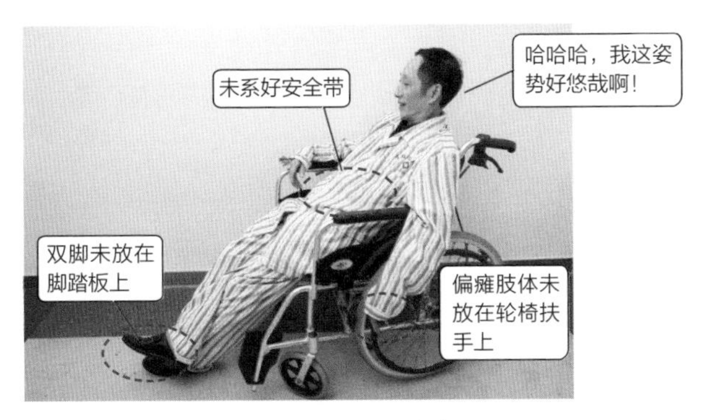

图 6-7　不良坐姿

第二节 协助功能锻炼

偏瘫患者、长期卧床患者容易出现肌肉萎缩、关节僵硬、畸形等情况，护理员可根据患者的身体状况和病情，实施安全可行的功能锻炼，活动患者全身关节，从大关节到小关节，循序渐进，以帮助其恢复功能。本节主要介绍协助患者肩关节、肘关节、腕关节、膝关节、髋关节、足关节进行功能锻炼，以及操作过程中的照护误区。

一、肩关节运动

肩关节运动可防止肩关节僵硬粘连。护理员做好准备工作，可协助患者做肩关节屈曲、(外展和内收)、内旋和外旋等运动，循序渐进。

1. 患者准备

协助患者摆体位，盖好被子，注意保暖（见图 6-8）。

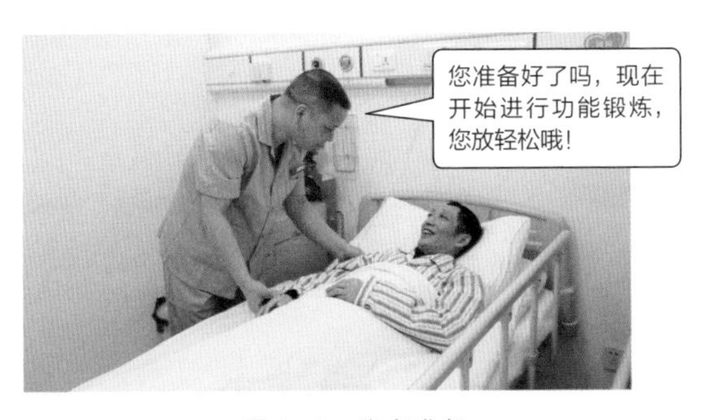

图 6-8　患者准备

2. 肩关节屈曲

护理员双手支撑患者的手腕和肘部，伸直患者的手肘，向前举，可根据活动度，屈曲 90°～180°（图 6-9）。

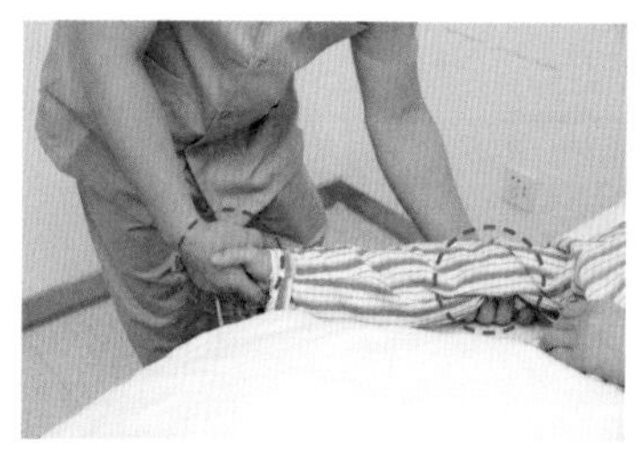

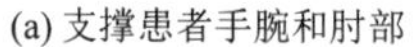

(a) 支撑患者手腕和肘部

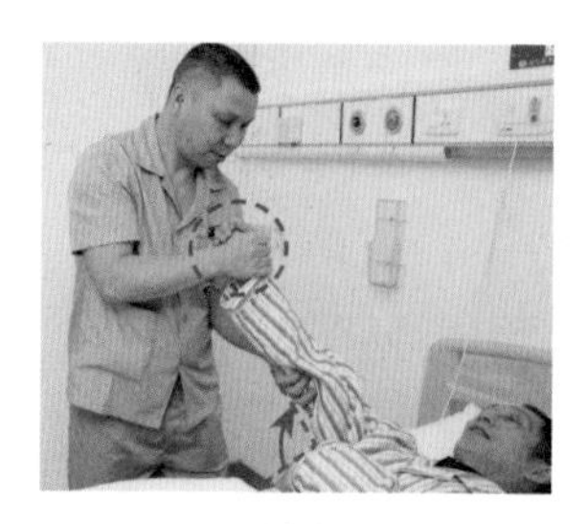

(b) 伸直手肘

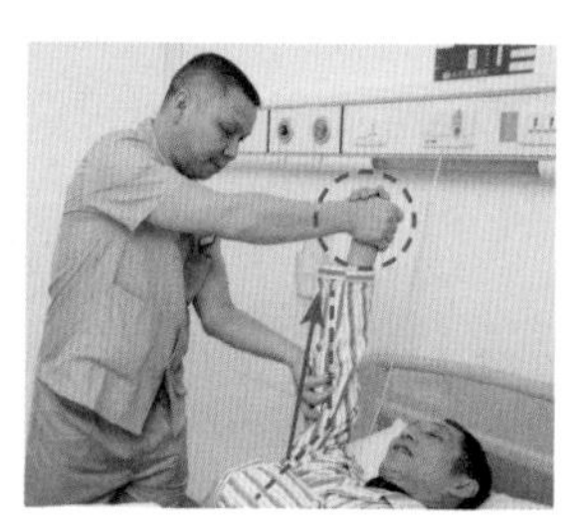

(c) 屈曲 90°～180°

图 6-9　肩关节屈曲

3. 肩关节外展和内收

护理员用手托住患者的手腕和手肘，弯曲患者的前臂，将手肘向外打开（外展）90°，随后恢复原位（内收）（图 6-10）。

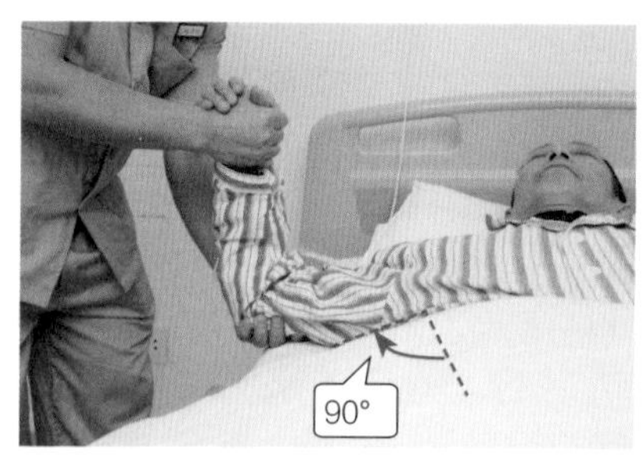

(a) 肩关节外展

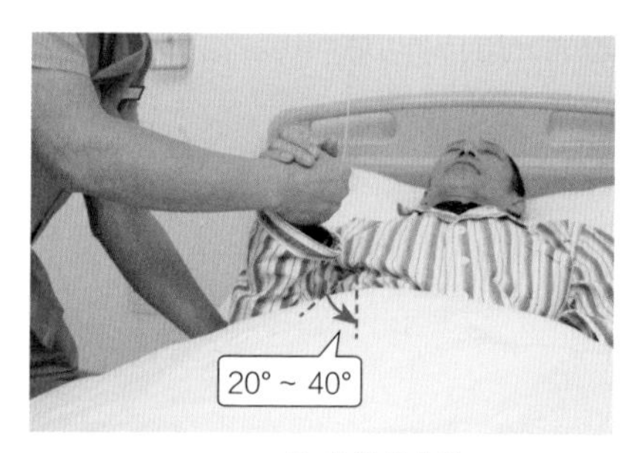

(b) 肩关节内收

图 6-10　肩关节外展和内收

4. 肩关节内旋和外旋

护理员用手托住患者的手腕，另一只手托住患者的手肘，以肩关节外展 90° 为基点，将前臂向手掌方向旋转（内旋），随后放回原位，朝手背方向旋转（外旋）（图 6-11）。如果疼痛严重，不要勉强，否则肩关节有脱臼的危险。

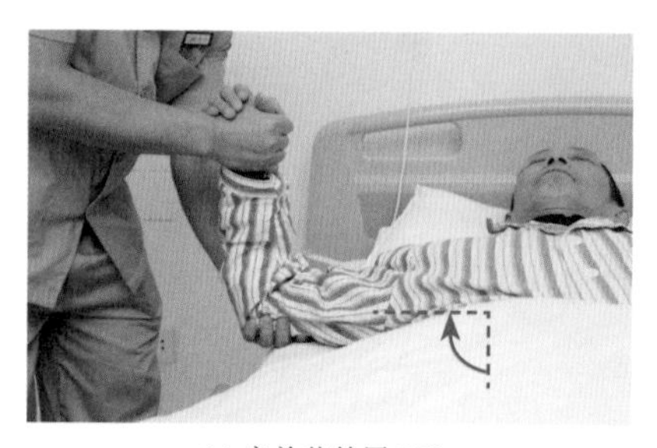

(a) 肩关节外展 90°

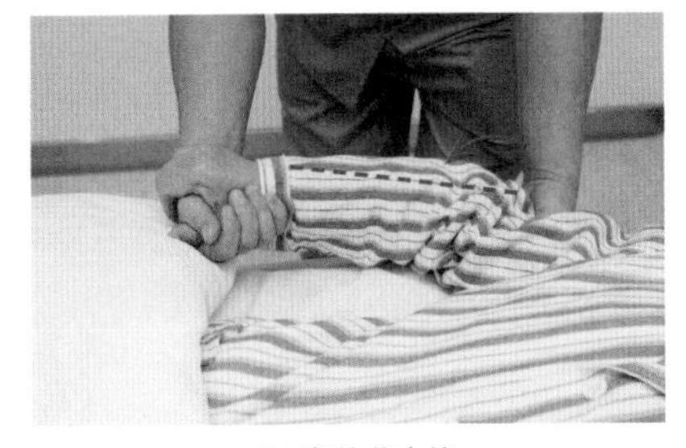
(b) 肩关节内旋

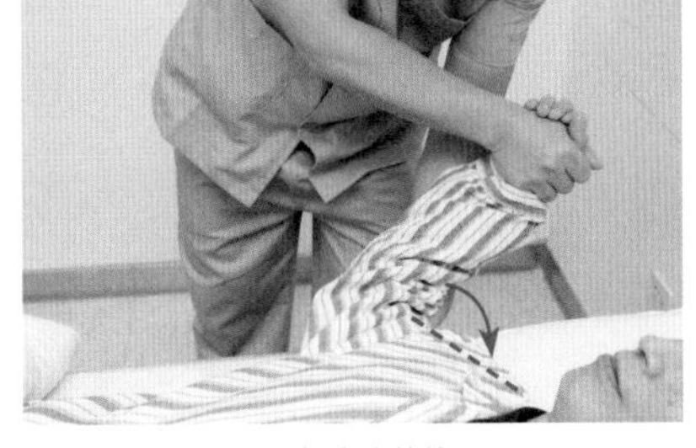
(c) 肩关节外旋

图 6-11　肩关节内旋和外旋

二、肘关节运动

护理员可协助患者做肘关节屈曲和伸展，鼓励患者增加主动运动。

1. 屈曲

护理员以肘关节为基点，将患者的前臂向前弯曲（见图 6-12）。

2. 伸展

将患者的前臂向后伸展，如果肌肉紧张，需慢慢伸展（图 6-13）。

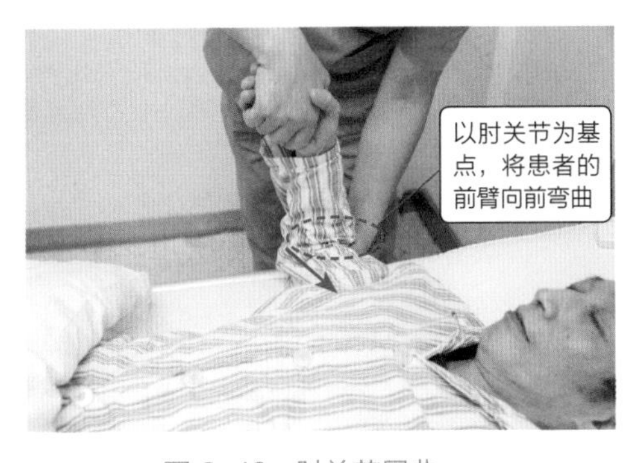

图 6-12　肘关节屈曲

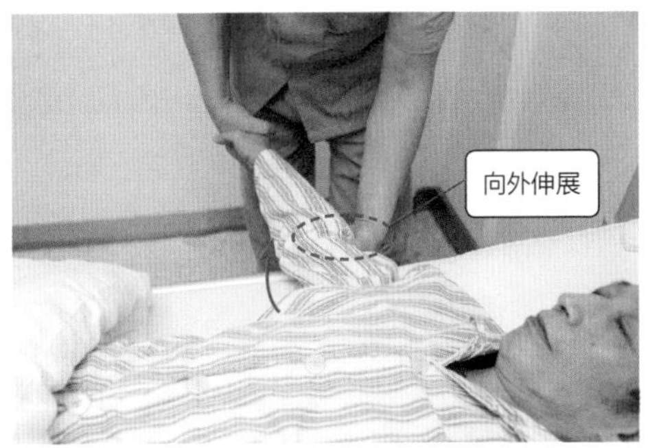

图 6-13　肘关节伸展

三、腕关节运动

护理员可协助患者做腕关节旋内和旋外，掌屈和背伸，手指关节屈伸三种运动，把运动贯穿于日常生活中。

1. 腕关节旋内和旋外

护理员双手握住患者手背进行活动（见图 6-14）。

2. 腕关节掌屈和背伸

护理员一手支撑患者的手腕，另一手握紧患者的手掌，进行掌屈和背伸交替运动（图 6-15）。

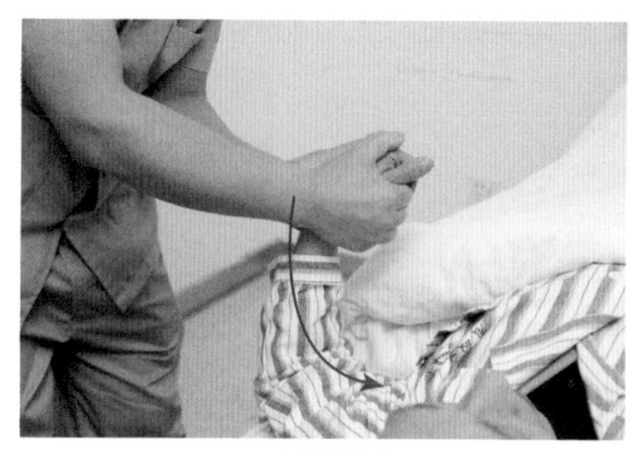

(a) 腕关节旋内

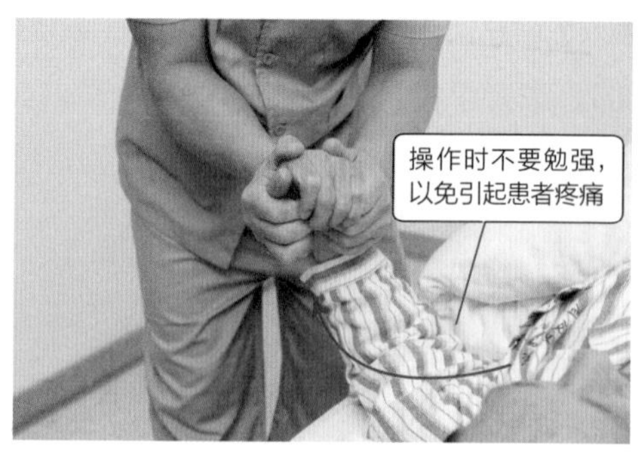

(b) 腕关节旋外

图 6-14 腕关节旋内和旋外

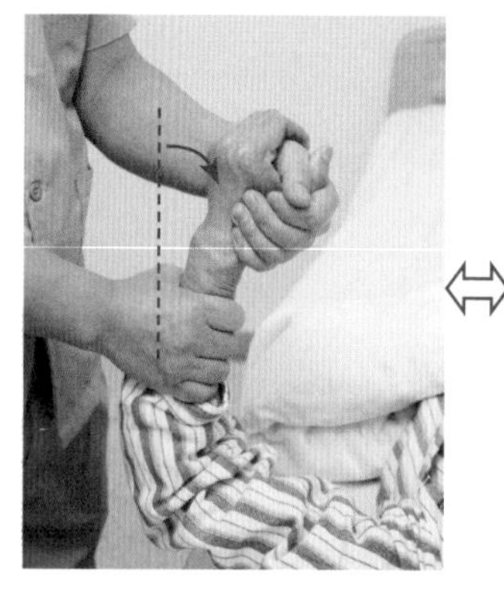

(b) 腕关节掌屈

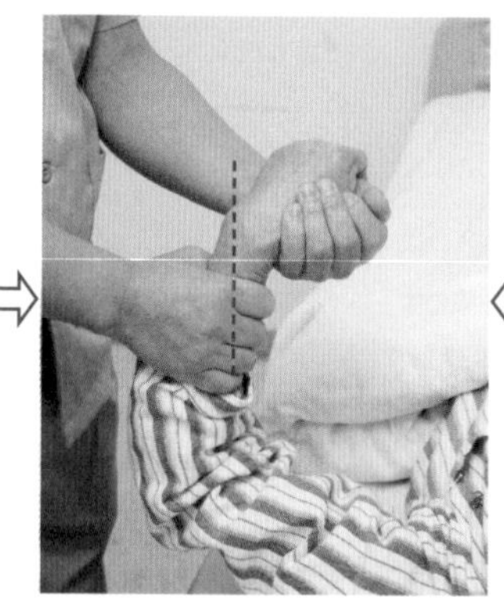

(a) 一手支撑患者的手腕，另一手握紧患者的手掌

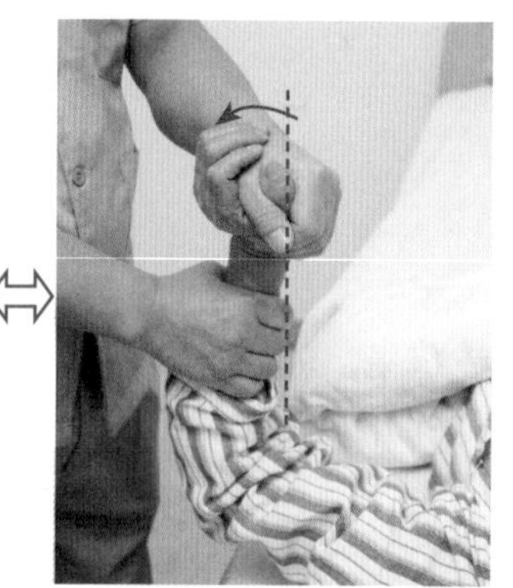

(c) 腕关节背伸

图 6-15 腕关节掌屈和背伸

3. 手指关节屈伸

（1）方法一 护理员一手支撑患者的手腕，另一手与患者掌心相对。嘱患者进行握紧、松开运动（图 6-16）。

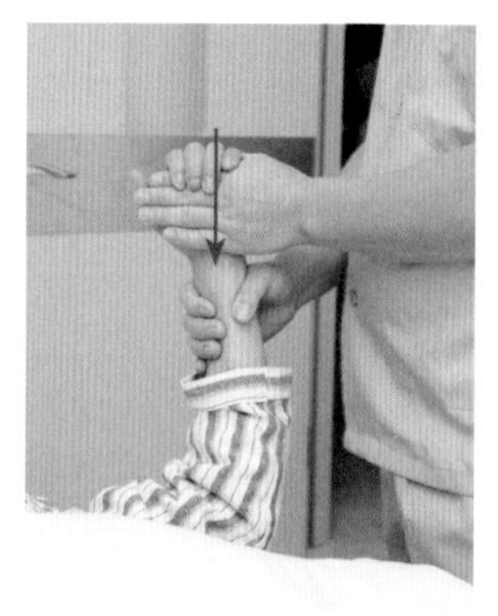

(a) 屈曲手指关节

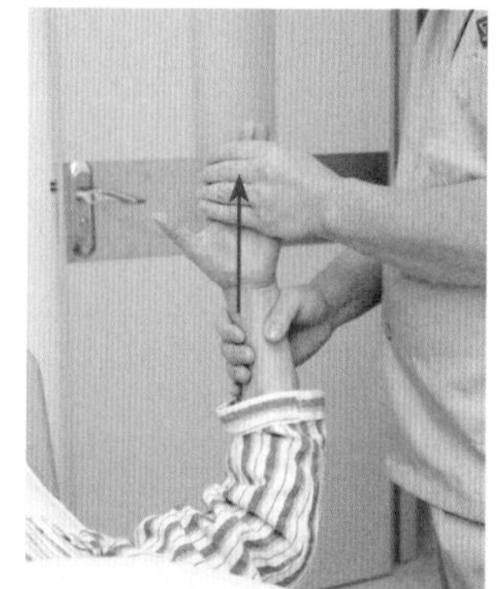

(b) 伸展手指关节

图 6-16 手指关节屈伸方法一

（2）方法二　护理员一只手握住患者拇指（两人拇指方向相对），并按摩拇指根部。患者手指进行屈伸活动（图 6-17）。

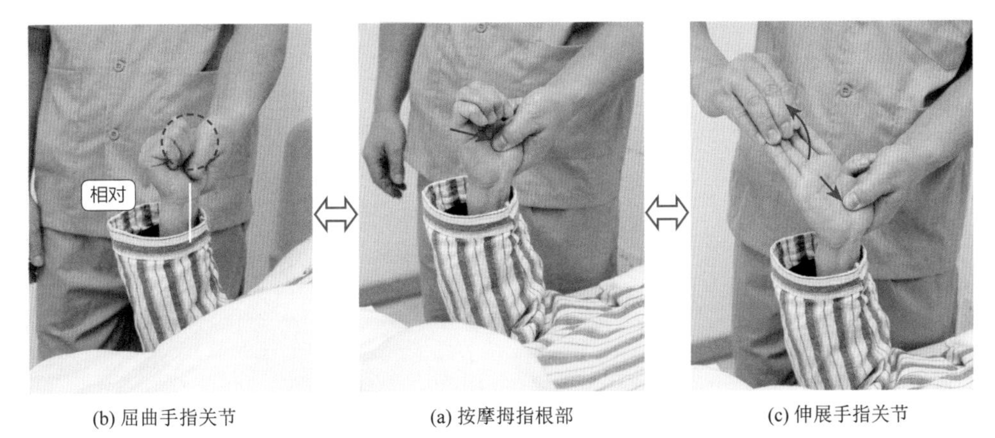

(b) 屈曲手指关节　(a) 按摩拇指根部　(c) 伸展手指关节

图 6-17　手指关节屈伸方法二

（3）方法三　护理员一只手握住患者拇指（两人拇指方向并列），用食指勾住患者拇指，进行屈伸活动（图 6-18）。

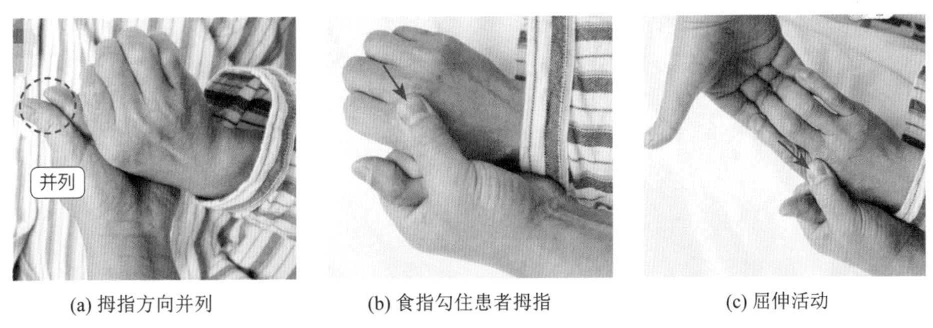

(a) 拇指方向并列　(b) 食指勾住患者拇指　(c) 屈伸活动

图 6-18　手指关节屈伸方法三

四、膝关节运动

护理员用上半身的力量往前推做膝关节屈曲运动，到 90° 时护理员可替换膝下支撑的手，使膝关节弯曲的角度更大，要注意观察患者的表情（见图 6-19）。护理员操作前要调整床铺高度，床过低会导致腰痛。

五、髋关节运动

在日常行走、上下楼、下蹲时，都少不了髋关节的参与，所以要多做髋关节运动。护理员可协助患者做髋关节屈曲、外展和内收、内旋和外旋，注意活动的幅度应从小到大，锻炼时间也慢慢递增。

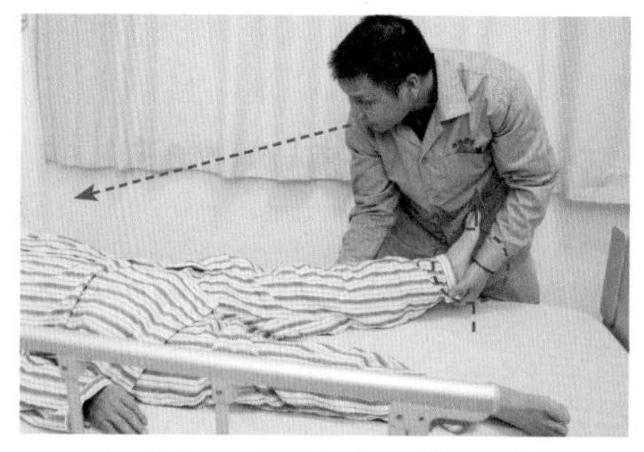

(a) 一手握住患者足跟，另一手握住膝关节

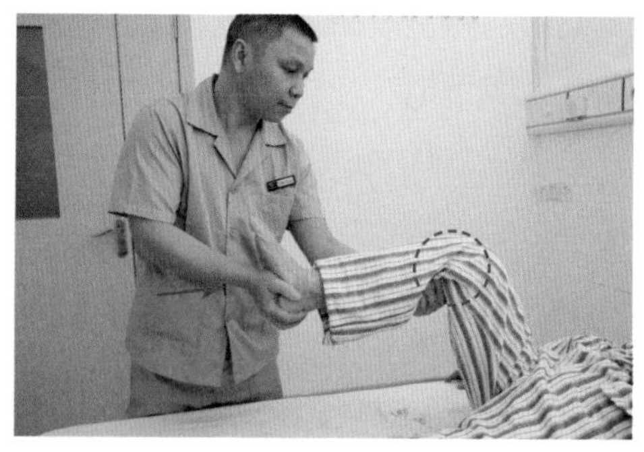

(b) 膝关节屈曲

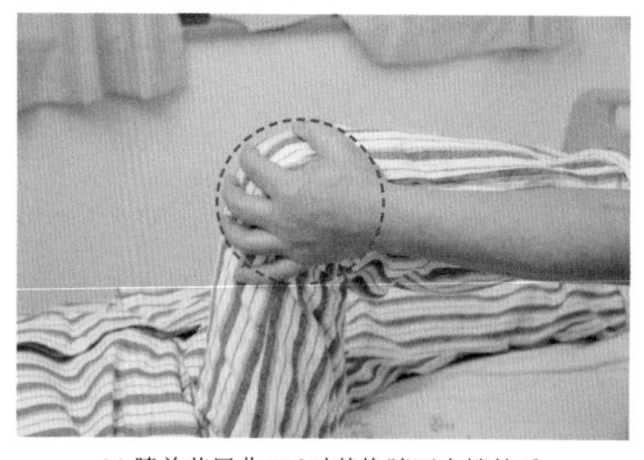

(c) 膝关节屈曲 90°时替换膝下支撑的手

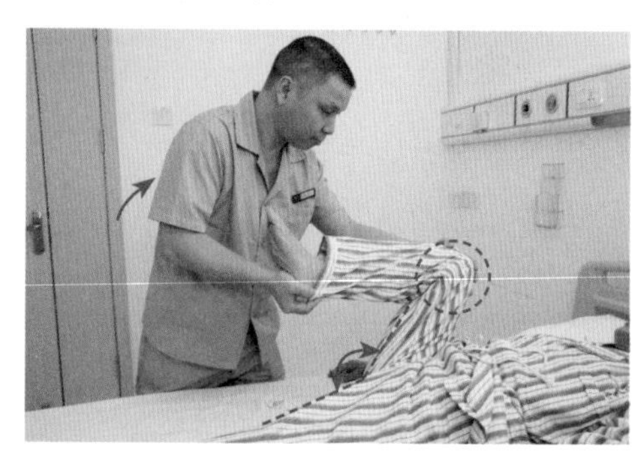

(d) 护理员用上半身的力量往前推

图 6-19 膝关节运动

1. 屈曲

护理员一手托住患者脚踝，一手握住膝关节，护理员移动上身，在膝盖伸直状态下协助患者抬腿，要注意观察患者（见图 6-20）。

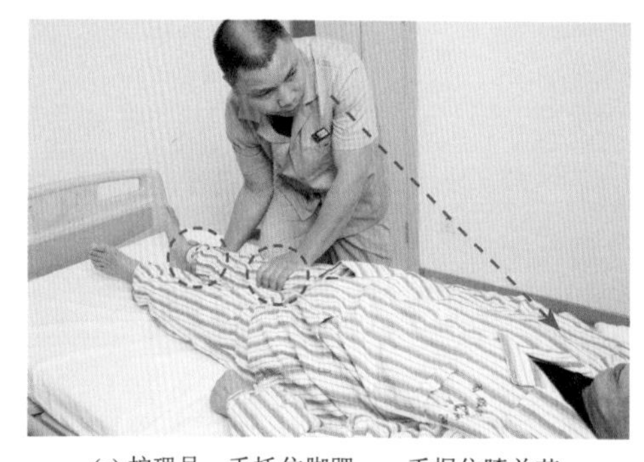

(a) 护理员一手托住脚踝，一手握住膝关节

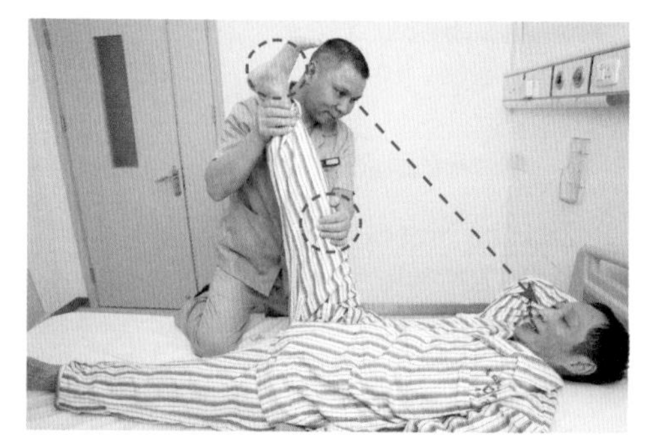

(b) 护理员移动上身，协助患者抬腿，注意观察患者

图 6-20 髋关节屈曲

2. 外展和内收

护理员一手托住足跟，一手托住腘窝，保持小腿和脚掌处于正上方的姿势，保持膝盖和脚跟伸直。髋关节外展：腿稍微抬起，将下肢向外打开。髋关节内收：下肢放回原位后向内移动（图 6-21）。

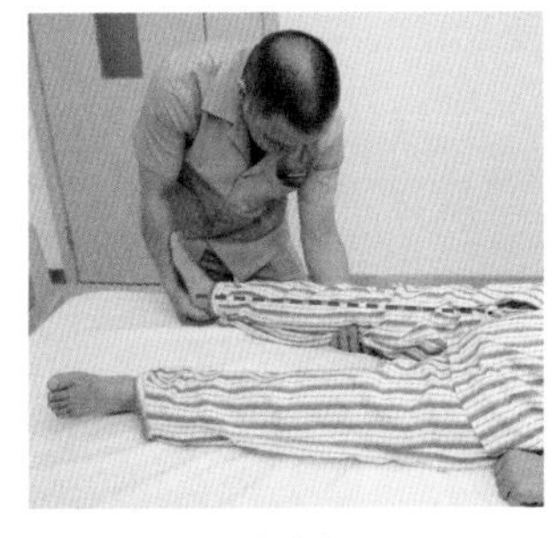

(a) 中立位

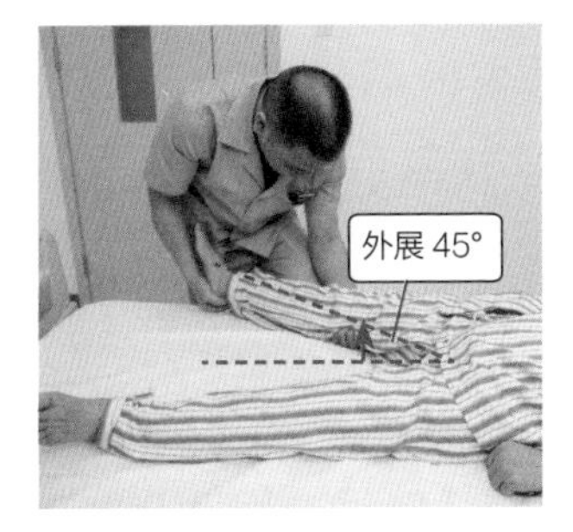

(b) 髋关节外展

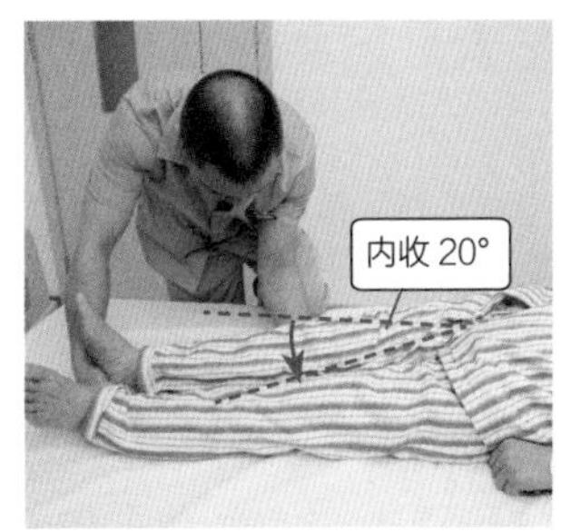

(c) 髋关节内收

图 6-21　髋关节外展和内收

3. 内旋和外旋

用手掌支撑膝关节和脚跟。

内旋：护理员双手同时用力，使患者膝关节往外旋转，足跟朝内。外旋：护理员双手同时用力，使患者膝关节往内旋转，足跟朝外（图 6-22）。如果护理员一手支撑膝盖不稳定时可改用方法，即双手抱住膝盖，用双臂保持大腿稳定，力度适中，一侧膝盖支撑在床面（图 6-23）。

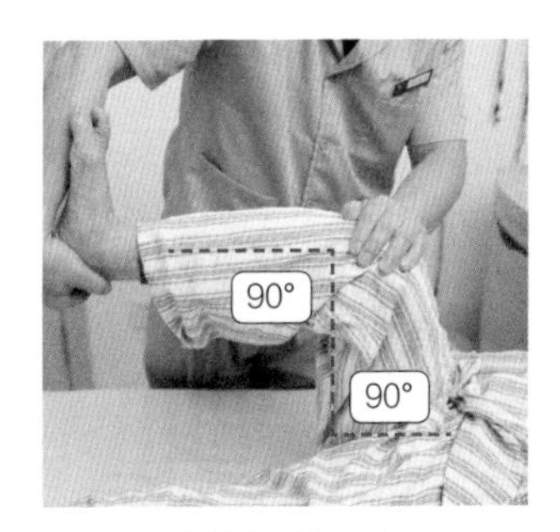

(a) 膝关节屈曲 90°

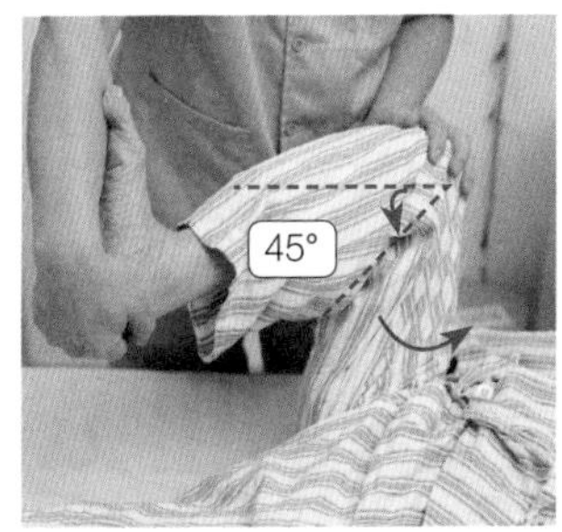

(b) 髋关节外旋

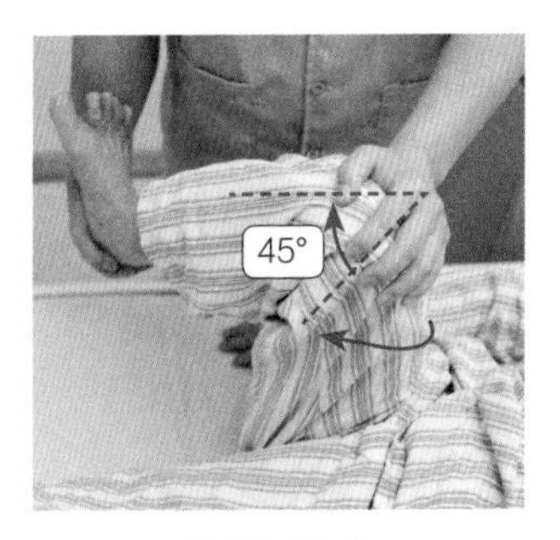

(c) 髋关节内旋

图 6-22　髋关节内旋和外旋方法一

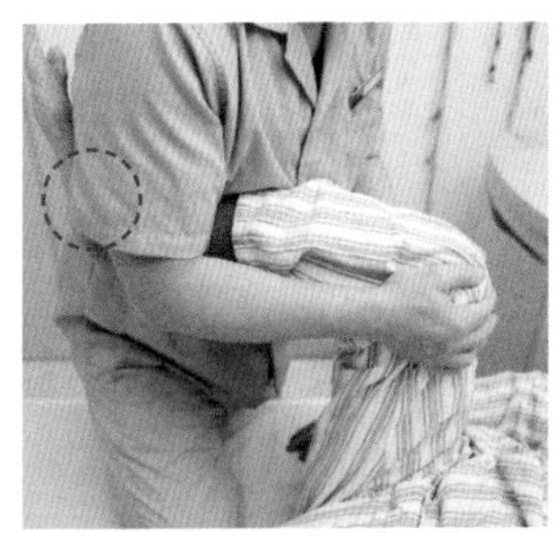

(a) 抱膝屈曲 90°

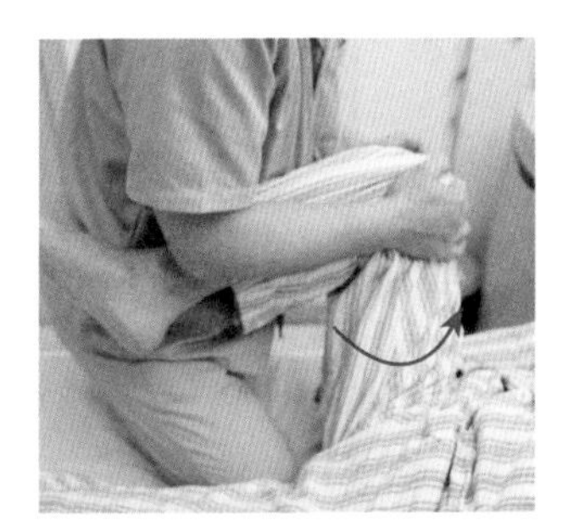

(b) 抱膝外旋

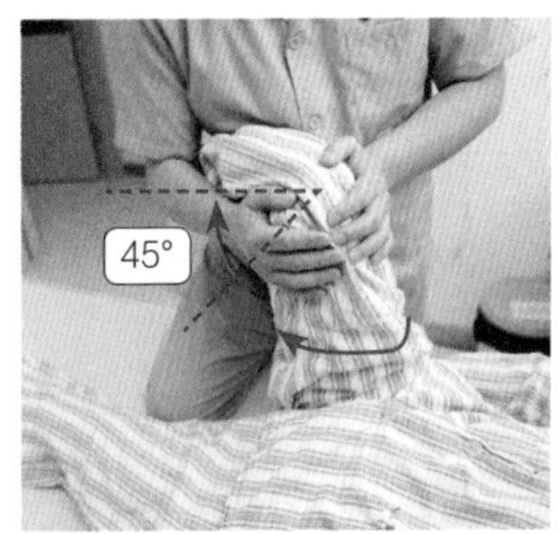

(c) 抱膝内旋

图 6-23　髋关节内旋和外旋方法二

六、足关节运动

根据患者的病情量力而行，可进行足关节背屈、足指屈曲伸展运动，可改善足部血液循环，增加关节活动度，提升肌肉力量。

1. 足关节背屈

护理员一手托住患者足跟，用前臂支撑患者脚底，手臂不要施加力量，另一手握住脚踝上方，移动上身，使患者的足关节向内屈（图 6-24）。注意保持患者脚踝和足跟稳定。

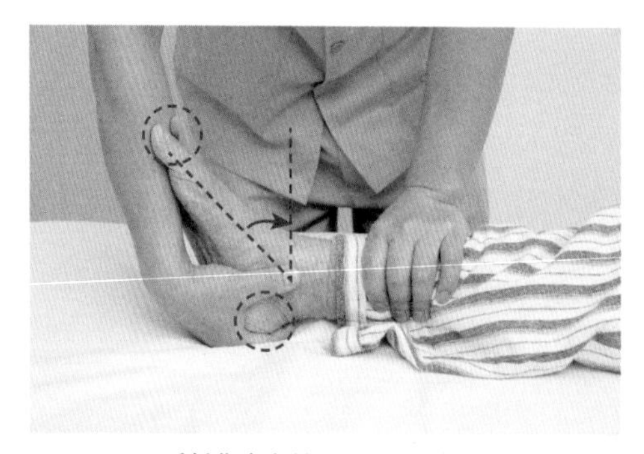

(a) 一手托住患者足跟，另一手握住脚踝

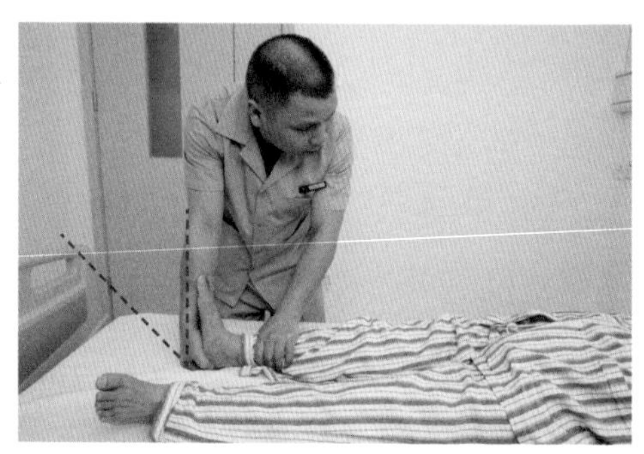

(b) 移动上身，使患者的足关节向内屈曲

图 6-24　足关节背屈

2. 足趾屈曲和伸展

护理员一手抓住患者足底，另一手抓住患者脚趾。足趾屈曲：往足心方向发力。足趾伸展：往足背方向发力。

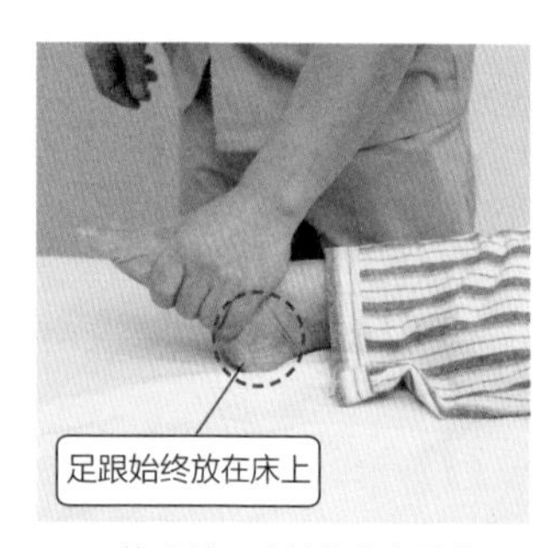

(a) 护理员一手抓住患者足底

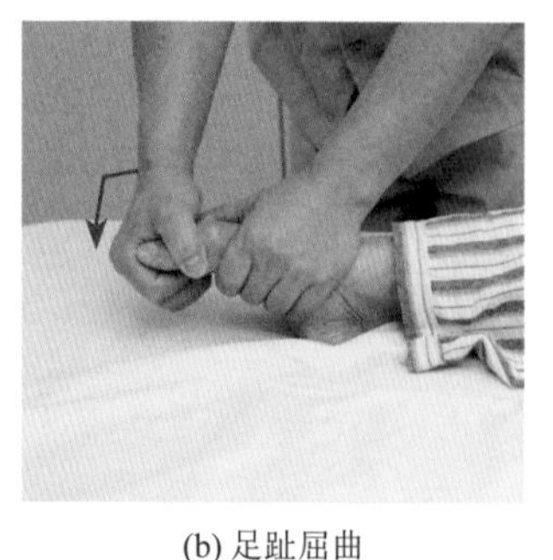

(b) 足趾屈曲

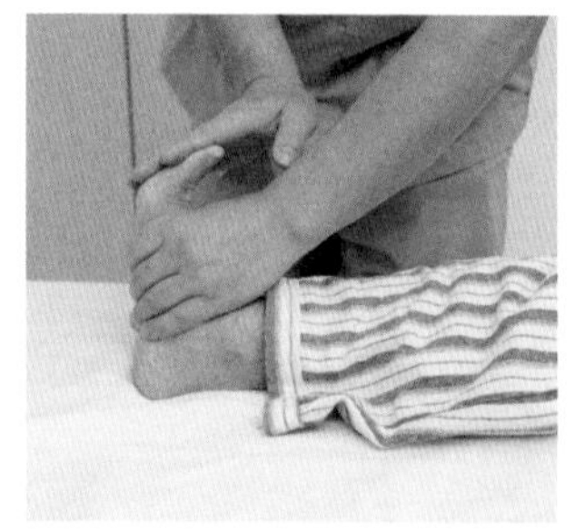

(c) 足趾伸展

图 6-25　足趾屈曲和伸展

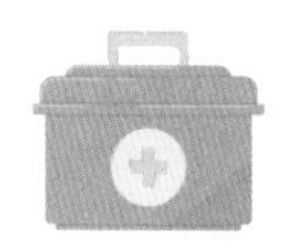

七、照护误区

（1）操作时未注意保暖，未盖好被子；

（2）未观察患者的表情，关节活动幅度超过患者承受的范围。

以上操作误区会导致患者着凉、疼痛（图 6-26）。

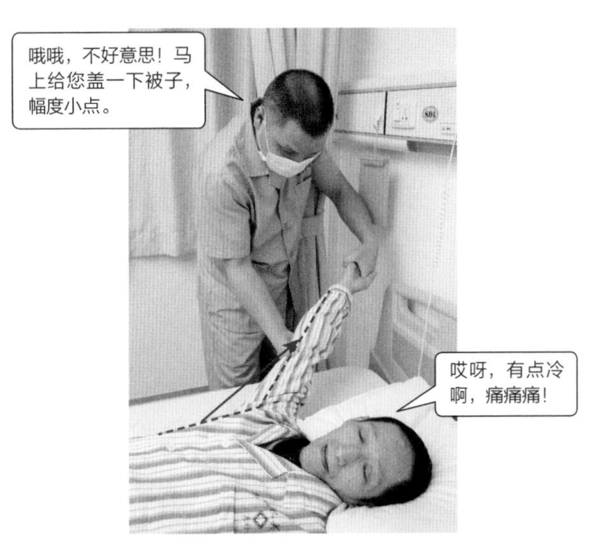

图 6-26　关节活动幅度过大

（陈　清）

第七章

患者安全

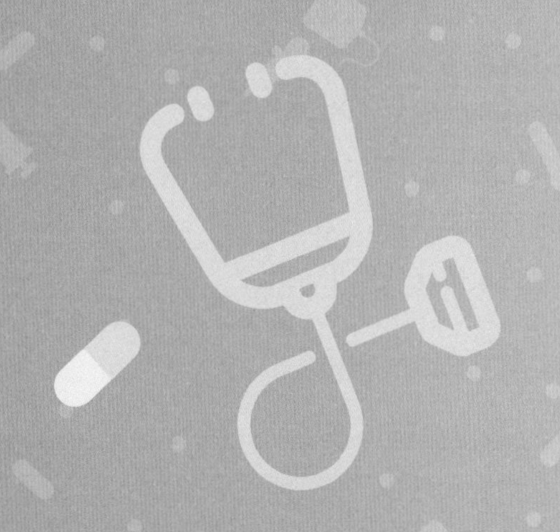

任何人都不应该在医疗过程中受到伤害，2019 年中国医院协会发布了《患者安全目标》（2019 年版），旨在推动医疗质量的持续改进，切实保障患者安全。世界卫生组织推荐的伤害预防四步骤公共卫生法见图 7-1。本章重点介绍患者安全目标中涉及的防范与减少意外伤害、提升管路安全、鼓励患者及家属参与患者安全三个目标的内容，含预防跌倒及应急处理、预防坠床及应急处理、预防压力性损伤及应急处理、预防噎食及应急处理、管路安全管理及学会心肺复苏。

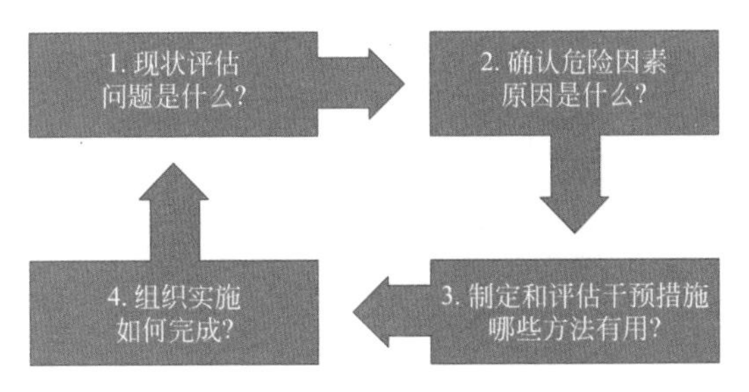

图 7-1　世界卫生组织推荐的伤害预防四步骤公共卫生法

第一节　预防跌倒及应急处理

一、预防跌倒措施

老年患者跌倒是多因素交互作用的结果，包括内在因素（如步态与平衡功能、肌肉力量等），也包含了外在的环境因素，还有疾病、药物和心理因素。老年患者预防跌倒的措施包括着装合适、病室环境适宜以及适当进行行走训练。着装选择、环境要求见图 7-2、图 7-3。行走训练时应注意以下几点：①对于能够行走的患者，可适当进行行走训练；②患者在行走前应先坐稳，再站稳，然后再起步行走；③行走时必须有人搀扶或使用助行器；④训练强度以患者不觉疲惫为宜。行走训练见图 7-4。

二、跌倒的应急处理

患者跌倒后，可能由于身体虚弱无法表达或无法起身，护理员需要保持冷静并掌握患者的状态，及时报告医护人员，配合做好相应处理。跌倒的应急处理示意见图 7-5。

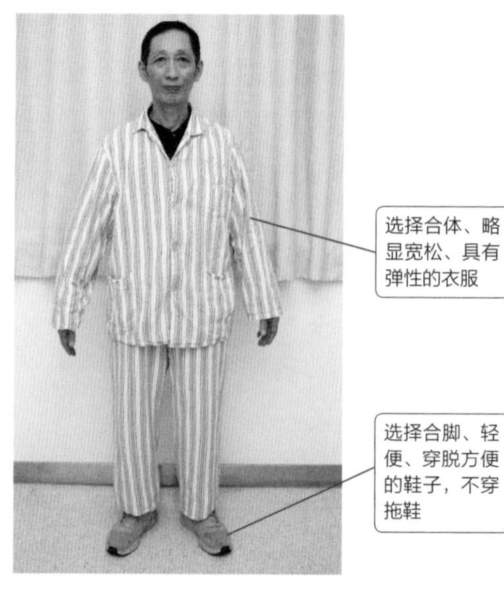

图 7-2　着装选择

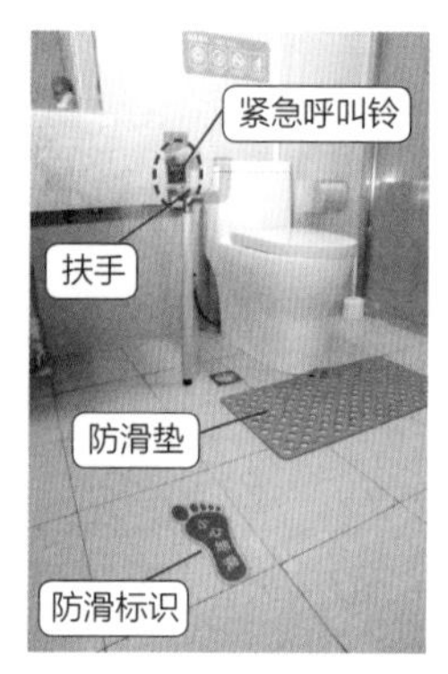

(a) 卫生间环境要求

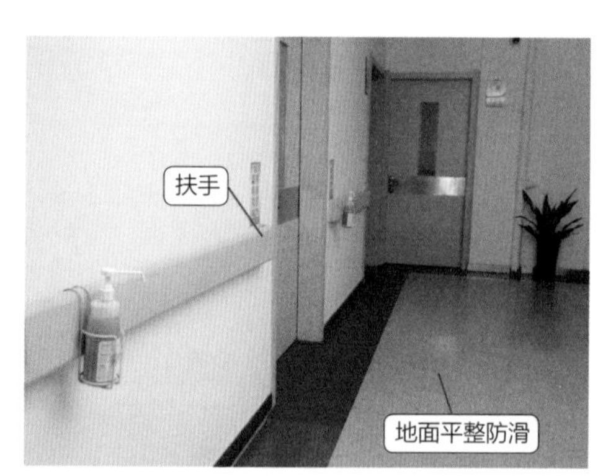

(b) 走廊环境要求

图 7-3　环境要求

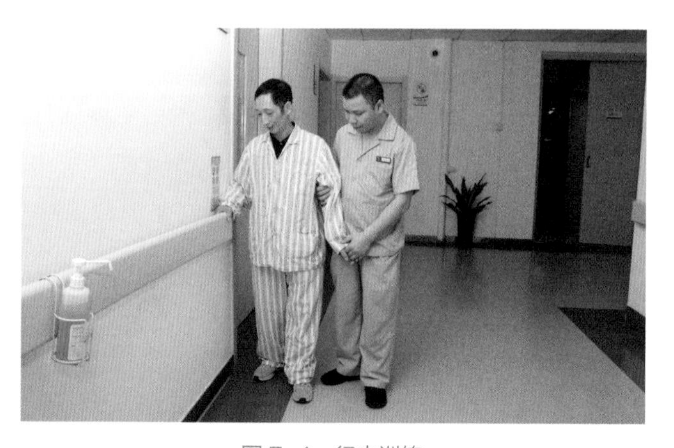

图 7-4　行走训练

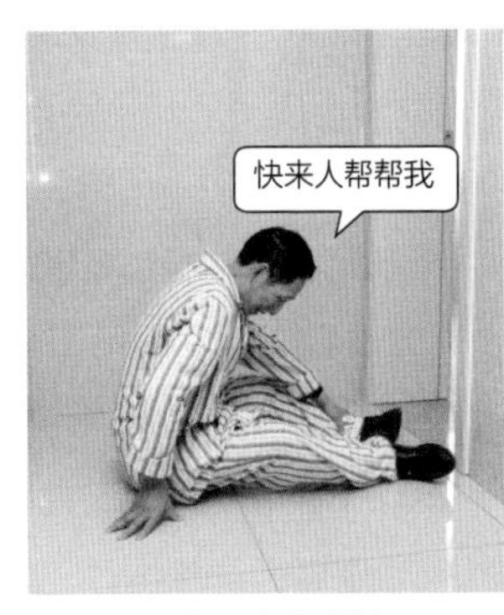

快来人帮帮我

(a) 发现患者跌倒

杨老，您感觉怎么样？
有没有哪里疼？

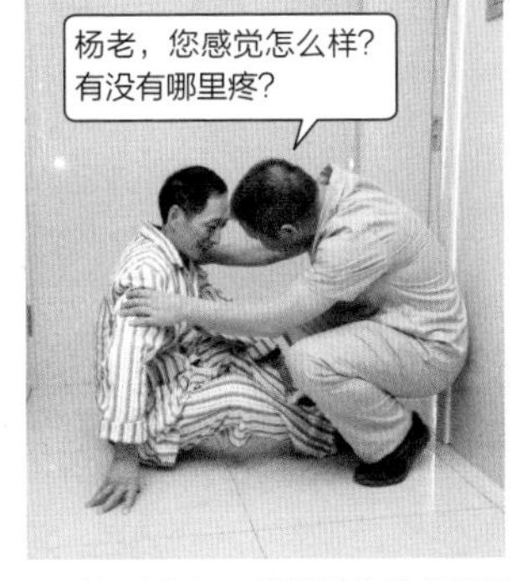

(b) 不急于扶起，原地评估患者情况

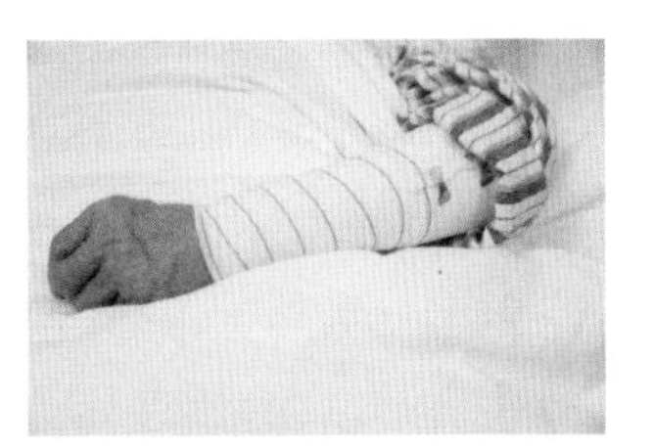

(c) 出血予以包扎止血处理

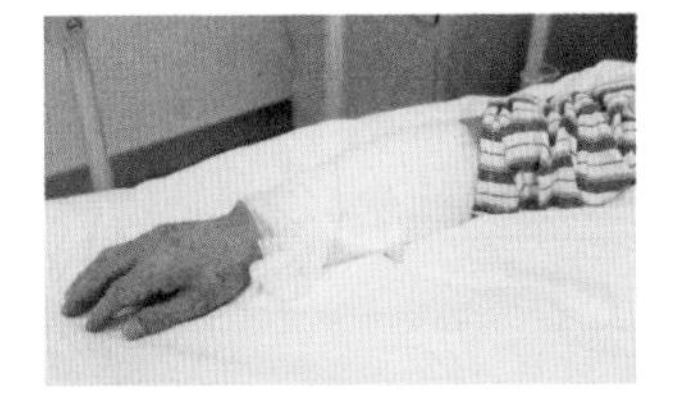

(d) 骨折予以固定、制动处理

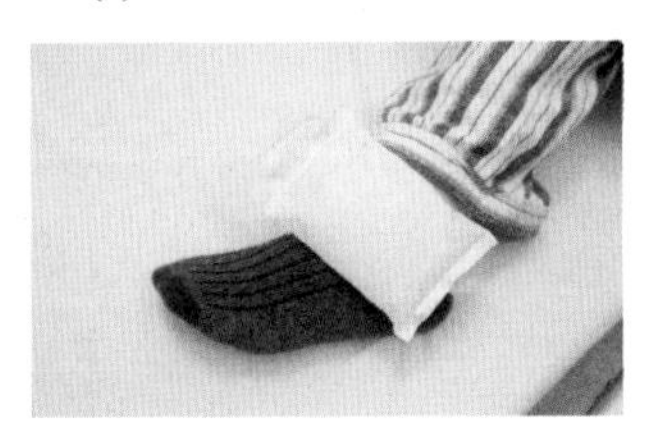

(e) 软组织扭挫伤予以冷湿敷处理

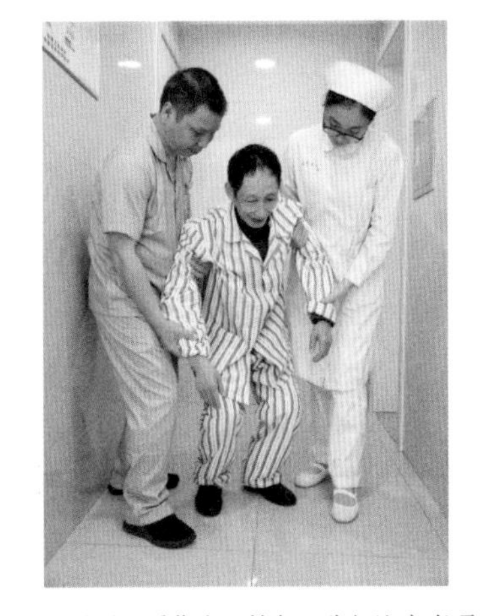

(f) 无明显受伤者，扶起，告知注意事项

图 7-5 跌倒的应急处理

第二节 预防坠床及应急处理

一、预防坠床

坠床多由于患者意识障碍、躁动不安或防护不当造成，预防坠床的措施有：加强防范，利用床栏、约束带等保护患者；加强协作，对体重较重、身材较高的患者进行翻身或转移时，需两人甚至多人协助完成；加强巡视，对活动能力不佳的患者尽量陪护。床栏、约束带保护及为体重较重患者翻身示意见图 7-6 ～图 7-8。

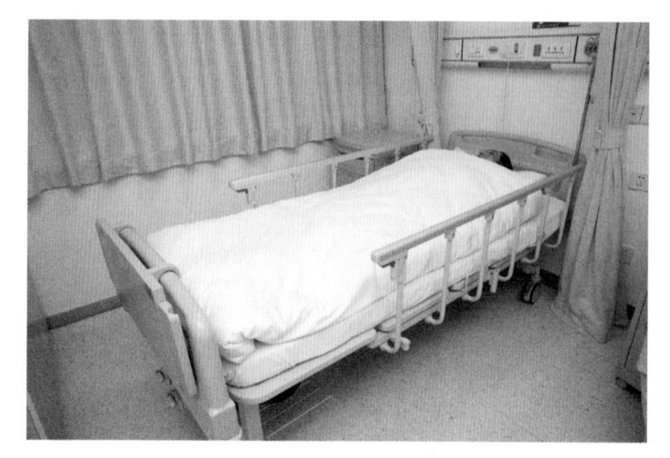

图 7-6 意识障碍、躁动的患者要做好安抚，拉起床栏并锁紧

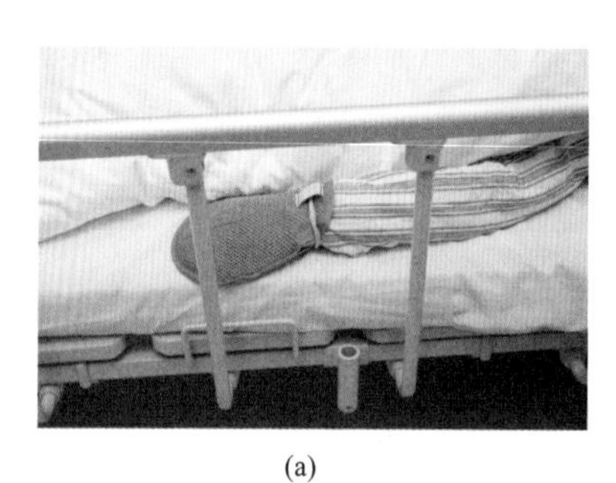

(a)

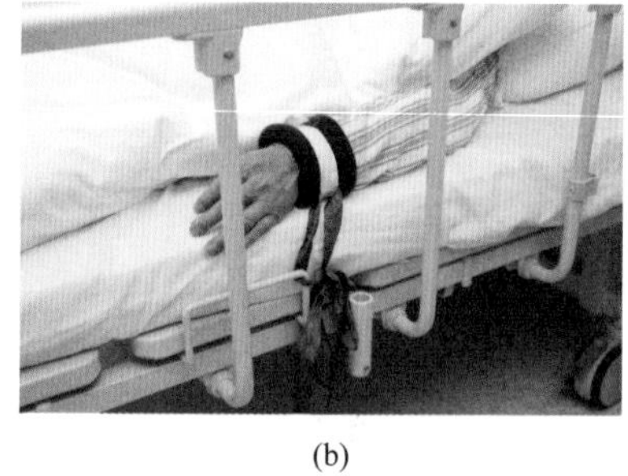

(b)

图 7-7 约束带保护患者

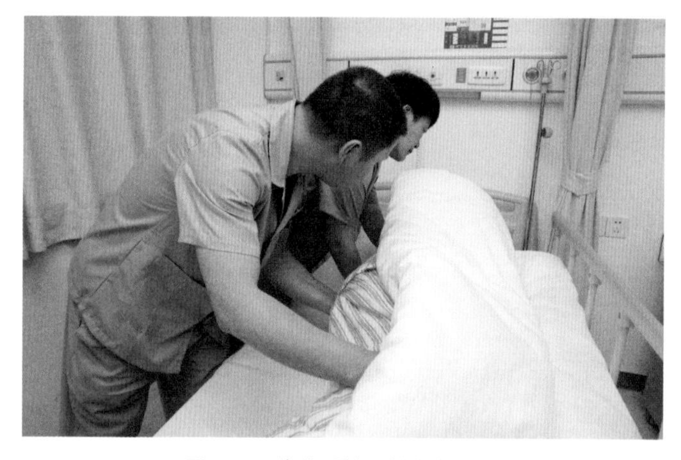

图 7-8 为体重较重的患者翻身

二、坠床的应急处理

坠床是造成患者外伤和骨折的原因之一，发现患者坠床的应急处理，见图 7-9。

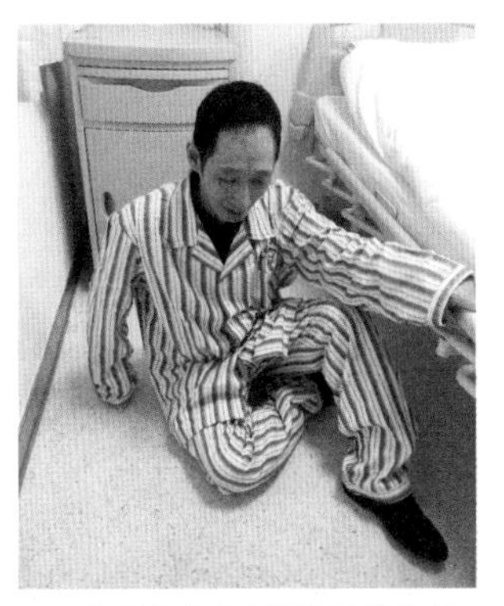

(a) 发现患者坠床报告医护人员

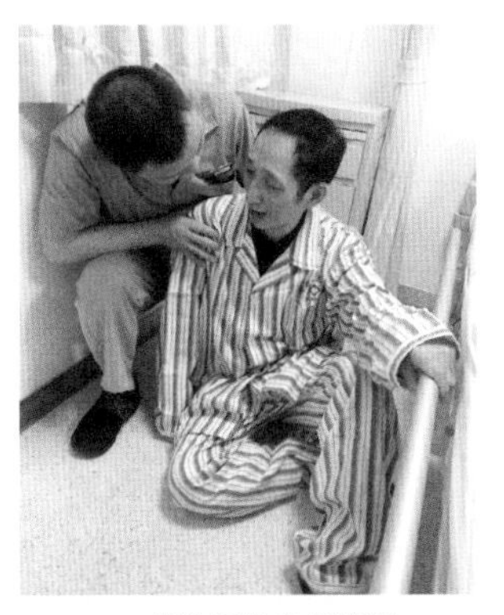

(b) 就地评估患者情况

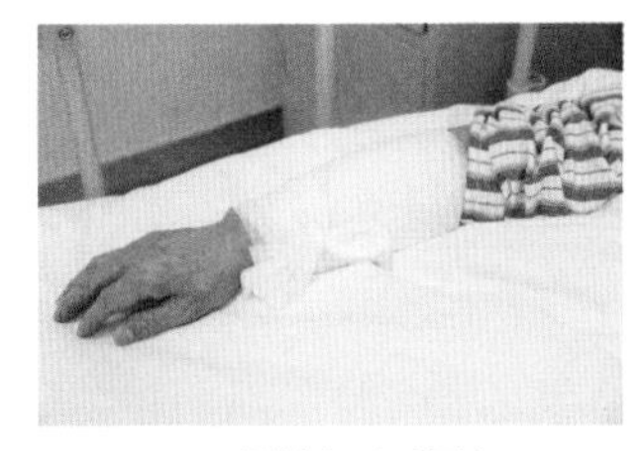

(c) 骨折者予以固定

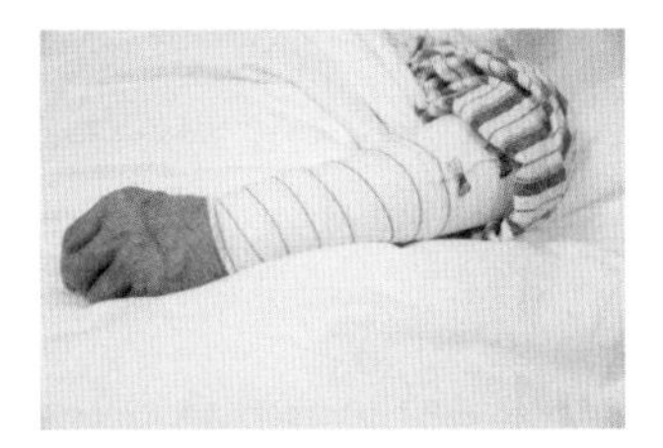

(d) 出血者予以包扎止血

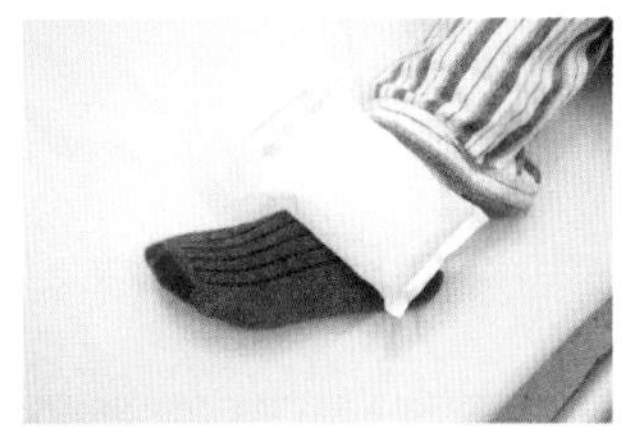

(e) 软组织扭挫伤者予以冷敷、制动

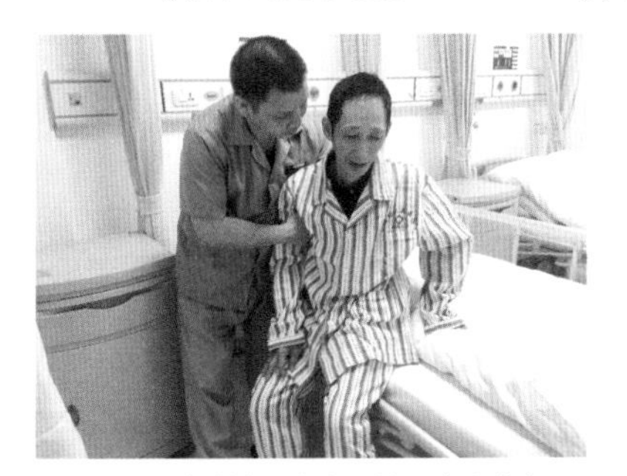

(f) 对无特殊情况患者，扶回床上休息

图 7-9　坠床的应急处理

第三节　预防压力性损伤及应急处理

一、预防压力性损伤

压力性损伤是皮肤和皮下组织由于受到压力或者复合剪切力而导致的局部损伤。只要存在发病因素，压力性损伤即可发生。压力性损伤的产生示意见图 7-10。而皮

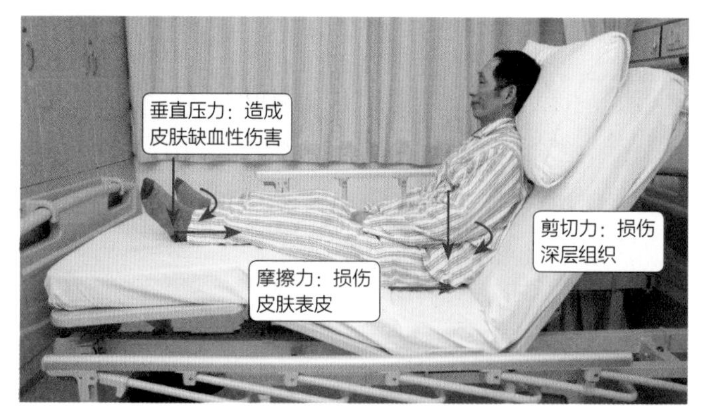

图 7-10　压力性损伤的产生

肤完整是预防压力性损伤的重要保障。压力性损伤的预防措施有：选择面料合适衣物，定时变换体位，选择合适的支撑面，正确使用约束带，特殊部位加以保护以及增加营养。

（1）选择衣物面料　应注意选择剪切力、摩擦力小的面料，如丝质面料比棉质面料的剪切力和摩擦力更小。

（2）体位变换　应注意：①定时变换体位，减少受压部位承受压力的时间；②变换体位时应减少摩擦力和剪切力；③侧卧时尽量选择 30°侧卧位，示意见图 7-11。

（3）增加支撑面　应做到保持床单位清洁，注意皮肤卫生，减小局部受压因素，选择合适支撑面如气垫床等能增加受力面积的器械（图 7-12），以达到有效预防压力性损伤的发生的目的。

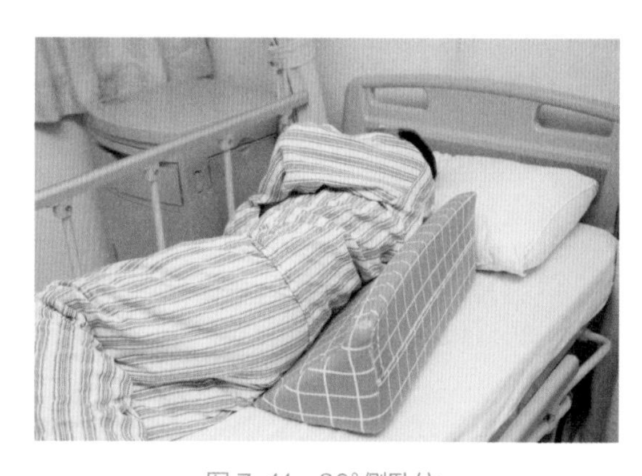
图 7-11　30°侧卧位

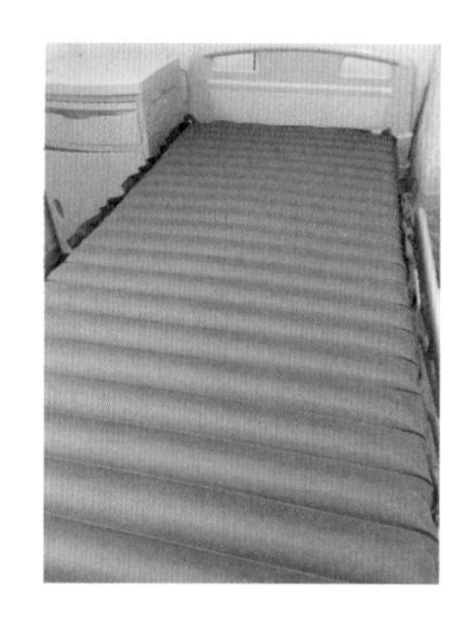
图 7-12　选择合适支撑面

（4）正确使用约束带　示意见图 7-13。

（5）保护特殊部位　对特殊部位，如骨突处、关节处、医疗器械下方进行保护，示意见图 7-14、图 7-15。

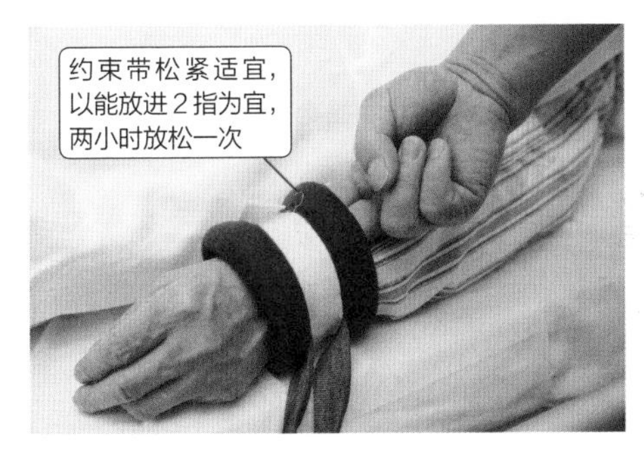

图 7-13　约束带的正确使用

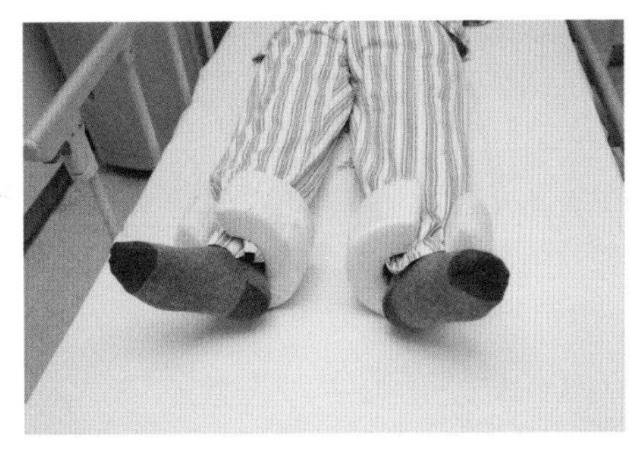

图 7-14　对骨突处加以保护

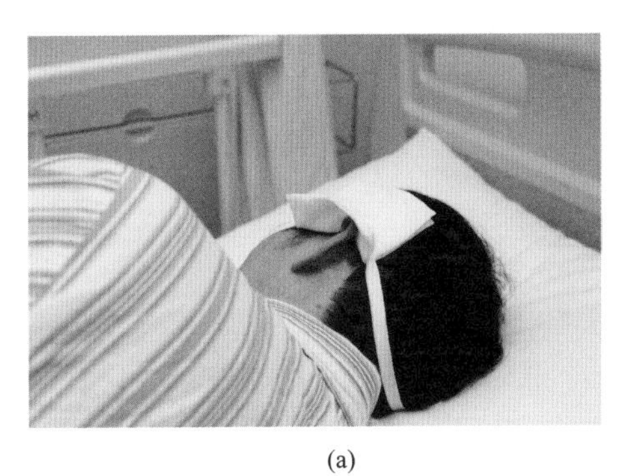

(a)

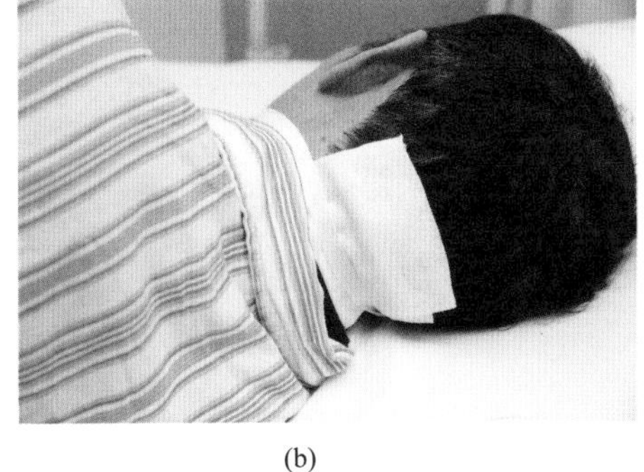

(b)

图 7-15　医疗器械下方用纱布保护

（6）营养支持　营养不良既是导致压力性损伤发生的原因之一，也是直接影响压力性损伤进展和愈合的重要因素。病情允许的情况下应给予高热量、高蛋白、高维生素食物，保持正氮平衡。中国居民平衡膳食宝塔示意见图 7-16。

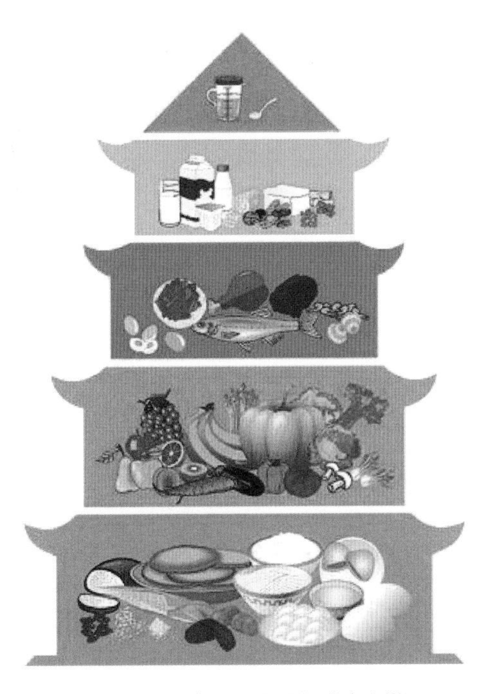

图 7-16　中国居民平衡膳食宝塔

二、压力性损伤的应急处理

压力性损伤是全球卫生机构面临的共同难题，严重威胁着患者的生命健康，涉及专业的分期和护理产品的使用，护理员要能判断是否发生压力性损伤，一旦发生及时汇报，配合医务人员处理，避免压力性损伤进一步发展。压力性损伤分期示意见图 7-17 ～图 7-20。

1. 认识压力性损伤

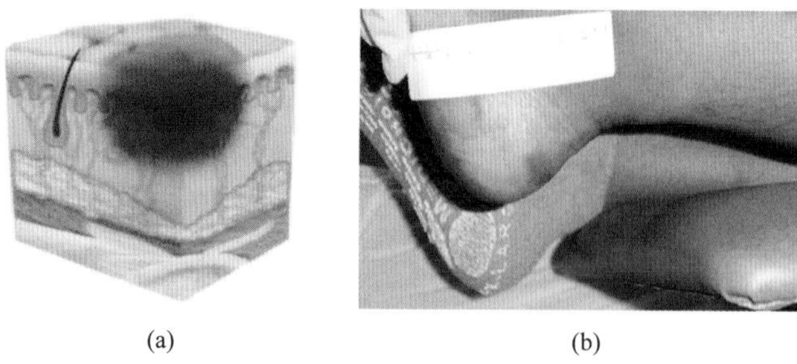

(a) (b)

图 7-17　一期（红斑期）

表皮无损伤，只是皮肤发红，指压时红斑不会消失

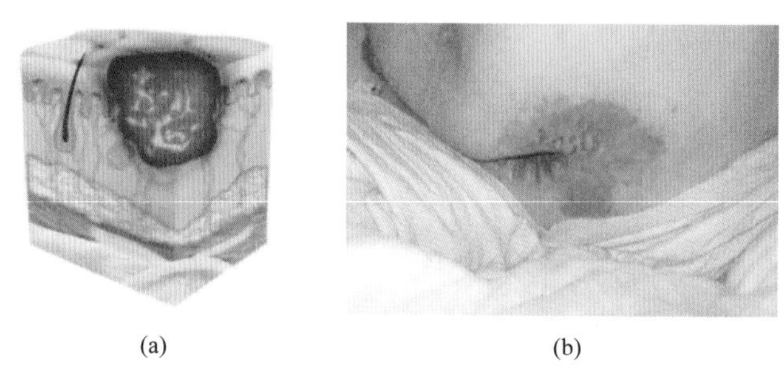

(a) (b)

图 7-18　二期（水泡期）

表皮发红，有完整或破裂的水泡，伴有疼痛，无坏死组织

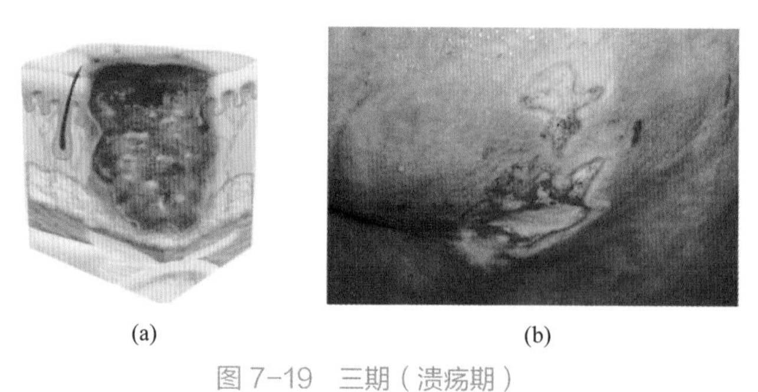

(a) (b)

图 7-19　三期（溃疡期）

皮肤全层缺损，溃疡面可呈现皮下脂肪组织和肉芽组织伤口边缘卷边（上皮内卷）现象；可能存在腐肉和（或）焦痂。患者几乎无疼痛

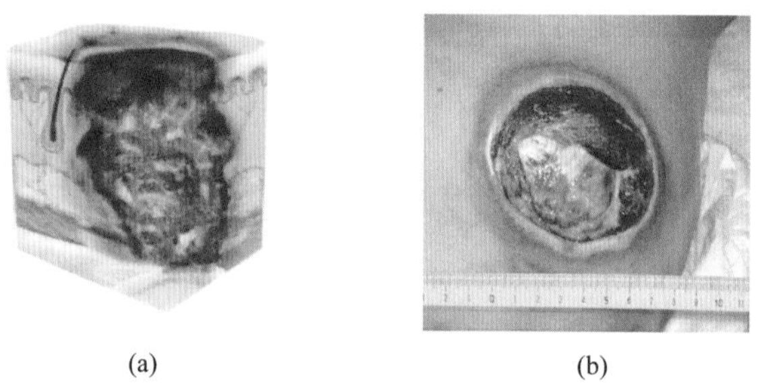

(a) (b)

图 7-20　四期（空洞期）

疮面深达肌腱及骨，有渗出液和感染，有坏死组织，如有神经损伤时则伴有剧烈疼痛

2. 压力性损伤处理原则

见图 7-21。

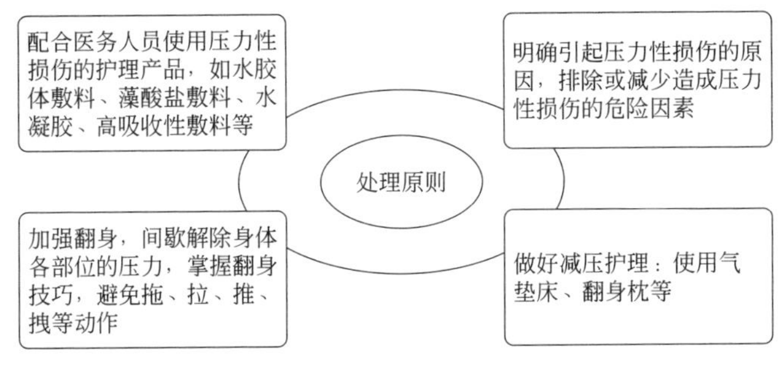

图 7-21　压力性损伤处理原则

第四节 预防噎食及应急处理

一、预防噎食

噎食是指食物堵塞咽喉部或卡在食道的第一狭窄处，甚至误入气管，引起窒息，是老年患者猝死的常见原因之一。预防老年患者噎食的措施包括进食时的稳定情绪、合适的体位及食物、口腔锻炼等，进食要求及口腔锻炼示意见图 7-22、图 7-23。

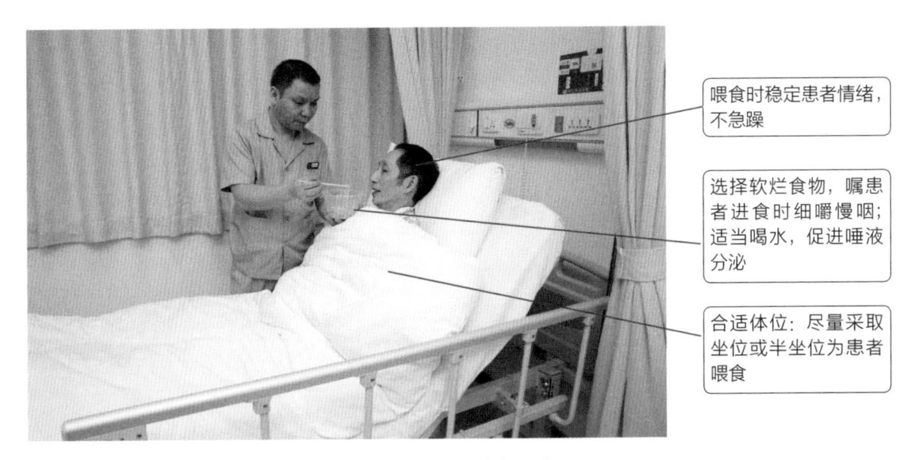

图 7-22　进食要求

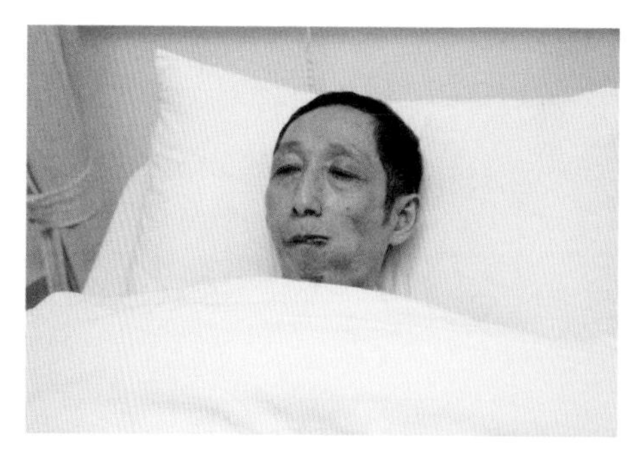
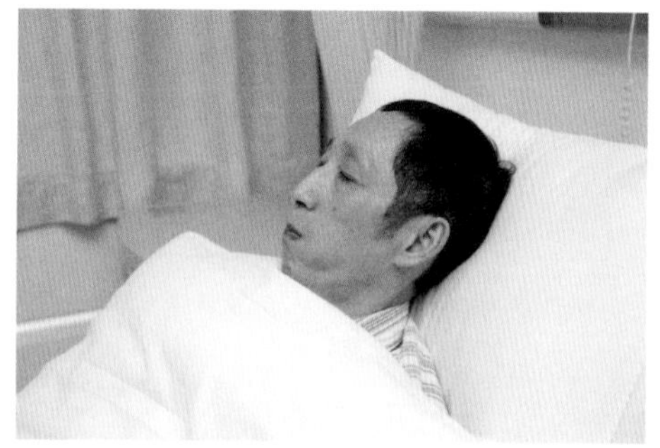

图 7-23　口腔锻炼：闭唇，用舌尖交替顶左右两颊

二、噎食的应急处理

老年患者如果在进食过程中突然发生严重呛咳、呼吸困难，且出现面色苍白或青紫，即可能是噎食窒息，护理员要第一时间判断，作出正确的处理，保障患者安全，噎食的应急处理示意见图 7-24，不同患者施救法示意见图 7-25。

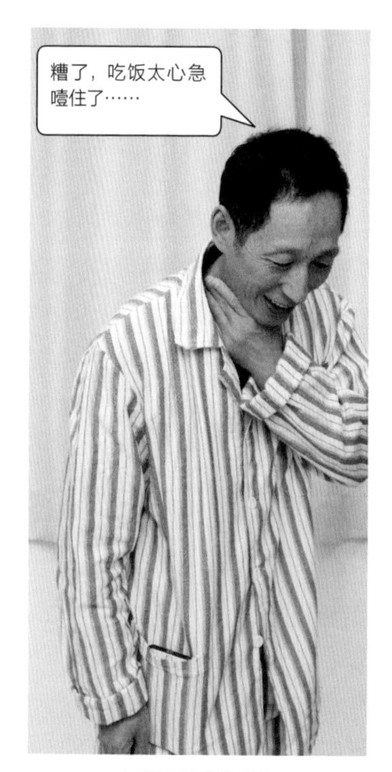

(a) 患者被食物噎住

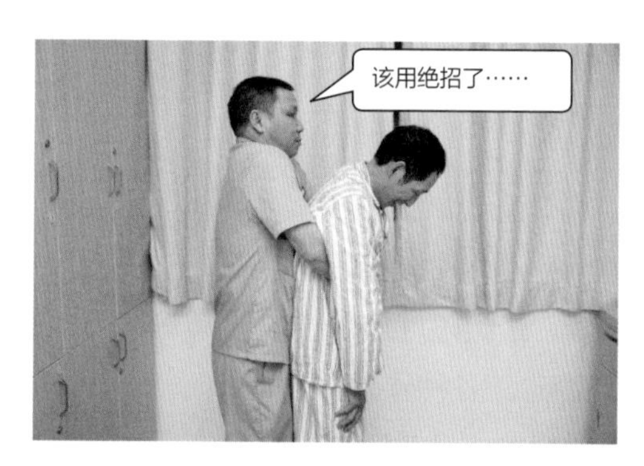

(b) 实施海姆立克急救法

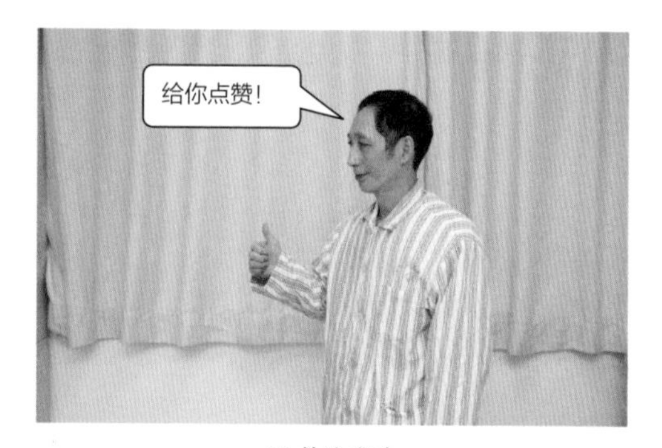

(c) 救治成功

图 7-24　噎食的应急处理

站位：站于患者身后，前后跨步，稳住自己和患者。手法：握拳拇指侧向内。部位：肚脐上两横指。方向：向内向上。频率：1秒/次，连续5～6次，反复冲击

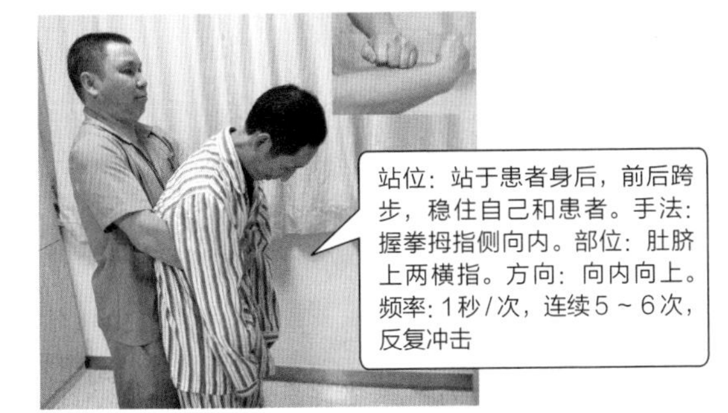

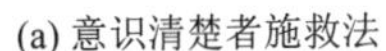
(a) 意识清楚者施救法

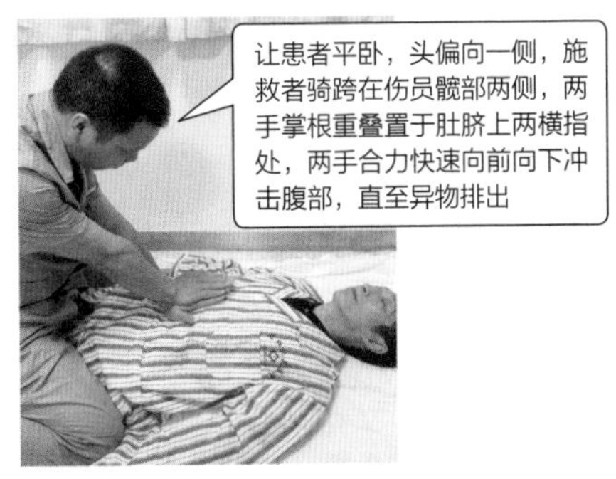

(b) 意识丧失者施救法

图 7-25　不同患者施救法

第五节 管路安全管理

一、预防管路滑脱

管路对患者来说非常重要，一旦发生意外拔管、脱管事件，轻则延长住院时间，重则危及生命。护理员要配合做好患者的管路安全管理，经常巡视，交接时应认真查看，最大限度地保护患者。预防管路滑脱的措施有：

① 固定。各种管路应有标识，妥善固定，防止脱落，保持管路的功能位置，避免翻身时牵拉。患者躁动时，应有人看护或进行肢体约束，以免患者自行拔管。

② 下床活动时，护理员应认真检查导管接口处是否衔接牢固，避免牵拉。

预防措施示意见图 7-26、图 7-27。

二、管路滑脱的应急处理

一旦发生管路滑脱，应立即启动管路滑脱应急处理。此处主要介绍一些常见的管路［如胃管、尿管，PICC、中心静脉导管（CVC），胸腔闭式引流管、腹腔引流管、T 形管］滑脱的初步处理方法。

1. 胃管、尿管脱出的应急处理

发现胃管、尿管脱出，护理员要立即通知医护人员，不可擅自将管路回纳，胃管、尿管脱出的应急处理示意见图 7-28。

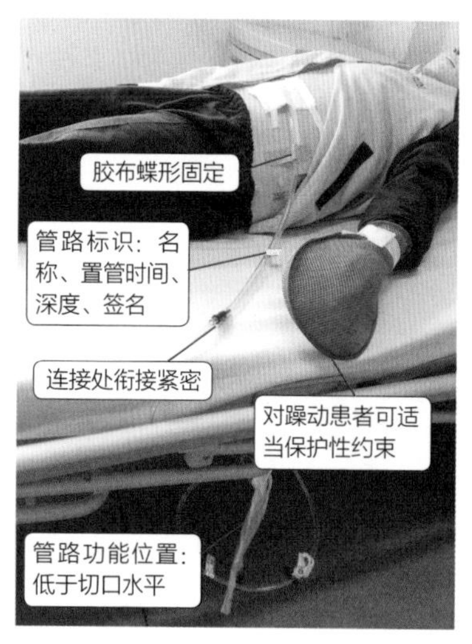

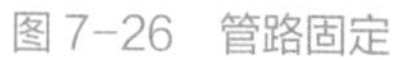

图 7-26　管路固定

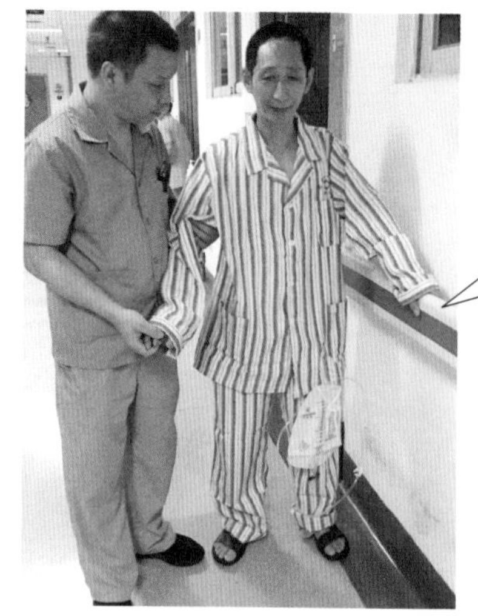

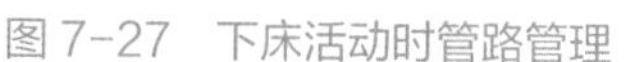

图 7-27　下床活动时管路管理

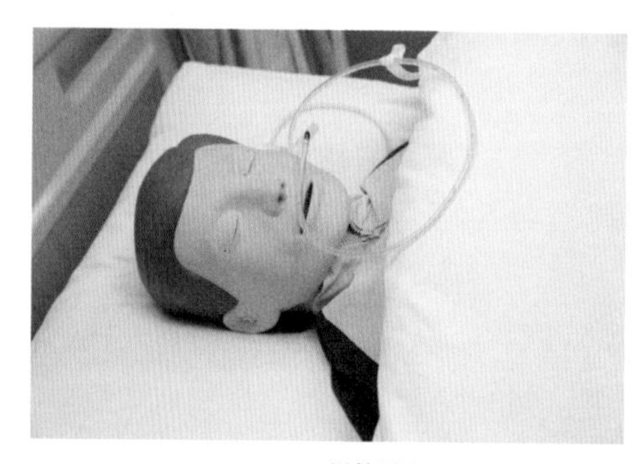

(a) 胃管脱出

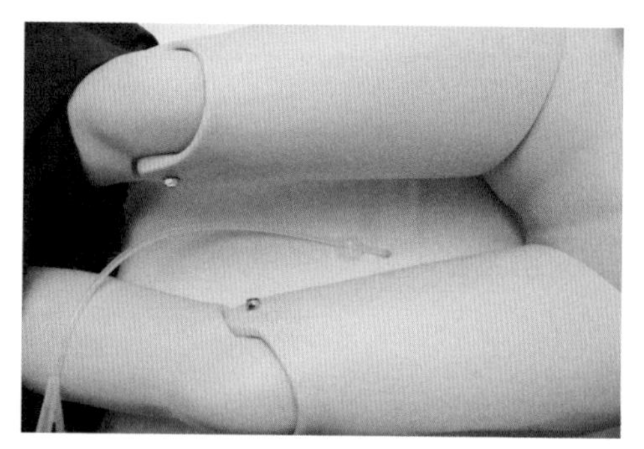

(b) 尿管脱出

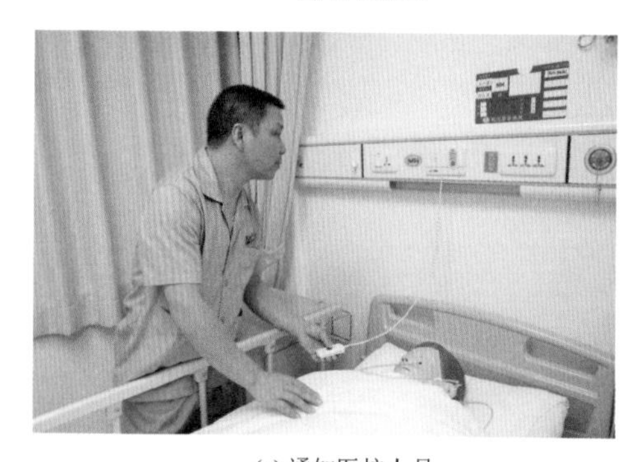

(c) 通知医护人员

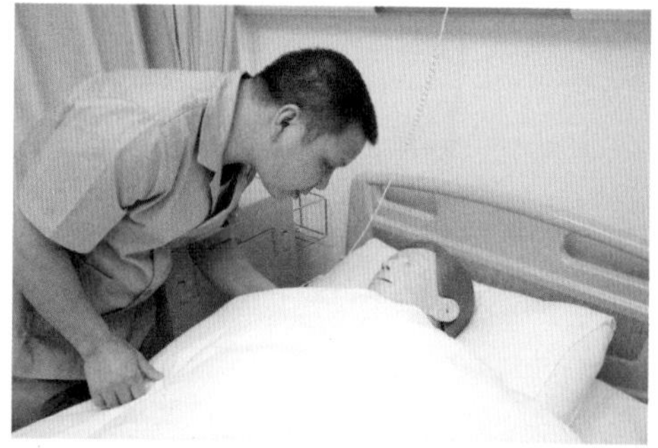

(d) 安抚、观察患者

图 7-28　胃管、尿管脱出的应急处理

2. PICC、中心静脉导管脱出的应急处理

发现 PICC 或 CVC 脱出，应立即用无菌棉签或纱布按压穿刺处，防止出血过多。示意见图 7-29。

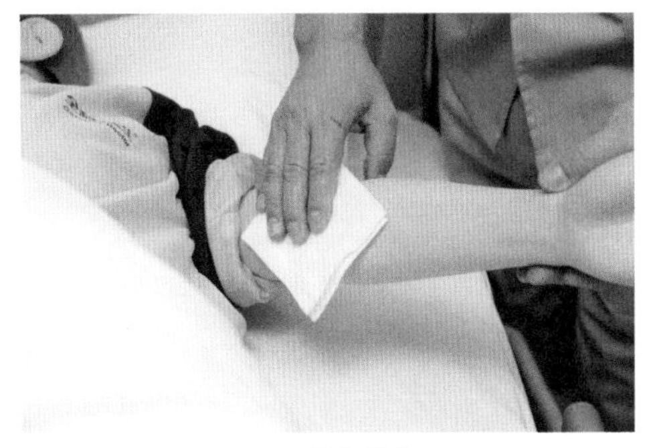

(a) PICC 导管脱出

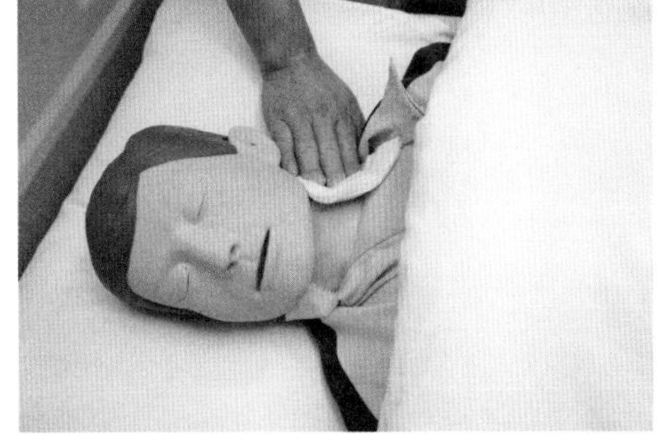

(b) 中心静脉导管脱出

图 7-29 PICC、中心静脉导管脱出的应急处理

3. 胸腔闭式引流管、腹腔引流管、T 形管脱出的应急处理

胸腔闭式引流管连接处的脱落与置管导管脱落处理方法不同，连接处脱落处理示意见图 7-30，导管脱落处理示意见图 7-31，腹腔引流管及 T 形管脱出处理示意见图 7-32。

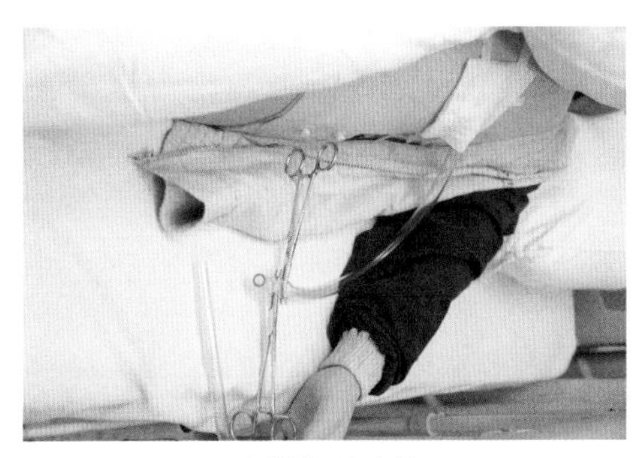

(a) 血管钳双向夹闭

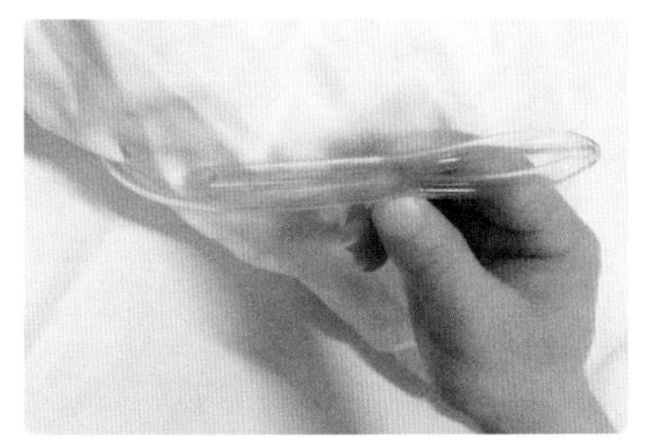

(b) 紧急情况下可反折近端导管

图 7-30 胸腔闭式引流管连接处脱落处理方法

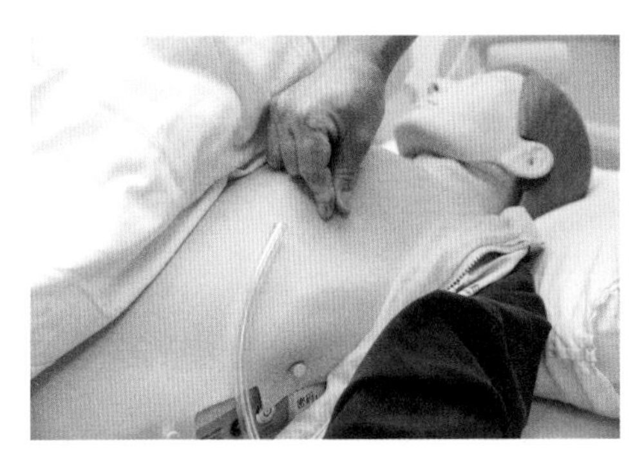

图 7-31 胸腔闭式引流管导管脱出，应立即将插管处皮肤对捏紧实

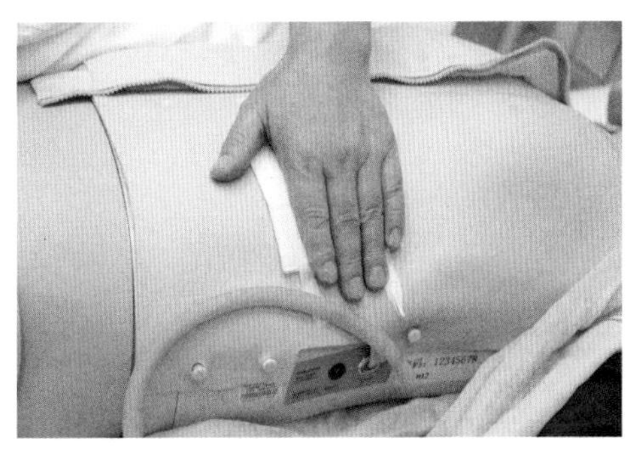

图 7-32 T 形管、腹腔引流管脱落，用无菌敷料覆盖，并按压伤口

第六节 ♥ 学会心肺复苏

心脏是人体的重要器官之一，一旦发生心搏骤停，如果得不到即刻及时地抢救复苏，4 分钟后会造成患者脑部和其他重要器官组织的不可逆损害。护理员作为第一目击者，在现场应立即进行心肺复苏术，为进一步抢救直至挽回心搏骤停患者的生命赢得宝贵的时间。

一、心肺复苏操作流程

在确认患者心搏呼吸骤停后，即可开始心肺复苏，操作步骤包括：判断意识，呼救（立即通知医务人员），确认呼吸及大动脉搏动消失，胸部按压，人工呼吸及评估复苏成功指征，示意见图 7-33。

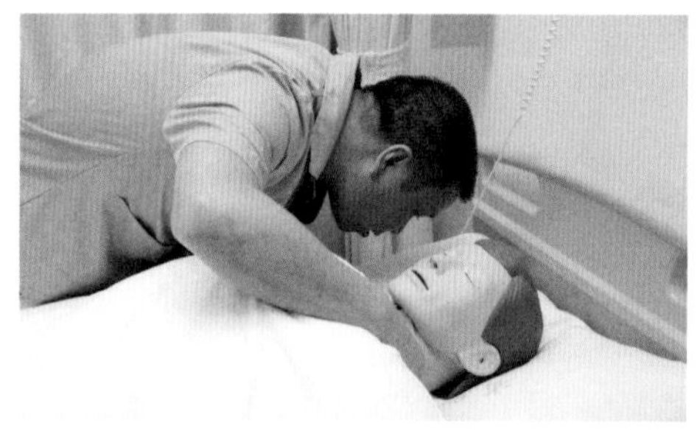

(a) 判断意识
拍打患者两侧肩膀，在患者耳边呼叫患者名字，无反应则意识散失，进入下一步

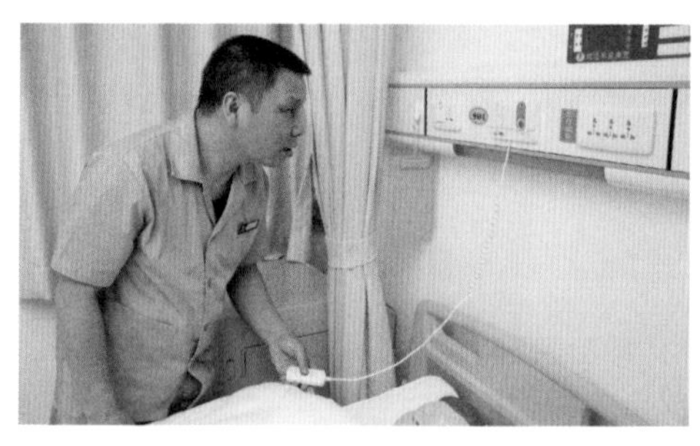

(b) 呼救：立即通知医护人员

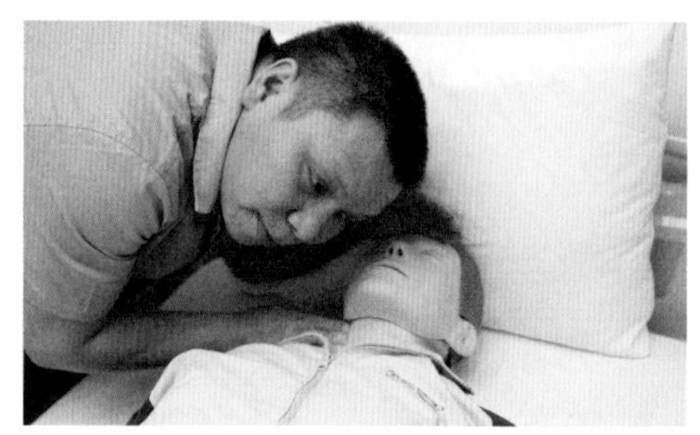

(c) 确认呼吸、大动脉搏动消失
用食指、中指触摸患者颈动脉（喉结旁开两指），面颊感觉患者鼻息。判断时间不超过 10 秒，无大动脉搏动、无自主呼吸则进入下一步

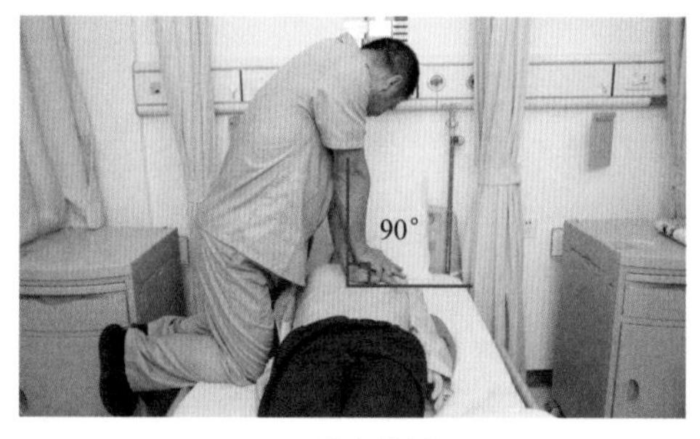

(d) 胸部按压
患者卧于硬板床上，进行 30 次胸部按压。按压部位：两乳头连线中点，垂直按压。按压深度：5 ～ 6 厘米。按压频率：100 ～ 120 次 / 分

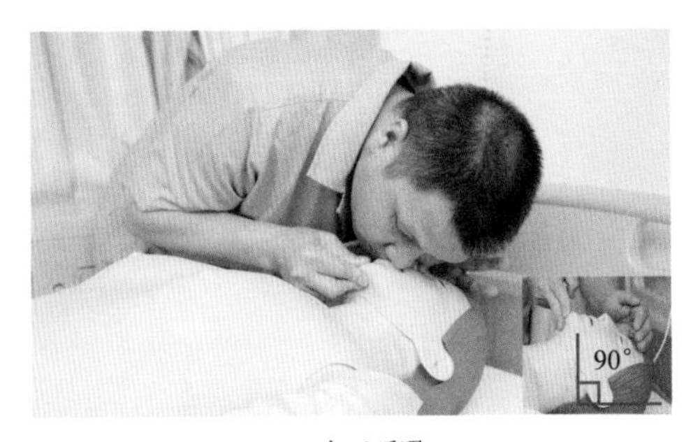

(e) 人工呼吸

清除口腔分泌物，开放气道，进行 2 次人工呼吸，送气时眼角余光看胸廓是否起伏。开放气道：下巴与耳垂连线与地面成 90°角。送气时间：大于 1 秒，缓慢放松。通气频率：8 ～ 10 次 / 分

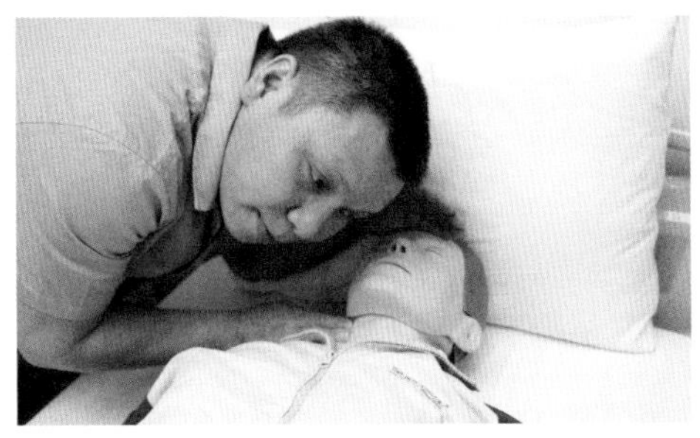

(f) 评估复苏成功指征

30 次胸部按压和 2 次人工呼吸为一个循环。5 个循环后评估：判断大动脉是否恢复搏动，自主呼吸是否恢复。如有恢复，则抢救成功，如未恢复则重复步骤（d）和（e），直至复苏成功或医护人员到达现场

图 7-33　心肺复苏操作流程

二、照护误区

有效的心肺复苏是抢救患者的关键，常见的错误有：

① 按压部位及姿势错误，示意见图 7-34；

② 气道开放不充分，示意见图 7-35。

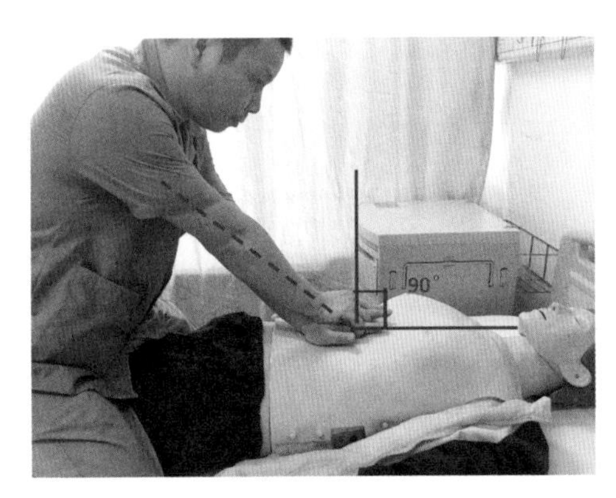

图 7-34　按压错误

按压部位未在两乳头连线中点，按压时未垂直按压

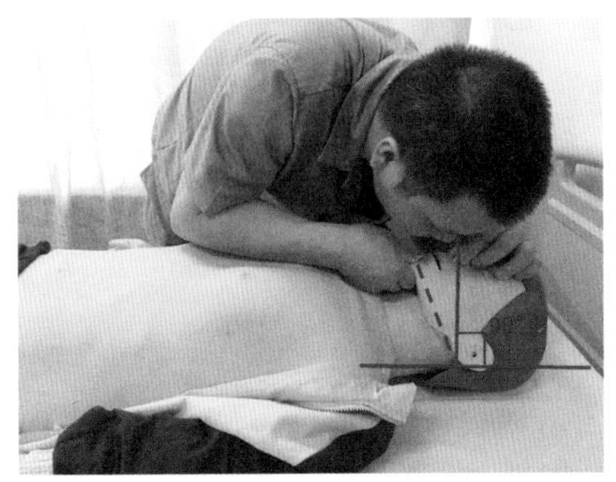

图 7-35　气道开放不充分

（罗坤金）

参考文献

[1] 薛平，石美霞，吕丽芳，薛莉 . 医疗护理员标准培训体系的构建与实施 [J]. 护理研究，2018, 32(24): 3936-3938.

[2] 吕丽芳，石美霞 . 初级医疗护理员培训课程内容的初步构建 [J]. 护理研究，2019, 33(24): 4227-4231.

[3] 闵水平，孙晓莉 . 作业治疗技术 . 3 版，北京：人民卫生出版社，2020.

[4] 于兑生 . 偏瘫康复治疗技术图解 . 2 版，北京：华夏出版社，2010.

[5] WS 589—2018，病原微生物实验室生物安全标识 [S].

[6] WS/T 311—2009，医院隔离技术规范 [S].

[7] WS/T 313—2019，医务人员手卫生规范 [S].

[8] GB 15982—2012，医院消毒卫生标准 [S].

[9] 中华人民共和国国务院，医疗废物管理条例 [Z]. 2011.

[10] WS/T 512—2016，医疗机构环境表面清洁与消毒管理规范 [S].

[11] 人力资源和社会保障部教材办公室，中国就业培训技术指导中心上海分中心，上海市职业培训研究发展中心，组织编写 . 护工初级 . 2 版 . 北京：中国劳动社会保障出版社，2012.

[12] 谌志强 . 护理员 . 北京：中国农业科技技术出版社，2011.

[13] 陈桂芝，周春美，陈焕芬 . 基础护理技术 . 北京：人民卫生出版社，2019.

[14] 李小寒 . 基础护理学 .6 版 . 北京：人民卫生出版社，2017.

[15] 霍春暖 . 养护护理员 . 北京：中国劳动社会保障出版社，2013.

[16] 胡维勤 . 卧床病人家庭照护枕边书 . 广州：广东科技出版社，2017.

[17] 米山淑子 . 家庭看护全书 . 孙成志译文 . 北京：人民邮电出版社，2018.

[18] 中国就业培训技术指导中心，人力资源和社会保障部社会保障能力建设中心 . 养老护理员（基础知识）. 北京：中国劳动社会保障出版社，2013.

[19] 袁慧玲 . 养老护理员（基础知识、初级、中级、高级、技师）. 北京：海洋出版社，2015.

[20] 人力资源和社会保障部教材办公室 . 养老护理员 . 中国劳动社会保障出版社，2015.

[21] 邓宝凤，杨莘 . 养老护理员中级 . 北京：中国劳动社会保障出版社，2013.

[22] 周春美，陈焕芬 . 基础护理技术 . 北京：人民卫生出版社，2016.

[23] 吉田みつ子，本庄恵子 . 基礎看護技術・アドバンス . 日本：株式会社インターメディカ . 平成 28 年（西暦 2016 年）.

[24] 张韶龙 . 老年患者睡眠障碍相关因素及治疗 [J]. 世界睡眠医学杂志，2018, 005(005): 575-577.

[25] 于君 . 护理干预对老年内科患者睡眠质量的影响 [J]. 齐鲁护理杂志，2015, (11): 35-36.